全国中医药行业高等教育"十三五"规划教材（第二批）

全国高等中医药院校规划教材（第十版）

社 会 医 学

（供公共事业管理、健康服务与管理、中医学、中西医临床医学、
中药学、护理学等专业用）

主 编

王素珍（江西中医药大学）

副主编

杨 义（成都中医药大学）　　　　　　翟 敏（济宁医学院）

王 悦（浙江中医药大学）　　　　　　王泓午（天津中医药大学）

编 委（以姓氏笔画为序）

马 辉（长春中医药大学）　　　　　　马月丹（辽宁中医药大学）

王军永（江西中医药大学）　　　　　　刘小江（广西中医药大学）

刘晓霞（甘肃中医药大学）　　　　　　李志毅（河南中医药大学）

杨春涛（山东中医药大学）　　　　　　吴海英（南京中医药大学）

张学茹（河北中医学院）　　　　　　　陈 捷（北京中医药大学）

高矗群（云南中医学院）

学术秘书

田 壮（济宁医学院）

中国中医药出版社

·北 京·

图书在版编目（CIP）数据

社会医学 ／ 王素珍主编. —北京：中国中医药出版社，2017.8（2022.1重印）

全国中医药行业高等教育"十三五"规划教材

ISBN 978 - 7 - 5132 - 4243 - 1

Ⅰ. ①社… Ⅱ. ①王… Ⅲ. ①社会医学—中医学院—教材 Ⅳ. ①R1

中国版本图书馆 CIP 数据核字（2017）第 112805 号

请到"医开讲 & 医教在线"（网址：www.e-lesson.cn）
注册登录后，刮开封底"序列号"激活本教材数字化内容。

中国中医药出版社出版

北京经济技术开发区科创十三街 31 号院二区 8 号楼

邮政编码　100176

传真　010-64405721

河北省武强县画业有限责任公司印刷

各地新华书店经销

开本 850×1168　1/16　印张 15.5　字数 383 千字

2017 年 8 月第 1 版　2022 年 1 月第 3 次印刷

书号　ISBN 978 - 7 - 5132 - 4243 - 1

定价　48.00 元

网址　www.cptcm.com

服 务 热 线　010 - 64405510

购 书 热 线　010 - 89535836

侵 权 打 假　010 - 64405753

微信服务号　zgzyycbs

微商城网址　https://kdt.im/LIdUGr

官方微博　http://e.weibo.com/cptcm

天猫旗舰店网址　https://zgzyycbs.tmall.com

如有印装质量问题请与本社出版部联系（010 64405510）

全国中医药行业高等教育"十三五"规划教材

全国高等中医药院校规划教材（第十版）

专家指导委员会

名誉主任委员

王国强（国家卫生计生委副主任　国家中医药管理局局长）

主　任　委　员

王志勇（国家中医药管理局副局长）

副　主　任　委　员

王永炎（中国中医科学院名誉院长　中国工程院院士）

张伯礼（教育部高等学校中医学类专业教学指导委员会主任委员
　　　　天津中医药大学校长）

卢国慧（国家中医药管理局人事教育司司长）

委　　　　　员（以姓氏笔画为序）

王省良（广州中医药大学校长）

王振宇（国家中医药管理局中医师资格认证中心主任）

方剑乔（浙江中医药大学校长）

左铮云（江西中医药大学校长）

石　岩（辽宁中医药大学校长）

石学敏（天津中医药大学教授　中国工程院院士）

卢国慧（全国中医药高等教育学会理事长）

匡海学（教育部高等学校中药学类专业教学指导委员会主任委员
　　　　黑龙江中医药大学教授）

吕文亮（湖北中医药大学校长）

刘　星（山西中医药大学校长）

刘兴德（贵州中医药大学校长）

刘振民（全国中医药高等教育学会顾问　北京中医药大学教授）

安冬青（新疆医科大学副校长）

许二平（河南中医药大学校长）

孙忠人（黑龙江中医药大学校长）

孙振霖（陕西中医药大学校长）

严世芸（上海中医药大学教授）

李灿东（福建中医药大学校长）

李金田（甘肃中医药大学校长）

余曙光（成都中医药大学校长）

宋柏林（长春中医药大学校长）

张欣霞（国家中医药管理局人事教育司师承继教处处长）

陈可冀（中国中医科学院研究员　中国科学院院士　国医大师）

范吉平（中国中医药出版社社长）

周仲瑛（南京中医药大学教授　国医大师）

周景玉（国家中医药管理局人事教育司综合协调处处长）

胡　刚（南京中医药大学校长）

徐安龙（北京中医药大学校长）

徐建光（上海中医药大学校长）

高树中（山东中医药大学校长）

高维娟（河北中医学院院长）

唐　农（广西中医药大学校长）

彭代银（安徽中医药大学校长）

路志正（中国中医科学院研究员　国医大师）

熊　磊（云南中医药大学校长）

戴爱国（湖南中医药大学校长）

秘　书　长

卢国慧（国家中医药管理局人事教育司司长）

范吉平（中国中医药出版社社长）

办公室主任

周景玉（国家中医药管理局人事教育司综合协调处处长）

李秀明（中国中医药出版社副社长）

李占永（中国中医药出版社副总编辑）

全国中医药行业高等教育"十三五"规划教材

编审专家组

组　长

王国强（国家卫生计生委副主任　国家中医药管理局局长）

副组长

张伯礼（中国工程院院士　天津中医药大学教授）

王志勇（国家中医药管理局副局长）

组　员

卢国慧（国家中医药管理局人事教育司司长）

严世芸（上海中医药大学教授）

吴勉华（南京中医药大学教授）

王之虹（长春中医药大学教授）

匡海学（黑龙江中医药大学教授）

刘红宁（江西中医药大学教授）

翟双庆（北京中医药大学教授）

胡鸿毅（上海中医药大学教授）

余曙光（成都中医药大学教授）

周桂桐（天津中医药大学教授）

石　岩（辽宁中医药大学教授）

黄必胜（湖北中医药大学教授）

前　言

为落实《国家中长期教育改革和发展规划纲要(2010—2020年)》《关于医教协同深化临床医学人才培养改革的意见》,适应新形势下我国中医药行业高等教育教学改革和中医药人才培养的需要,国家中医药管理局教材建设工作委员会办公室(以下简称"教材办")、中国中医药出版社在国家中医药管理局领导下,在全国中医药行业高等教育规划教材专家指导委员会指导下,总结全国中医药行业历版教材特别是新世纪以来全国高等中医药院校规划教材建设的经验,制定了"'十三五'中医药教材改革工作方案"和"'十三五'中医药行业本科规划教材建设工作总体方案",全面组织和规划了全国中医药行业高等教育"十三五"规划教材。鉴于由全国中医药行业主管部门主持编写的全国高等中医药院校规划教材目前已出版九版,为体现其系统性和传承性,本套教材在中国中医药教育史上称为第十版。

本套教材规划过程中,教材办认真听取了教育部中医学、中药学等专业教学指导委员会相关专家的意见,结合中医药教育教学一线教师的反馈意见,加强顶层设计和组织管理,在新世纪以来三版优秀教材的基础上,进一步明确了"正本清源,突出中医药特色,弘扬中医药优势,优化知识结构,做好基础课程和专业核心课程衔接"的建设目标,旨在适应新时期中医药教育事业发展和教学手段变革的需要,彰显现代中医药教育理念,在继承中创新,在发展中提高,打造符合中医药教育教学规律的经典教材。

本套教材建设过程中,教材办还聘请中医学、中药学、针灸推拿学三个专业德高望重的专家组成编审专家组,请他们参与主编确定,列席编写会议和定稿会议,对编写过程中遇到的问题提出指导性意见,参加教材间内容统筹、审读稿件等。

本套教材具有以下特点:

1. 加强顶层设计,强化中医经典地位

针对中医药人才成长的规律,正本清源,突出中医思维方式,体现中医药学科的人文特色和"读经典,做临床"的实践特点,突出中医理论在中医药教育教学和实践工作中的核心地位,与执业中医(药)师资格考试、中医住院医师规范化培训等工作对接,更具有针对性和实践性。

2. 精选编写队伍,汇集权威专家智慧

主编遴选严格按照程序进行,经过院校推荐、国家中医药管理局教材建设专家指导委员会专家评审、编审专家组认可后确定,确保公开、公平、公正。编委优先吸纳教学名师、学科带头人和一线优秀教师,集中了全国范围内各高等中医药院校的权威专家,确保了编写队伍的水平,体现了中医药行业规划教材的整体优势。

3. 突出精品意识,完善学科知识体系

结合教学实践环节的反馈意见,精心组织编写队伍进行编写大纲和样稿的讨论,要求每门教材立足专业需求,在保持内容稳定性、先进性、适用性的基础上,根据其在整个中医知识体系中的地位、学生知识结构和课程开设时间,突出本学科的教学重点,努力处理好继承与创新、理论与实践、基础与临床的关系。

4. 尝试形式创新,注重实践技能培养

为提升对学生实践技能的培养,配合高等中医药院校数字化教学的发展,更好地服务于中医药教学改革,本套教材在传承历版教材基本知识、基本理论、基本技能主体框架的基础上,将数字化作为重点建设目标,在中医药行业教育云平台的总体构架下,借助网络信息技术,为广大师生提供了丰富的教学资源和广阔的互动空间。

本套教材的建设,得到国家中医药管理局领导的指导与大力支持,凝聚了全国中医药行业高等教育工作者的集体智慧,体现了全国中医药行业齐心协力、求真务实的工作作风,代表了全国中医药行业为"十三五"期间中医药事业发展和人才培养所做的共同努力,谨向有关单位和个人致以衷心的感谢!希望本套教材的出版,能够对全国中医药行业高等教育教学的发展和中医药人才的培养产生积极的推动作用。

需要说明的是,尽管所有组织者与编写者竭尽心智,精益求精,本套教材仍有一定的提升空间,敬请各高等中医药院校广大师生提出宝贵意见和建议,以便今后修订和提高。

国家中医药管理局教材建设工作委员会办公室

中国中医药出版社

2016 年 6 月

编写说明

科技进步、社会发展、健康需求提高、医学模式转变，使社会医学有了长足发展与进步，随之而来也对其提出了更高层次的要求。为学科发展之需，2016 年，国家中医药管理局教材建设工作委员会决定编写《社会医学》教材。

本教材为全国中医药行业高等教育"十三五"规划教材和社会医学通识教材，立足于本科教学的特点，以理论联系实践、激发学生兴趣、增加教师教学自主权为基本宗旨，坚持传承原则，重点介绍学科基本理论、基本知识、基本技能；坚持兼收并蓄原则，充分挖掘传统医学中的社会医学思想，吸纳学科发展新成就；坚持创新原则，突出强调内容编排的条理性、实用性、简洁性、生动性、拓展性和特色性等"六性"。

本教材分为总论篇、方法篇、策略篇 3 篇，计 12 章：总论篇，旨在使学生树立社会医学思维，学会从社会角度理解健康问题，包括绪论、医学模式、社会因素与健康、行为心理因素与健康 4 章；方法篇，旨在介绍社会医学的常用研究方法，使学生学会利用特定方法分析社会健康状况，明确社会因素的暴露程度，探寻特定社会因素对健康的影响，包括社会医学研究方法、社会健康状况评价、生命质量评价、健康危险因素评价与健康管理、卫生服务研究 5 章；策略篇，旨在利用社会医学的思维与方法解决社会健康问题，包括社会卫生策略、弱势群体社会医学、社会病防治 3 章。

本书建议开设 54 学时左右，主要作为公共事业管理、健康服务与管理等专业本科教材，也可作为中医学、中西医临床医学、中药学、护理学等医药专业的通识教育教材，还可作为公共卫生执业医师资格考试、研究生入学考试的参考教材。

本教材数字化工作是在国家中医药管理局中医药教育教学改革研究项目的支持下，由中国中医药出版社资助展开的。该项目（编号 GJYJS16133）由王素珍负责，编委会其他成员共同参与完成。

在中医药院校，社会医学还是一门年轻的学科，本书尚属中医药院校《社会医学》教材的引玉之砖，加之作者水平有限，文中不妥之处在所难免。诚望广大同行和读者在教材使用过程中提出宝贵意见，以便再版时修正。

《社会医学》编委会

2017 年 5 月

目　录

总论篇

第一章 绪 论

学习目标

　　掌握　社会医学的概念,研究内容和基本任务。

　　熟悉　社会医学的性质以及疾病健康的社会性,健康、卫生事业与社会发展的相互作用,积极的健康观,大健康观,高危观,健康公平观。

　　了解　社会医学与其他学科的关系以及国外社会医学发展史、社会医学在我国的发展。

导引案例

　　2017年4月5日,广西医科大学第一附属医院肝胆外科37岁的卢景宁在家猝然离世。这一消息让很多同事、同学感到震惊,人们感慨"手术多、压力大""白天拼命上手术,晚上写论文,什么SCI、国家自然科学基金、职称……""太累了"。事实上,此前已有多个类似报道:2012年11月,安徽省立医院35岁的王姚斐医生猝死;2015年7月,中日友好医院31岁的宋韩明医生猝死,2016年12月,厦大中山医院40多岁的尹小文医生突发心脏骤停……一时间,高负荷工作状态下的医生猝死问题引发人们的反思,医学界更是惊呼"高强度工作下最悲哀的是医不自医"!

　　(资料来源:搜狐健康)

　　试回答:

　　(1)查阅资料分析,哪些人群容易出现上述问题?

　　(2)该问题出现的原因是什么?

　　(3)如何应对这一问题?

第一节　社会医学的界定

一、社会医学的内涵

(一)社会医学的定义

　　医学是"以保护和增进人类健康、预防和治疗疾病为研究内容的科学"。而人的健康与疾病既是一个生物学的自然过程,具自然属性;也是社会的产物,受到众多社会因素的影响,具社会属性。人群的社会特征不仅深刻影响着人类对疾病与健康的认识,也影响着人类的疾病预防和诊治行为,影响着疾病的发生、发展和转归。故"保护和增进人类健康、预防和治疗疾病"不仅要研究自然、生物因素等对健康的影响,还要研究社会因素对疾病、健康的作用。

社会医学(social medicine)就是从社会角度研究医学问题的一门学科,它研究社会人群的健康状况,探究社会因素对个体和群体健康、疾病的作用及其规律,制定各种社会措施,以保护和增进人们的身心健康和社会活动能力,提高生活质量,保证人的积极全面发展。换言之,社会医学侧重研究社会因素与健康、疾病之间的相互作用及其规律。

知识链接:广义的社会医学与狭义的社会医学

由于各国社会制度、文化背景、经济状况、生活方式的不同,所面临的社会医学问题不一样,人们对社会医学的界定并不一致。广义的社会医学是"整个公共卫生与工业卫生,社会公益服务以及公共卫生事业"(Ryle)。狭义的社会医学"研究不同地区、不同时间、不同人群健康状况与社会因素之间相互作用的客观规律,同时研究卫生事业领导、计划和组织的科学"(A. Grotjahn)。

(二) 社会医学的目的

社会医学的直接目标是促进人群健康,根本目的是保证人们积极地、全面地发展。积极是指充分发挥人的能动作用,更高地赢得健康,而不仅是被动的健康;全面是指身体、心理、社会活动能力得到发展,将人性、人格、人的价值提高到一个新的高度,集中体现在提高生活质量。

知识链接:《社会医学》的教学目的

作为一门医学课程,社会医学的教学目的在于使未来的卫生专业人员,初步建立起社会医学的观念,了解社会因素对健康与疾病的重要作用,学会利用科学的方法评价人群健康状况和卫生服务效果,了解当前的社会卫生状况及面临的主要社会卫生问题,学会识别高危人群,学会利用社会医学措施控制社会因素对疾病、健康的影响,知晓社会病的防治措施,以便有效地利用医学科学技术进行医疗服务活动,提高卫生事业的社会效益和经济效益。

(三) 社会医学的性质

社会医学是研究社会因素与健康及疾病之间相互联系及其规律的一门科学,是社会学和生物医学之间的交叉或边缘学科。它的知识主要来源于两方面:一是医学科学,包括基础医学、临床医学和预防医学;二是社会科学,包括社会学、政治学、经济学、伦理学、管理科学等。

知识链接:生物医学与社会学

(1) 生物医学属于自然科学范畴,通过寻找生物学因素对人的健康与疾病所造成的影响,达到通过物理、化学和生物学手段来控制疾病,保障人的身体健康的目的。

（2）社会学研究的对象是人的行为,包括所有的社会依从行为和偏离行为,这些行为的社会原因和社会后果及采用社会手段对偏离行为的控制方法。

二、社会医学的内容

（一）主要内容

1. 社会健康状况　通过统计学、流行病学、社会学等方法,尤其是社会调查方法,研究人群健康状况以及与之相关的社会因素状况;应用科学指标与方法对社会健康状况及其变化规律做出评价,找出优先解决的问题,发现高危人群、主要疾病,即对社会健康状况进行"社会诊断"。

2. 人群健康的影响因素　运用各种手段,分析健康问题的社会原因,研究经济、文化、社会心理、行为和生活方式、卫生服务状况等对人群健康的影响及其机制,为制定社会卫生策略提供依据。即研究社会因素与人群健康的关系及其作用规律,对社会健康问题进行"社会病因学"分析。

3. 社会卫生策略与措施　针对需要优先解决的健康问题,通过政治、法律、规章制度等渠道和卫生立法、卫生规划、健康教育与促进、社区卫生服务等方式、措施,改善社会健康状况,保护和增进人群健康水平。即提出改善社会健康状况的"社会处方"。

（二）社会医学研究内容的演变

历史上医疗卫生事业发展经历了三次不同目标和任务演变的卫生革命,不同国家、不同时期面临的任务、重点和目标有所不同。

第一次卫生革命以防治传染病、寄生虫病和地方病为主要目标,主要采取抗生素、免疫接种、消毒、杀虫、灭鼠等社会卫生措施,即通过"控制传染源、切断传播途径、保护易感人群"等传染病控制措施,控制传染病发病率和死亡率,延长平均寿命。

第二次卫生革命以心脑血管疾病、恶性肿瘤、糖尿病、精神疾病等慢性非传染性疾病为主攻目标,主要通过发展早期诊断技术、提高治疗效果、加强疾病和健康危险因素监测、改变不良行为生活方式、合理营养和体育锻炼等综合措施,降低慢性非传染性疾病的发病率和死亡率。

第三次卫生革命以提高生命质量、促进全人类健康长寿、实现人人享有卫生保健为目标,并力图通过树立健康新观念和大健康观念、加强健康促进和健康教育、坚持可持续发展策略、保护环境和发展自我保健、家庭保健、社区保健等综合性措施实现。

我国目前正处于三次卫生革命的交叉时期,第一次卫生革命的任务尚未完成,第二次卫生革命的任务即慢性非传染性疾病又成为主要的威胁,又面临第三次卫生革命的冲击。

三、社会医学的任务

（一）社会医学的基本任务

医学的基本任务是维护与促进人群健康,提高人们的生命质量和健康水平。社会医学作为医学与社会科学的交叉学科,更加重视社会因素对人群健康及疾病的影响,重视那些主要由社会因素引起的疾病;力图通过科学评价人群,特别是高危人群、脆弱人群的健康状况及其社会危险因素,采取有针对性的社会卫生措施,减少、控制甚至消灭其危险因素,进而改善人群健康状况。

社会医学的基本任务可以概括为:通过调查,掌握社会健康状况及其变动规律,发现主要社会卫生问题及其影响因素,提出改善社会健康状况、保护人群健康的策略与措施,为政府及相关部门制订卫生工作方针政策、确定卫生工作重点、编制卫生发展计划、科学组织卫生服务、加强卫生监督和评价等相关决策提供科学依据。

(二) 我国社会医学的任务

在我国,社会医学不仅要通过研究世界卫生状况及其影响因素、应对策略,借鉴世界各国经验和教训,紧跟世界社会医学的发展步伐;更要从中国实际出发,发掘传统医学的价值,研究并解决中国的社会卫生问题。从实践来看,我国社会医学的基本任务主要包括以下六方面。

1. 倡导积极的健康观　"健康不仅是没有疾病或虚弱,而是一种身体、心理和社会的完好状态。"因此,维护和促进健康,应从社会、心理和生理三方面出发。但是,这一积极、正确的健康观对人类影响的程度和效果仍不令人满意。因此,必须在实践中让广大群众正确看待健康,更加深刻地认识到社会心理因素对健康的影响,采取综合卫生措施,有效防治疾病、促进健康。而中医药不仅是我国的文化瑰宝,在保护人群健康上有着不可磨灭的贡献;其"天人合一""辨证施治"等系统思想、辩证思维更是与积极的健康观不谋而合。因此,如何加强对中医药传统思想、技术的挖掘与传承,对于我国社会医学的发展也具有重要的现实意义。

2. 弘扬正确的医学模式　现代医学模式在理论上的接受和实际行动中的保守、阻挡形成鲜明反差,因此要继续努力促进医学模式的实质性转变。因此要加强医学模式研究,完善其理论体系,提高实践中的可操作性;全方位改革医学教育体系,加强社会医学教育,造就新型医药卫生人才;注重卫生宣传与健康教育,积极倡导现代医学模式氛围,促使人民群众观念的转变。

3. 发现社会卫生问题　主要是掌握社会卫生状况,发现社会卫生问题,及时提出防治措施。主要包括:① 系统分析社会卫生状况的现状、特征、变化及发展趋势,明确影响健康的各种因素,尤其主要影响因素的强度和范围,有助于找到及时有效的防治措施。② 采用评价技术,评价因素对疾病和健康的影响/危害程度,发现关键问题。

4. 制订卫生政策和策略　在一定区域内通过调查分析人们的健康需求,了解卫生资源的使用和分配,研究人群卫生服务利用的公平程度,探讨卫生资源配置及提高资源效率的途径,提出满足人群健康需求的对策与措施,为评价和提高卫生事业的社会效益和经济效益提供科学依据。

5. 重点关注脆弱人群健康　维护和提高人群健康水平是社会医学的使命。对我国而言,当前工作的重点是开展残疾人、老年人、妇女、儿童等脆弱人群和慢性病、精神疾病、艾滋病等特殊疾病的预防保健工作,通过社会各部门的密切合作和广大群众的积极参与,提高其健康水平。

6. 加强社会医学教育　通过社会医学教育,宣传其新思想、新观点、新方法,主要任务包括三个:一是在一般人群中倡导积极的健康观,形成有利于健康的行为;二是在医学生和医务人员中加强社会医学教育,培养正确的医学观;三是推动社会医学人才队伍建设,建立适合社会医学特点的人才培养体系,逐步提高社会医学从业人员的规模与质量。

四、社会医学与其他学科的关系

社会医学作为一门新兴学科,已经逐步形成了自己特定的研究内容、基本理论和研究方法。但是作为一门交叉学科,必然与很多学科存在密切联系。

(一) 社会医学与预防医学

社会医学是 20 世纪 70 年代从预防医学(preventive medicine)中发展起来的。两者的关系可以描述为"父子关系"。具体表现为以下三方面。

1. 两者具有历史渊源且可相互借鉴 现代预防医学的快速发展,使得人们的生产、生活环境大为改善,许多急慢性传染病得到有效控制,慢性非传染性疾病成为威胁人类健康的主要疾病,而这些疾病是社会、心理、生物各种因素综合作用的结果。正是在这种背景下,社会医学从预防医学中发展起来。正因为如此,现代预防医学中包含了丰富的社会医学预防思想和内容,两学科应该相互结合,相互借鉴,共同发展,促进人类生命质量的提高。

2. 研究目的与内容有相同之处 两者都以保护和促进人群健康为基本目的,特别关注人群健康、疾病状况及其影响因素,并寻求解决策略。

3. 研究侧重点不同 预防医学侧重自然、生物环境因素与疾病关系;社会医学侧重社会、行为生活方式、卫生服务等因素与疾病关系。

知识链接:预防医学

预防医学以改善人类生存环境、预防疾病发生和流行、保护健康为内容,是经济发展、社会进步的必然产物。狭义的预防医学集中于预防和消灭疾病,广义的预防医学既研究控制和消灭疾病的策略,也研究疾病健康的各种影响因素。通常包括环境卫生、营养与食品卫生、劳动与职业卫生、儿少卫生等学科。

(二)社会医学与社区医学

社区医学(community health)是研究社区内卫生服务的供给和卫生服务的组织管理。根据社区特点,运用社会医学理论指导,以社区为范围,以家庭为单位,以患者为中心,开展的集医疗、预防、保健、康复、健康教育和计划生育为一体的卫生服务。社区医学和社会医学不论在理论上和实践上都具有一致性。都以人群为研究对象,都以提供卫生服务和保障人群健康为目标。相比较而言,社会医学研究内容比较宏观,研究内容比较广泛,社区医学研究内容更加具体,更注重实践。

(三)社会医学与卫生管理学

20世纪80年代,我国同时提出社会医学、卫生管理学(health care management)两个学科名称。经过多年的努力,两者都已成为独立的学科,并成为中华预防医学会的两个独立学会;但是,"社会医学与卫生事业管理"仍是公共管理学下的一个二级学科和研究生专业招生所采用的名称。两者的关系可以形象地概括为"姊妹关系"。具体表现如下。

1. 基本任务相同 两者都是根据人群健康需求,合理调配卫生资源,组织卫生服务,提高卫生事业效益,包括社会效益和经济效益。

2. 侧重点不同 社会医学侧重以针对社会卫生状况,分析社会原因,提出社会卫生策略;而这种策略是对具体卫生资源配置等工作的指导或纲领。卫生管理学侧重于具体卫生事业的计划、组织、协调、控制等,更像是对策略的具体实施工作过程的资源调配等工作。

知识链接:卫生管理学

卫生管理学(health care management,也有教材称之为卫生事业管理学,两者含义并不完全一致)是研究卫生事业发展规律的学科,它研究卫生管理的理论与方法,研究与国情相适应的卫生政策,研究与政策相匹配的组织管理和工作方法,研究卫生管理的经验。在美国,类似学科通常称为"卫生政策与卫生管理"(health policy management)。

(四)社会医学与医学社会学

1. 相互联系　两者都是医学与社会学结合的学科,在很多方面具有互补性;两者都以社会、人群为研究对象,以社会调查与统计、心理与经济分析等作为基本研究方法,以推动卫生事业发展、改善医疗卫生服务、保护和提高人群健康、促进社会发展为基本目的。

2. 相互区别　两者在学科性质、起源时代、研究侧重面、学科队伍等方面存在差异(表1-1)。

表1-1　社会医学与医学社会学的差异

	社 会 医 学	医 学 社 会 学
学科性质	由医学学科发展而来,从属于医学范畴	由社会学发展起来,属于社会学范畴
起源时代	1948年法国医生盖林提出	1894年美国麦克英泰尔最先提出
研究侧重面	从社会系统出发,研究各类社会因素对疾病和健康的影响	社会组织与卫生组织关系,医疗保健中人际关系
学科队伍	具有医学背景的专业人员为主干队伍,需要社会学者指导与配合	以社会科学背景为主的专业人员为主体,同时需要医学工作者的积极参与、配合

> **知识链接:医学社会学**
>
> 　　医学社会学(medical sociology)是社会学一个重要分支。其最早提出者麦克英泰尔(C. Mcintire)认为医学社会学是"总体上研究医疗执业和人类社会关系的科学"。斯特劳斯(R. Strause)提出医学社会学应包括两个方面,一是研究疾病生态学、病因学、健康和疾病的行为模式等;二是研究医疗保健职业、机构和医护人员等。简言之,医学社会学主要是从社会学角度研究社会环境、结构、变动及社会行为与医学的关系,研究医学职业、医疗组织、医疗卫生活动中的人际关系。

(五)社会医学与医学心理学

1. 相互交叉　主要体现在:两者都研究社会心理现象;都以防治身心疾病和培养健全人格、提高社会活动能力和生命质量为共同目的;都使用卫生统计学、社会调查等方法。

2. 相互区别　主要体现在研究侧重点不同上:社会医学更多从群体、社会角度考虑社会心理现象的影响,医学心理学侧重个体为基础的临床服务。

> **知识链接:医学心理学**
>
> 　　医学心理学(medical psychology)是医学与心理学结合的边缘学科,主要研究心理因素在疾病发生、发展、诊治中的作用,包括:① 心理行为的生物学和社会学基础及其在健康和疾病中的意义。② 身心相互作用的规律和机制。③ 各种疾病过程中的心理行为变化及其影响。④ 情绪和个性等心理行为因素在健康保持和疾病发生、发展变化过程中的影响作用及其规律。⑤ 心理知识和技术在防病、治病、养生保健方面的应用等。

第二节　社会医学的基本观点

社会医学是一门医学和社会科学相结合的交叉学科,形成的理论体系仍在不断完善。目前,社会医学已经逐步形成了一些本学科具有特色和创新的重要理论。

一、健康、卫生事业与社会的协调发展

健康是促进人的全面发展的必然要求,是经济社会发展的基础条件,是民族昌盛和国家富强的重要标志,也是广大人民群众的共同追求。当前,我国已经进入全面建设小康社会的关键时期。全民健康不仅是全面小康的应有之义,也是全面实现小康社会的重要条件。2014 年 12 月 13 日,习近平总书记在江苏省考察时就明确指出:"没有全民健康,就没有全面小康。"

（一）卫生事业与社会的协调发展

世界卫生组织(WHO)将"社会经济发展推动了卫生事业,卫生也同样推动着社会和经济的发展"作为在实践中认识到的一个基本真理。

1. 社会发展是卫生事业发展的基础　社会发展,尤其是国民经济的发展直接影响到卫生事业发展的速度与规模。只有社会、经济、科技、文化、教育等各方面的全面发展,才能给卫生事业的发展提供强有力的基础。卫生事业发展超越社会经济的发展,会影响卫生事业发展的可持续性,给社会经济发展带来众多负面效应;卫生事业发展滞后,危及人民健康,影响社会生产力的提高,而且会因疾病流行造成严重的经济损失,甚至影响社会的稳定。

2. 卫生事业发展为社会发展提供动力　卫生事业的发展,有助于提高全民健康水平,从而为社会、经济的发展提供更多高质量的人力资源,有助于社会发展保持可持续性。

（二）健康与社会经济发展的双向作用

1. 健康以社会经济发展为基础　社会经济的发展包含了社会进步、经济发展、教育普及、物质生活丰富、文化水平提高、卫生服务完整等内容,是维护与促进人群健康的根本保证。大量研究表明,近半个世纪以来全球人群健康状况的提高,主要得益于全球社会经济的持续发展;当前各国和各地区之间健康状况的明显差距,主要是由各地社会经济发展不平衡造成的。

2. 健康对社会经济发展的作用　人群寿命的延长及体力、耐久力、精力的维持,能延长工作时间,提高社会劳动生产率;人群健康状况通过影响劳动力市场的供给、自然资源的利用、教育收益的实现和疾病损失的增减,从而促进或阻碍当地社会经济的发展。巴伐瓦(Bhargava)等研究证实,健康指标每提高 1%,国家经济增长率提高 0.05%(Bhargava, 2001)。我国学者的研究也表明,预期寿命每延长 1 岁,GDP 增长率相应提高 1.06%～1.22%(罗凯,2006)。

二、疾病、健康的社会决定性

由于社会因素在健康维持与提高以及疾病发生、发展与转归的作用日益明显,WHO 提出了"健康的社会决定因素"的概念,强调疾病、健康的社会性。

（一）疾病的社会性

疾病本身是生物现象,但是与人的社会地位、社会关系等有着密切关系。

1. 病因的社会性 早在 2002 年,世界卫生报告《降低危险因素,促进健康生活》就指出:全球 40% 的疾病负担是由 10 种危险因素所导致,其中绝大多数与社会因素有关;若能战胜这些威胁,人们可以健康地多生活 5~10 年。

2. 疾病结果的社会性 疾病会导致劳动力健康受损,降低人群的劳动生产能力,减少物质、精神财富的生产;早死会减少劳动力的工作时间;而治疗疾病会消耗大量的社会资源,造成患者本人及家庭的经济负担,造成社会的经济负担;严重疾病的流行会导致社会不安定。

3. 疾病防治策略的社会性 当前,以心脑血管疾病、恶性肿瘤等为主的慢性非传染性疾病已成为人类主要的死亡原因。而这些疾病是多种生物、社会因素共同作用的结果,社会因素在其中起到决定性作用。因此,要谋求防治这类疾病,就不能单纯依赖生物治疗,而要更多或主要依靠社会措施,降低和排除各种健康危险因素,实现个体和群体、社会的协调一致。

课中案例:

面对每天约 4 万儿童死于可以预防的传染病和营养不良,联合国儿童基金会提出需要实现两个突破:一为技术突破,二为社会突破,并且强调"社会突变是决定性的"。

思考:联合国儿童基金会为何强调社会突变的决定性作用?

（二）健康的社会性

1. 健康是社会发展的资源 人类社会的发展归根到底取决于社会生产力的发展。在构成生产力的三大要素中,劳动者是最活跃的要素,是社会发展的"第一资源"。而健康是劳动者发展个人技能的基础,是社会发展的根本资源。只有健康的人,才能将通过教育、培训等途径获得的人力资本发挥出来,实现其人力资本价值;同时,健康意味着减少疾病的消耗,是巨大的节约。

2. 健康是社会发展的体现 社会可持续发展的核心是人的全面发展。而健康是全面发展的基础。只有在提高全体人民物质生活水平的同时,形成合理的生活方式,提高人群健康水平和生存、生活质量,促进人、社会与自然的和谐统一,才是真正的社会发展。

3. 健康是社会发展的目标 社会经济发展的目标是实现人民的最大利益,健康是人的基本权利,是享受其他权力的基础,因此社会经济发展的目标理应包括人民的健康,全面建设小康社会的奋斗目标也应该包括提高全民族的健康素质。"没有全民健康,就没有全面小康"。

三、积极健康观

人的健康与疾病不仅是一个生物学的自然过程,也是社会的产物。在整体医学观中,人体不是系统、器官、细胞、分子的简单堆砌;人不仅有生理活动,也有心理活动;人不仅有自然属性,也具有社会属性,是"一切社会关系的总和"。因此,研究健康与疾病问题不能停留在"见病不见人"生物层次,要全面考虑到人的整体性,关注生理、心理和社会因素对健康与疾病的影响。WHO 提出:健康不仅仅是没有疾病或虚弱,而是一种身体、心理和社会的完好状态。根据这个概念,健康是生物学、心理学和社会学的三维组合(具体内容见医学模式)。因此,人们的健康需求不再局限于疾病防治,而是积极地要求提高健康水平和生命质量、祛病延年,建立有利于身心健康的人际关系和社会心理氛围,保持心理平衡,活得更有意义和价值。

四、大健康观

健康是人的基本权利,更是国家和社会可持续发展的宝贵资源,是全社会共同关注的焦点,是重要的民生问题,事关国家发展全局。没有全民健康,就没有全面小康。人民身体健康是全面建成小康社会的重要内涵,是每一个人成长和实现幸福生活的重要基础。人民对美好生活的向往,就是我们的奋斗目标。使全体中国人民享有更高水平的医疗卫生服务,也是我们两个百年目标的重要组成部分。健康关系到社会中的每一个人,关系到每个人的各个生活时期,关系到人们的生、老、病、死,涉及社会各方面,关系到人类社会,也关系到自然界。因此,对健康的考量理应成为各部门制定公共政策的重要前提。

健康不仅是卫生系统一家的职责,而是受到其他系统及其政策的影响;卫生事业本质上是一种"人人需要、共同受益"的社会公益事业。因此,提高人群的健康水平需要全社会的积极行动和参与,"将健康融入所有政策"。这就要求我们按照大健康、大卫生的理念加强顶层设计和整体谋划,加强各项改革的关联性、系统性、可行性研究,强化各系统、各部门、各团体的协同合作,构建统筹、评价、监督等各方面的制度框架。

五、高危险性观点

WHO 提出高危险性分析,即以高危险性观点来找出卫生工作的主要问题,采取重点防治措施,改善人群的健康水平。在卫生资源有限的情况下,按照高危险性理论指导疾病防治工作,具有重要的现实意义。高危险性是指对人群健康产生有害影响和不利作用的可能性很大,主要包括高危人群、高危环境和高危反应。高危人群是指容易受疾病侵扰的人群,以及有高危行为的人群,如妇幼人口、老年人口、流动人口、贫困人口及吸烟、酗酒等不良行为人群,处于高危生产、生活环境的人群。高危环境包括自然、社会和心理环境,如人际关系紧张、失业、离婚、丧偶等高危心理环境,战争、动乱、经济危机等高危社会环境;地震、水灾等高危自然环境。高危反应是指机体对刺激缺乏适应或耐受,当身心和社会刺激达到一定强度和持续时间后,导致一些疾病。

六、健康公平观

健康是人的基本权利,又是实现其他权利的前提。不同的社会阶层、性别、种族、地理及年龄间的每个社会成员都应该享有同等的健康权利,即健康公平,包括以下三方面。

1. 健康状况的公平性　健康状况的公平性是指不同收入、种族、性别的人群应当具有同样或类似的健康水平,主要用不同人群的期望寿命、婴儿死亡率、5 岁以下儿童死亡率、孕产妇死亡率和发病率、患病率等指标来评价。

2. 卫生服务的公平性　卫生服务的公平性是指在不同个体或群体之间进行公平的资源分配或对待,包括卫生服务提供、筹资公平和横向、纵向公平。其中,卫生服务提供的横向公平是指所有具有同样卫生服务需要的人可以获得完全相同的卫生服务;卫生服务提供的纵向公平则是卫生服务需要较大的人群应比那些需求较小的人群更多地获得所需的卫生服务;卫生筹资的横向公平是指具有同等支付能力的人应对卫生服务给予同等的支付;卫生筹资的纵向公平是指支付应当与支付能力正相关,即支付能力高的人应当多支付。

3. 医疗保障体系的公平性　医疗保障是人的一项基本权利,并被各国法律和一些国际法所认可。构筑完善的医疗保障体系既是新时期党和政府提出的国家发展的要求,也是建设小康社会的前提和重要保障,主要包括建立完整、全覆盖的医疗保险体系,提高保障水平,强化政府责任。

第三节　社会医学发展史

社会医学作为一种学科理论的形成是近代工业革命和资本主义发展带来的社会卫生问题不断出现的必然结果,是随着工业化、都市化、疾病构成变化、科学技术进化和认识层次深化等过程逐渐形成的,又与法国政治大革命有密切关系。

一、国外社会医学发展史

(一)社会医学史前史

作为一门学科,社会医学是 19 世纪中叶发展起来的,但关于社会因素与疾病关系早就为人所关注。如古希腊医学家希波克拉底(Hippocrates,前 460—前 377)就认为"知道是什么样的人患病比知道这个人患什么病更重要""医生医治的不仅是疾病,更重要的是患者",在《空气、水、地域》一书中更是明确提出生活环境、习惯对健康的作用。古罗马医师盖伦(Galen,约130—200)重视社会心理因素的致病作用,强调人体健康与心理因素的关系。阿拉伯医师阿维森纳(Avicenna,980—1037)认为土壤和水源可以传播疾病,而精神情感活动对机体也有影响。但是,限于当时的社会经济条件及医学科技水平,古代医学家对于人类健康、疾病与社会因素的关系还缺乏客观证据来证明他们的认识,医学活动基本上是患者与医生间的个人医疗行为。

(二)社会医学的萌芽

18 世纪 60 年代后,西欧进入资本主义确立时期,手工业生产方式逐步被大工业生产方式所代替。但是,伴随着资本主义的发展,工厂、矿山等较大规模工业生产方式日益增多,社会卫生状况日益恶化,劳动卫生、职业损害问题日益增多,促使人们进一步注意到医学的社会性以及人类健康与疾病的流行与社会环境、社会条件的密切关系。一些进步医学家提出了国家、社会应该对人民健康负责的观点,在当时具有很强的启蒙作用。

瑞士医生巴拉塞尔萨斯(Paracelsus,1493—1541)在《水银病》一文,对铜银矿山工人的职业病进行了分析。意大利的萨马兹尼(1669—1714)在其著作《论手工业者的疾病》中记述了 52 种职业工人的健康与疾病状况,论述了职业病的病因和职业的关系。德国卫生学家约翰·弗兰克(Johann Frank,1745—1821)提出"居民悲惨的生活是疾病温床"的观点,并在《全国医学监督体制》一书中提出了用医学监督计划使政府采取措施来保护个人和公众健康的主张。这种观点认识到健康、疾病和社会因素的相关性,成为社会医学发展的一个里程碑,并从德国逐渐流传到前苏联、意大利、法国、美国、英国等国。因此,约翰·弗兰克也被公认为是公共卫生和社会医学杰出的先驱。此外,马尔萨斯在《人口论》中提出人口过剩与贫困之间的关系,而空想社会者欧文提出限制童工劳动时间的建议。

人物档案:约翰·弗兰克

约翰·弗兰克(Johann Peter Frank,1745—1821),德国医学家,现代公共卫生学奠基人,曾任巴登产科协会会长、宫廷及卫戍部队内科医生、格丁根大学生理学和预防医学教授、意大利帕维亚大学教授、维也纳大学教授兼医学院院长等职,著有百科全书《医务监督的完整体系》和《人类疾病治疗概要》。在 1800 年天花大流行时,他推广牛痘接种法;他还是医院建设和管理专家,制订了正规的查房制度,提高助产士实习标准,给验尸房配备病理解剖陈列室等;他还建立了一所药剂师学校。

对于这些社会卫生问题,单靠单个医生、机构的努力已经力不从心,必须动员全社会力量,采取社会行动,才能加以控制、解决。1841 年法国制订了《童工法》,1848 年英国通过了《社会保健法》。1847 年,利物浦任命了第一个卫生局长邓肯。1848 年,伦敦任命西蒙(Simon,1816—1904)为首任医官。他专门研究伦敦的食品卫生、住宅和工厂卫生,认为这些因素与英国工人的健康密切相关;并在《论伦敦的卫生状况》报告中,建议设立卫生检查机构,改善下水道,将疾病防治列为国家任务。

(三) 社会医学创立

19 世纪,一批社会医学的倡导者目睹了工业化过程给人类带来与传染病、职业病、环境卫生、食品卫生、妇幼卫生等有关的一系列健康问题,对医学、健康和社会的联系有了更深的认知,尝试采取一些社会措施去应对这些社会问题,社会医学开始形成自己的理论、方法体系。

"社会医学"一词最早出现在 19 世纪中叶。1838 年,罗舒(Rochoux)首先提出"社会卫生学"这个专用名词,并将卫生分为个人卫生和公共卫生两类。1848 年,法国医生盖林(Jules Guerin,1801—1866)首次提出把医学监督、公共卫生学及法医学等学科构成一个整体,统称为"社会医学",并将其分为社会生理学、社会病理学、社会卫生学及社会治疗学四部分,号召医务界自觉运用社会医学观点去考察社会卫生问题,这也成为社会医学真正诞生的标志。

19 世纪后半期,细菌学的成就使医学家们只重视生物病原体的致病作用而忽视了社会因素的作用,但是仍有不少医学家不同意过分夸大细菌的致病作用。德国医学家诺尔曼(Neumann,1813—1908)和病理学家魏尔啸(Virchow,1821—1902)都强调社会经济条件对健康和疾病的重要作用,提出"医学科学的核心是社会科学""政治学是广义上的医学""医学是一门社会科学,任何社会都应对居民的健康负责""实现医学目标的最好的办法是将医学和社会生活和政治活动结合起来"。

人物档案:魏尔啸

魏尔啸(Rudolf Ludwig Karl Virchow,1821—1902),德国医学家、人类学家、公共卫生学家、病理学家、古生物学家和政治家。他被尊称为"细胞病理学之父",是第一个发现白血病的人,曾在 1892 年被授予科普利奖章,医学人类学会更是以他的名字命名年度奖。他还是一名致力于推动柏林公共卫生水平的政治家,曾力推现代化供水及下水道工程。

(四) 社会医学的发展

社会医学首先在英国取得了发展和进步。1856 年,英国第一次开设公共卫生课,由格尔豪任教。19 世纪末,英国就开设公共卫生学课程。20 世纪 40 年代,改名为社会医学课程,泛指疾病的控制及有关增进或影响人群健康的科学。1943 年,牛津大学成立了社会医学研究院。20 世纪 60 年代以来,为适应英国国家卫生服务制度改革的需要,社会医学改为社区医学,内容包括社区卫生服务中的理论与实践问题。

德国是社会医学的发源地。1912 年德国的格罗蒂扬(Alfred Gretjahn, 1869—1931)在《社会病理学》一书中指出:社会状况的恶化易导致感染疾病,疾病又通过它的后果来影响社会。他主张用社会措施来预防疾病或影响病程,并强调社会卫生调查中应该用人口学、统计学、经济学及社会学方法。他提出社会卫生学的一整套理论和概念,首次指出健康、疾病与社会的相互关系。1920 年他成为第一位社会卫生学教授,并在柏林大学开设了社会卫生学讲座。二战前,"社会医学"与"社会卫生学"两词在德国并用,以后者为主,二战后逐渐改用"社会医学"。

在美国,社会医学的发展没有英国般迅速,大多数学校开设医学社会学和社区医学,而设立社会医学的大学不多,其内容通常都在卫生管理、卫生政策课程中。近年来,针对医学的日益专业化和保健需求得不到有效满足的问题,家庭医学(family medicine)得到了不断发展。

在前苏联,莫斯科大学医学院于 1922 年成立社会卫生学教研室,并于 1941 年改名为保健组织学教研室,后又在 1966 年改为社会卫生与保健组织学教研室。1923 年,成立了国立社会卫生学研究所,后更名为社会卫生学与保健组织学研究所。

二、社会医学在我国的发展

(一) 中国社会医学的萌芽

我国传统医学强调"天人合一"的思想,早已注意到社会因素、精神因素对健康与疾病的影响。成书于春秋战国时期的《黄帝内经》中指出政治地位、经济条件、气候变化、居住环境、饮食起居和精神因素等与疾病有关的论点。西周初期,我国就建立了社会医事组织,制定了医师考核制度。汉代还设立了为贫民看病的机构。南北朝宋元嘉二十年(443)设"医学",成为我国最早设置的医学学校。但是,卫生机构设置和医事制度主要是为封建统治者服务,广大人民的医疗事业主要靠民间医生。由于我国处于小农经济环境下,生产手工化导致医学的社会化程度低,社会医学不可能真正形成,而只能以部分学者、医者的零星社会医学思想体现出来。

知识链接:中医理论与社会医学的思维共性

我国传统的中医理论体系在思想和方法论上,与社会医学有着诸多相通之处。表现为以下三方面。

(1) **认识的统一性** 传统中医理论体系强调人是一个有机的整体,强调人与自然、社会的统一,强调地、时、人的特殊性和特异性,强调精神心理和社会形态、生活条件对生理状态的影响性,即在研究人的疾病、健康问题时,将人置于所处的自然、社会环境中进行综合考量。如"人以天地之气生、四时之法成""人与天地相参也,与日月相应也""人有五脏化五气,以生喜怒思忧恐""往古之人,恬淡之世,邪不能深,当今之世,忧患其内,苦形其外,小病必甚"。

(2) **观点上的相融性** 传统中医理论以环境、体质、精神、社会和生活条件为决定因素,体现出病邪有恶平、身体有强弱、精神有好坏、生活有劳逸等综合关系的健康论思想。如先天禀赋论实际上是承认生物遗传的因素,阴阳体质论、正气勇怯论实际上是承认体质的个性,天人相应论实际上是承认环境因素的影响、情志抑郁论则是认可心理情绪的影响,精神任物论则是认识到社会意识的影响,饮食有节论、起居有常论、劳逸有度论则是强调生活方式的影响等。

(3)方法上的相似性 中医的认识方法是整体观念和比类取象,操作方法是辨证论治和复方配伍,与社会医学强调"复方"的社会预防措施有相通之处。

资料来源:试论中医理论与社会医学的共性思想(1999)、再论中医理论与社会医学的共性思想(2000)

---

19 世纪,随着西方医学、医事组织的输入,社会医学进入我国,并促使服务于大众健康的卫生服务体系逐步建立。1898 年,上海公共租界工商部设立卫生处,是我国最早成立的地方卫生行政机构。1905 年,清政府在警政部警保司下设卫生科,是我国最早建立的中央卫生行政机构。1910 年伍连德医师在山海关设立检疫所实行卫生检疫以应对鼠疫,这是我国自己办的卫生防疫机构。1925 年,北京市左一区卫生事务所成立,是我国最早的城市基层卫生机构。1928 年,上海吴淞区农村卫生实验区成为最早成立的农村基层卫生机构。1932 年,中华民国成立中央卫生设施实验处,下设社会医事系,负责社会医务人员登记和考试。

新中国成立后,我国政府很快就建立了从中央到地方的全国性卫生行政组织和卫生服务机构。发展社会卫生事业、保障人民健康真正上升为国家的职责与任务。1949 年,中国医科大学建立了公共卫生学院并设立了卫生行政学科。1952 年,引进前苏联的《保健组织学》,作为医学生的一门必修课。1954 年起,先后在一些医学院校举办卫生行政进修班,培训卫生管理干部。20 世纪 50 年代中期,各医学院校普遍成立保健组织教研组,开展教学研究工作。1956 年,卫生部成立中央卫生干部进修学院,负责培训省市卫生管理干部。1957 年,第一届保健组织学师资讲习班举办,并组织编写《保健组织学》教材。1964 年 7 月,在上海举行了全国保健组织学教学研究交流会,提出了加强学科建设的建议,但因当时条件的限制,一度发展的保健组织学科被迫中断。

(二)中国社会医学的创立与发展

党的十一届三中全会以后,我国社会经济发展进入一个新时期,教育科技事业顺利发展,社会医学进入一个蓬勃发展的时期,社会医学的发展逐步步入正规。

1. 组织机构与杂志的发展 改革开放 30 多年来,社会医学的组织机构和学术教育、交流平台逐步搭建起来(表 1-2),全国各级各类(中)医药院校普遍开设社会医学课程,并已形成了一支具有相当规模和质量的社会医学教学、科研队伍。

表 1-2 改革开放以来我国社会医学发展大事简表

年份	重 要 事 件	意 义
1978	《中国医学百科全书》(钱信忠主编)独列《社会医学与卫生管理学》分卷	社会医学作为一门正式学科的地位得到承认
1980	原卫生部出台《关于加强社会医学与卫生管理学教学研究工作的意见》	政府层面明确提出加强社会医学组织结构、人员队伍等建设
1981	《医学与哲学》等刊物开辟了多个社会医学专题研讨	推动社会医学学术发展,扩大社会医学的学术影响

续表

年份	重要事件	意义
1981	全国首届医学辩证法大会上研讨社会医学的性质、任务和研究对象等	逐步统一对社会医学的认识
1982	卫生部上海第一医学院、武汉医学院等 6 所医学院校成立卫生管理干部培训中心	开启新中国社会医学院校教育先河
1984	全国首届社会医学与卫生管理学术研讨会召开	开启全国性社会医学学术研讨会的先河
1984	《国外医学·社会医学分册》创刊	搭建社会医学研究与交流平台
1985	上海医科大学等开始招收社会医学硕士研究生	开启社会医学硕士教育先河
1988	中华预防医学学会社会医学分会在西安成立	社会医学学科学术地位的认可,促进从业人员的交流与合作
1994	上海医科大学设立第一个社会医学博士研究生学科点	开启社会医学博士教育先河
1999	国家医学考试中心将社会医学列为国家公共卫生执业医师资格考试的必考科目	社会医学在公共卫生中价值得到认可
2002	复旦大学公共卫生学院社会医学学科被纳入国家重点学科	

2. 学术研究发展及其成绩 自社会医学创立以来,社会医学工作者就积极开展学术研究,并与卫生行政部门密切合作,参与城乡卫生服务调查,制订区域卫生规划和预防保健规划,制订社会病和突发性公共卫生事件的防治策略等,促进了社会医学学科和卫生事业的发展,在建立具有中国特色的卫生服务体系、健康保障体系和卫生监督体系中起到了参谋、咨询作用。

本章小结

本章介绍了社会医学的基本概念,明确了其研究对象、研究内容与基本任务,特别分解出了我国社会医学的主要任务;在此基础上,对社会医学与卫生管理学、临床医学、医学社会学等相关学科的关系进行了梳理;详细分解了社会医学的基本观点,包括健康与疾病的社会决定性、健康与社会发展的双向作用、卫生事业与社会的协调发展、积极的健康观、大健康观、高危险性观点和健康公平观。最后,梳理了国内外社会医学的历史发展。

练习题

1. 单项选择题

(1) 下列选项中,(   )不是社会医学的研究内容。

A. 研究社会卫生状况,主要是人群健康状况

B. 研究影响人群健康的因素,特别是社会因素

C. 研究解决人群健康状况的具体医疗技术措施

D. 提出改善社会卫生状况的社会性策略与措施

(2) 下列选项中,(   )不是社会医学研究任务。

A. 研究社会卫生状况、特征及变动趋势

B. 研究高危人群的健康状况、特征

C. 研究改善健康、防病、治病的技术措施

D. 找出危害人群健康的主要疾病及与社会因素的关系

（3）社会医学是一门（   ）。

A. 自然科学　　　　　B. 社会科学　　　　　C. 交叉学科　　　　　D. 基础学科

（4）所有具有同样卫生服务需要的人可以获得完全相同的卫生服务,是（   ）。

A. 卫生服务提供的纵向公平　　　　　　B. 卫生筹资的纵向公平

C. 卫生服务提供的横向公平　　　　　　D. 卫生筹资的横向公平

（5）社会医学学科诞生的标志是（   ）。

A. 弗兰克在《全国医学监督体制》一书中提出了用医学监督计划使政府采取措施来保护个人和公众健康的主张

B. 罗舒首先提出"社会卫生学"这个专用名词

C. 盖林首次将社会医学分为社会生理学、社会病理学、社会卫生学及社会治疗学四部分

D. 格尔豪在英国第一次开设公共卫生课

（6）第三次卫生革命以（   ）为主要(主攻)目标。

A. 防治传染病、寄生虫病和地方病

B. 慢性非传染性疾病

C. 提高生命质量、促进全人类健康长寿、实现人人享有卫生保健

D. 提高医疗技术水平

2. 名词解释

（1）社会医学

（2）大健康观

（3）高危险性观点

（4）健康公平观

3. 简答题

（1）社会医学的基本内容包括哪些?

（2）我国社会医学的基本任务有哪些?

（3）如何理解健康与社会发展的关系?

（4）如何理解疾病、健康的社会性?

思考题

1. 为什么社会医学首先在西方产生?

2. 如何理解盖林对社会医学构成的划分?

3. 如何理解医学院校的学生学习社会医学的必要性和重要性?

案例分析

一位80岁男性来到社区卫生服务站,然后与护士进行了如下对话:

患者:我患高血压、糖尿病和冠心病20多年了,到你们这里就是量量血压,血糖都不用你们量,因为怕你们量不准。

护士(瞥了他一眼后):那我先给您建份病历吧?

患者:我不建,我不在你们这里看病。

护士一转身进里屋了,随后医生从房间出来,并与患者进行了如下交流:

医生:量血压没问题,但需要先休息一会。您坐下来好吗?

患者:我家离这里就三五分钟,一点都不累,不用休息!

医生:不是因为您感到劳累了,是因为您刚刚活动以后,心脏的活动比安静情况增强很多,这样测量的结果就不准了。所以,您需要坐5分钟,行吗?

患者坐下后,医生趁机详细询问了他的家庭、患病和治疗情况,顺手记录在健康档案里。

医生:好,5分钟到了,现在给您测量血压吧!

说完,帮患者脱下袖子测量血压,随后做了心肺听诊等检查,之后又搬了个凳子过来。

医生:请把鞋子脱了,我帮您查一下足背动脉。

患者:什么"足背动脉"?

医生(表情惊讶):您得糖尿病20多年了,还不知道什么是足背动脉吗?

患者:20多年我一直在大医院找专家看病,可没有人说过这事啊!

医生(诚恳):糖尿病时间久了会影响您的动脉血管,造成脚部溃烂——您到大街上看看,三个截肢的人就有一个是糖尿病引起的!您不想发展到这一步吧?那就得学会检查足背动脉呀!

患者顺从地脱下鞋袜,接受了检查。医生嘱咐他当天晚上睡前自己练习触摸足背动脉,患者担心记不住正确位置,医生让护士用龙胆紫在足背动脉位置上做出了标记。第二天上午,患者又来了,告诉医生他在昨晚洗脚时已经学会了触摸足背动脉。

医生:那您的洗脚水烫吗?是谁给您倒的?

患者:是保姆给倒的,不烫,挺合适的。

医生:她是怎么给您兑的?用什么方法试的温度?

患者:她先倒热水,再倒凉水,用手去试的,不烫就好了。

医生:这里有两个错误:第一,应该先倒凉水,后倒热水,免得万一忘了第二步,容易烫伤自己;第二,应该用胳膊肘试,而不是用手试,因为人对于温度的感觉,手与肘之间相差两度呢,胳膊肘对热更敏感些。

患者:是吗?我还真没听说过呢。

第三天患者来时,告诉医生他学会了兑洗脚水。

医生:那您洗完脚擦脚吗?用什么样的毛巾,擦什么部位?

患者:擦脚嘛,简单,用淘汰了的洗脸毛巾,脚的上下左右都擦到。

医生:您这里又出毛病啦。糖尿病患者的擦脚可有学问了,一定要用新的、软的毛巾,不要太厚,还不能有机器扎过的边,免得碰破脚的皮肤。我可以送您一条毛巾,以后您就照这样的买(取出一条事先准备好的样品,大约1元钱一条)。也不能光擦脚的表面,脚趾缝间和趾甲也要擦干,不然残留的水就可能造成脚的感染,因为您的血液里糖分偏高,细菌容易繁殖。

患者:太好啦,大夫,我一定听你的话。以后我就在你这里看病了,你连脚的问题都说得这么细,那么别的方面你一定更有学问啦。我到哪个大医院能得到这样细致的服务呀?

(案例来源:百度文库)

试分析:

(1)医生、护士与患者的沟通过程有什么差异?

（2）试用社会医学的基本观点解释：为何最后患者对这个医生这么信任了？

（3）作为医药行业从业人员,你从中得到些什么启发？

推荐网站或资料

医学与社会杂志社.http://www.yxysh.org.cn

医学与哲学杂志社.http://www.yizhe.org

中国社会医学杂志社.http://gwsy.chinajournal.net.cn

社会医学精品课程(哈尔滨医科大学).http://www.jingpinke.com/details？uuid＝8a83399b－19cc280d－0119－cc280de2－0081&courseID＝C070069

社会医学精品课程(华中科技大学).http://course.jingpinke.com/details？uuid＝8a833999－20a7dbd5－0120－a7dbd55a－03e1&objectId＝oid：8a833999－20a7dbd5－0120－a7dbd55a－03e0&courseID＝S0700676

第二章　医学模式

学习目标

掌握　医学模式的概念和现代医学模式的内涵。

熟悉　医学模式的演变过程和现代医学模式的影响。

了解　现代医学模式的产生背景。

导引案例

12000 年前,几个戴着各式动物皮毛面具巫师手中挥舞藤条,为生病的儿童祈求神灵保佑,为他驱魔去病。一位母亲抱着她奄奄一息的孩子,在篝火旁喃喃地念着什么。在恶疾面前,她迷茫无力,眼看着生命的流逝只能不断祈祷。

在现代化的儿童病房中,衣着整洁的医护人员耐心地询问患者的病情,用现代化的仪器诊断治疗。一位护士面带微笑,鼓励着有点胆怯的患病儿童。孩子的病情不断好转,他的母亲露出欣慰的笑脸。

试回答:

(1) 在不同历史时期,对于疾病和健康人们有着怎样的观念和认识?

(2) 这种关于疾病和健康的认识,如何影响人们的医疗行为?

第一节　医学模式的概念与演变

一、医学模式的概念、特点

(一) 模式与医学模式的内涵

模式(model),是将在认识事物和解决问题的过程中总结的规律和特征抽象到理论高度,以指导人们观察、分析和思考问题的方法论。模式是可仿照的,是对现实事物或问题间内在关系的直观描述,大多数模式都是可以照着做的标准样式,在模式的指导下,有助于迅速地做出决策、制定出解决问题的方案,起到事半功倍的效果。目前模式被广泛应用于各个领域,如:管理模式、建筑模式、医学模式等,随着领域的发展成熟,模式呈现出阶段性特征,以适应环境的变化。

医学模式(medical model),是指人们在一定的历史时期和科学发展水平的条件下,形成的对健康和疾病总体特征和规律的本质认识,是指导人们防治疾病和增进健康的理论总结和经验总结。医学模式的核心就是医学观,是人们疾病观和健康观的哲学思想概括,这种高度概括的理论和方法来源于医学领域的实践,同时对医学科学的发展具有指导和推动作用,医学科学的研究和活动行为均是在一定的医学模式指导下进行的。

（二）医学模式的主要特点

医学模式与医学是紧密相连的。医学模式是在医学领域的实践中产生的,是对医学认识的高度概括。没有医学行为活动,就不会产生医学模式。这并不是说医学模式是完全被动的,而是相对独立的。医学模式具有以下特点。

1. 本质的哲学性 医学模式是人们考虑和研究医学问题时所遵循的总的原则和总的出发点,是人们从总体上认识健康和疾病以及相互转化的哲学观点,包括健康观、疾病观、诊断观、治疗观等,影响着某一时期整个医学工作的思维及行为方式,从而使医学带有一定的倾向性、习惯化的风格和特征。

2. 内容的独立性 医学模式的相对独立性是相对医学的发展而言的,某一时期的社会倡导的医学模式符合时代要求,将能够促进医学科学的发展,否则,将会阻碍医学科学的进步。

3. 形式的社会性 医学模式普遍存在于社会各界人们的思想中,是整个社会对于疾病和健康的普遍的认识论。医学模式的发展不仅与医学有关,也与文化、哲学、政治制度等密切相关,受自然科学和社会科学发展的影响,在社会制度和形式不断进步的过程中不断发展。

4. 发展的辩证性 不同时期的医学模式之间并不是完全不同的,具有部分继承关系。人们在不断的认识生命的本质和与疾病的抗争的实践中,不断总结经验,提高认识,再指导实践,在这样循环往复的过程中,不断呈现螺旋式上升态势。此外,医学模式与医学科学的发展是不完全同步的,医学模式的发展往往滞后于医学的发展,而先进的医学模式又指引和推动着医学科学的发展。

（三）医学模式的主要功能

医学模式是人们观察和解决健康和疾病问题的指导,其具体功能体现为以下四方面。

1. 构造功能 它可通过文字、图像等形式揭示医学内容之间的相互关系,为人们认识医学提供整体形象。

2. 解释功能 它可通过简洁的方式使得健康和疾病概念更简单易懂。

3. 引导功能 它能够引导医学领域研究者关注所研究内容的核心,以防本末倒置。

4. 预测功能 它能够为研究者估计不同结果发生的概率提供依据,并据此提出合理的假设。

二、医学模式的演变过程

医学模式作为人们观察和解决健康和疾病问题的指导,随着医学科学的发展,在不同的阶段,研究者不断地总结人们健康和疾病问题的经验,形成了不同阶段的医学模式。纵观医学发展史,主要存在神灵主义、自然哲学、机械论、生物、生物—心理—社会 5 种医学模式（图 2-1）。

（一）神灵主义医学模式

神灵主义医学模式是人类早期社会的医学模式。远古时代,由于生产力低下,人们认识世界和改造世界的能力十分有限,对健康、疾病和死亡等现象不能充分解释,认为世间的一切是由超自然的神灵主宰,疾病是神灵的惩罚或者是妖魔鬼怪侵入人的身体,对待疾病则依赖巫术驱凶祛邪,而死亡是"归天",是灵魂与躯体分离,被神灵召唤去了,这就是人类早期的健康与疾病观,即神灵主义医学模式。神灵主义医学模式认为,神灵是生与死的主宰,面对疾病和死亡等问题,只

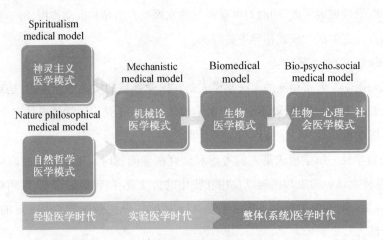

图 2-1　医学模式的历史演变

能通过向神灵祷告、供奉,依赖巫术驱凶祛邪等方式解决。

神灵主义的医学模式具有宗教的、神话的、迷信的诸多特点,不论是在知识形态的层面上,还是在实践形态的层面上,从本质上说都是荒诞的,它既未揭示人体疾病的本质,也未给人们提供医治疾病的科学方法。但是,从另一方面讲,神灵主义医学模式在巫医外衣的掩护下,保存和传播了原始人类的医药经验,并在一定程度上为古代医学的诞生创造了条件。

知识链接:祝由

祝由,即包括中草药在内的,借符咒禁禳来治疗疾病的一种方法。是在《黄帝内经》成书之前,上古真人治病的方法。后世中医有祝由科,借画符等形式改变、影响患者的心理和气场,对某些疾病有良好的效果。后来也有神汉巫婆、附会祝由之名,做迷信的事情。

资料来源:《黄帝内经》

(二) 自然哲学医学模式

自然哲学医学模式是指在古代朴素辩证唯物主义的基础上,运用自然现象的客观存在和发展规律来认识疾病和健康问题的思维方式。

神灵主义代表着对自然力的屈服,并将其神化;医学是征服自然力,将其明朗化的过程。随着社会生产力的发展和科学技术水平的提高,人们对健康和疾病的认识也逐渐发生了改变。人们通过对世界万物的初步观察和了解,产生了朴素辩证的整体医学观念。

在古代,当时医学大多被自然哲学家所掌握,如毕达哥拉斯(约前580—前500)提出水、火、土、气"四元素"学说,认为世间的生命是由这4种元素以不同的方式相互转化而成。恩培多克(约前504—前433)认为,世间万物是由水、火、土、空气等4种元素在冷、热、干、湿等属性上的不同比例配合而成。欧洲"医学之父"希波克拉底借助4种元素学说来解释人们的疾病现象,提出了血液、黏液、黄胆汁、黑胆汁"四体液学说",若体液比例失调则会导致机体产生疾病。

我国古代医学也对自然哲学医学模式的形成和发展做出了贡献。春秋战国时期,我国医学经典《黄帝内经》比较系统地总结和阐述了人与自然、疾病的发生、发展及治疗过程,把生命现象作为一个气化转运的运动过程,把疾病的发生解释为人体的气机失调,而疾病的症状是正气与邪气之间斗争的表现和结果。阴阳五行的病理学说是我国医学的一大支柱。中医用阴阳学说分析脏器功能、发病原因、病势演变等各方面,认为疾病是人体内部阴阳失调的结果。五行学说是我国医学的另一大理论。中医利用"比类取象"的方法,将功能不同的脏腑,按照各自的性质和作用,分别归属于五行之中,运用五行之间的相生相克关系对脏腑之间的联系加以说明,以解释疾病过程的复杂性。

中西医学的起源都包括了辩证法和朴素唯物论的成分,人们要把健康和疾病相关问题与人类生活的自然环境和社会环境联系起来进行观察和思考。自然哲学医学模式开拓了启蒙医学,对人与环境整体观念进行了深刻的阐述,有力地推动了医学科学的发展。

知识链接：中医医学模式

中医用阴阳五行学说体现出对疾病的认识不仅要从正反两方面加以考虑,而且,由于阴阳五行学说的合理运用使医家对于疾病的诊疗可以拥有多元化、多因素的考量,体现了对疾病具体全面、多角度、多方位,有层次感的理解和反映。由此引申出,辩证思维的(对立统一)的独特思维方式为辩证论治的产生提供了立论确凿的依据,体现了一个核心理念"辩证思维产生辩证论治"。

资料来源：李爽姿,王勤明.在中国古代哲学元素影响下的中医医学模式[J].中国中医基础医学杂志,2011,17(11)

(三) 机械论医学模式

机械论医学模式是指以机械唯物主义观点为基础,以机械运动来解释健康与疾病问题的医学观和方法论,它否定唯心主义的健康观和疾病观,把医学引向了实验医学的时代,对医学的发展发挥着重要的作用。

14—16世纪的欧洲文艺复兴运动的兴起,推动了科学技术的进步,带来了资本主义工业革命的高潮,促进了人类思维的发展,也为实验医学的兴起创造了条件。文艺复兴时期的哲学思想实质上已经是唯物主义的哲学思想,人们对生命现象的解释也进入了实验医学和机械运动的领域。

在这一时期,英国自然科学家和哲学家培根认为,新时代的哲学必须是在科学观察和实验基础上的归纳的、实验的和实用的哲学。他把医学的任务分为三方面：保持健康、治疗疾病和延长寿命。法国杰出的哲学家笛卡尔(1596—1650)提出宇宙是一个大机械,人体也是一种精密的机器,这种观点对当时的医学产生了巨大的影响。笛卡尔把动物和人体看作是具备多种生理功能的自动机器,而这些生理功能可以解释为物质微粒的运动和心脏产生的热运动,运用机械原理解释人体的功能。法国医生拉莫特利(1709—1751)在《人是机器》一书中提出人是一架靠体温推动、食物支持而发动的机器,没有食物这架机器将会瘫痪,并且还认为：心脏是水泵,肌肉是杠杆,消化过程如锅炉燃烧,大脑如操纵盘。机械唯物主义哲学观促进了解剖学的发展,涌现出了维萨里等一批优秀的解剖学家,推动了生理学的发展,促使哈维(1578—1657)发现了血液循环。19世纪中叶德国病理学家魏尔啸(1821—1901)倡导细胞病理学,确认了疾病由形态到微细物质的变化,奠定了近代医学的基础。

（四）生物医学模式

生物医学模式是指从生物学角度认识健康和疾病,反映病因、宿主和自然环境三者内在联系的医学观和方法论。

始于 18 世纪下半叶的英国工业革命使资本主义生产完成了从手工业到大机器工业阶段的过渡,生产力的发展,物理、化学、生物学等自然科学的进步,为医学的发展提供了有利的条件和方法,生物医学模式应运而生。能量守恒和转化定律、细胞学说、生物进化论三大发现揭示了自然界固有的辩证法,动摇了形而上学、机械论和自然观。巴斯德用实验证明微生物是所有发酵过程的原因,但是它也能为人类带来疾病、瘟疫和死亡。柯赫发现了结核分枝杆菌,阐明了炭疽芽孢杆菌生活的奥秘,解开了伤口感染之谜,证实了污物、灰尘和疾病是紧密相连的,使得新的公共卫生科学得以产生,将人类引向了一个全新的细菌学时代。当时人们认为:宿主、环境和病因三者之间保持相对的动态平衡则机体处于良好的健康状态之中,若环境改变,致病因子的致病能力增强,人群中的易感者增加或抵抗力下降均可使得三者间的平衡受到破坏,造成机体组织结构的改变和生理、生化功能的异常,从而导致疾病的发生。先灭病原体是彻底治愈传染病的重要条件,这就是生物医学模式单因单果的疾病表现形式。

生物医学模式对医学科学进步,发挥了重大的促进作用。在基础医学方面,形成了医学基础科学,从而阐明和揭示了许多生物因素所造成的人类疾病灾祸,确定了生物病因,以有针对性地开展有效的防治措施。在临床医学方面,化学麻醉剂的发明和应用极大地促进了外科的进步。为了防止感染,产生了蒸汽消毒灭菌,进一步扩大了无菌手术的开展。抗生素的发现与抗菌药物的发明,有效地防止了伤口感染,克服了临床手术的疼痛、感染和失血等难关。

然而,生物医学模式的作用,随着疾病的变化和医学科学的发展,逐渐暴露其片面性与局限性。它违背了人类本身具有整体性和社会性的观点,在人类目前疾病谱和死因谱的改变下,人类健康与疾病相关问题,不仅是由生物因素所致,还有许多重要的心理因素和社会因素的作用。疾病的表现形式,已由单因单果向多因单果和多因多果形式发展,医学模式由生物医学模式开始过渡到社会—生物医学模式,进而发展成为生物—心理—社会医学模式。

第二节　现代医学模式

一、产生背景

（一）疾病谱和死因谱的转变

生物医学模式使得传染病取得防治技术的突破,一些烈性传染病得到控制,全球疾病和死因结构发生了显著改变。最新研究发现,中风、局部缺血性心脏病以及慢性阻塞性肺病是造成中国居民死亡的最主要疾病,2013 年 3 种疾病造成的死亡人数占全部死亡人数的 46%（2014 年 12 月 18 日,《柳叶刀》杂志发布研究报告"1990 年—2013 年'基于 240 种死因的'全球、地区和国家的特定年龄和性别全死因以及特定疾病死亡率:即 2013 年全球疾病负担研究系统分析"。该项研究由华盛顿大学健康指标和评估研究所领导的国际研究人员联盟指导进行）。影响人群健康的主要疾病已由传染病转变为慢性非传染性疾病,恶性肿瘤、心脑血管疾病占据了疾病谱和死因谱的主要位置。

疾病谱和死因谱所表现的从传染病向慢性非传染病转移的现象,表明必须调整人群健康服务的重点,过去的针对传染性疾病的单一防治模式,已经不能适应现代社会的医学任务的变化。慢性非传染性疾病的防治不能仅局限于生物遗传因素,而是要更多地考虑心理、行为、社会和环境等多因素的综合和交互作用。因此,生物—心理—社会医学模式在当前疾病谱和死因谱改变的情况下,是指导卫生保健工作的主要思想和方法。

（二）健康需求的提高

1948 年,WHO 就在其成立宣言中,把人的健康定义为"身体、心理和社会的完好状态"。WHO 对于健康的新定义推动了心身医学的发展。根据 WHO 健康新概念和现代医学模式要求,医学的整合最核心的,是"生物、心理、社会"的整合。

知识链接：世界卫生组织

世界卫生组织(World Health Organization,简称 WHO)是联合国下属的一个专门机构,1948 年成立,总部设置在瑞士日内瓦,是国际上最大的政府间卫生组织,截至 2015 年共有 194 个成员国。

资料来源:世界卫生组织官方网站(http://www.who.int)

由健康的定义来看:健康不仅仅是没有疾病,而是一种生理、心理和社会的完好状态。随着生产力的发展和人们生活水平的提高,人们对健康有了更为全面的理解,对自己的健康有社会责任感。为了达到健康的完美状态,人们对卫生的需求已不满足于疾病的防治,更加意识到心理服务的重要性;不仅希望医疗机构能在机构内提供服务,更希望能提供机构外服务;不仅希望能得到医疗技术服务,更希望得到社会服务、社区服务和家庭服务。随着我国城乡人民生活水平的提高,人们对健康的需求也会不断升高,在追求长寿的同时,将更加追求生命质量的提升。生物—心理—社会医学模式的建立,要求卫生服务系统必须面对日益增长的健康服务需求,提供内容广泛、形式多样的医疗、保健和健康服务。

（三）医学发展的社会化趋势

医学社会化是指医疗活动由个体行为转变为社会分工协作的社会化活动。医学是一种社会化事业,承担着社会保健的功能。长期以来,它局限于个体疾病的预防,主要是个体治疗和预防行为,限制了其他社会系统的参与,限制了卫生服务社会化的进程。随着城市的发展、生产和消费行为的社会化进程加速,预防保健和公共卫生的社会化作用日益凸显。人类在与疾病斗争的过程突破了个人活动的局限性,采取了社会措施,成为社会关注的问题。许多个人范围内无法解决的健康问题,只有采取社会化措施,把卫生保健事业纳入社会大系统中,才能找到解决途径。目前,人们越来越意识到全球人类具有许多共同的健康利益,在这种健康利益作用下,卫生工作全球化、一体化趋势凸显,这也要求突破生物医学模式的局限,形成全人类参与的社会化健康工程和模式。

（四）医学学科的内部融合和外部交叉发展

美国公共卫生学家怀特(White)在《弥合裂痕——流行病学、医学和公共卫生》一书中,深刻论述了临床医学与预防医学久分必合的趋势,促使临床和预防服务人员从不同角度进行活动,促进知识交流,打破惯性思维和保守倾向,彼此渗透,彼此融入。这种不同知识结构的相互交流,促使人们从经验思维进入综合思维,自然推动和促进了对生物、心理和社会因素的综合性思考。

目前医学学科中,学科分化日趋增加,产生了许多新的学科,如行为医学、病理心理学、分子医学等,从不同侧面揭示了人体活动的规律及人体健康与环境的联系。医学科学发展的历史证明,医学是一门实践性较强的学科,只有相关学科的交叉,相关知识的渗透,医生才能不仅掌握诊治疾病和维护健康的知识,同时掌握相关学科的知识和技能,从生理、心理和社会等方面综合考虑,从而解决医学发展中的实际问题。

这些医学学科领域的融合和外部交叉发展,都把自然科学和社会科学的理论和技术引入医学领域,将人们观察疾病和健康问题的视角从生物医学领域引向生物、心理和社会医学领域。

二、形成

课中案例:日本员工"过劳死"现象 30 年持续无好转

据香港《文汇报》2015 年 2 月 5 日报道,现在日本每年仍有数百人因工作压力或工作量太大而猝死或轻生。日本雇员因工作过度劳累影响身心健康的问题,其实早于 20 世纪 80 年代便出现,政府尝试以不同方法应对,但情况并没好转。

据报道,过去 10 年,每年有逾 300 人因心脏病发或中风获得劳工意外保险赔偿,单在前年便有 133 人因相关疾病死亡。工作引致精神问题获赔偿个案亦有上升趋势,前年有多达 436 人,其中 63 人自杀或企图自杀。

日本首项针对"过劳死"的法规去年 11 月生效,订明法庭在判断死亡雇员是否死于过度工作时,考虑因素之一是死者每月加班是否超过 80 小时。东京一名 24 岁餐厅经理于 2010 年 11 月轻生,他自杀前 7 个月平均每月加班逾 190 小时,法院最终判餐厅营运商向家属赔偿 5790 万日元(约合人民币 308 万元)。熊本市法院去年 10 月裁定当地银行一名 40 岁雇员,因超时工作导致抑郁,最终自杀死亡,判银行向死者家属赔偿 1.3 亿日元(约合人民币 694.6 万元)。

试回答:

(1) 日本过劳死现象反映出怎样的社会问题?

(2) 传统医学模式是否适应当今社会的新形势?

资料来源:香港文匯网(http://www.wenweipo.com/)

随着社会的进步,科学和技术的发展,在疾病谱转变的同时,人们的健康需求也改变了,医学社会化趋势日益增加,自然科学与社会科学融合交叉。现代医学模式正是在这种变化中逐渐形成并被人们所认识。

(一) 环境健康医学模式

1974 年,布鲁姆(Blum)提出了环境健康医学模式,见图 2 - 2。他认为环境因素,尤其是社会因素对人们的健康、精神和体质发育有着重要的影响。他提出了遗传、环境、行为生活方式以及医疗卫生服务四个因素组成的环境健康医学模式。环境因素中自然环境和社会环境,是影响健康的最重要因素。

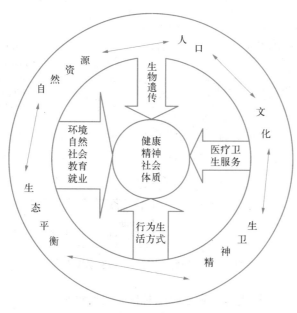

图 2-2 环境健康医学模式

（二）综合健康医学模式

为了进一步说明疾病发生的多种原因，拉隆达（Lalonde）和德威尔（Dever）在布鲁姆环境健康医学模式的基础上，提出了卫生服务和政策分析相结合的综合健康医学模式，系统论述了流行病学和社会医学相结合的综合健康医学模式，如图 2-3。

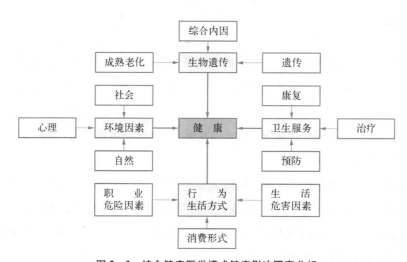

图 2-3 综合健康医学模式健康影响因素分析

（三）生物—心理—社会医学模式

1977 年美国纽约州罗切斯特大学精神病学和内科学教授恩格尔（Engel）提出：生物医学模式应该逐步演变成生物—心理—社会医学模式，又称为恩格尔模式（图 2-4）。

人物档案：乔治·恩格尔

乔治·恩格尔（George L. Engel，1913—1999），美国纽约州罗切斯特大学精神病学和内科学教授。1977 年，恩格尔创立了生物—心理—社会医学模式，并以此闻名。

资料来源：https://en.wikipedia.org/wiki/George_L._Engel

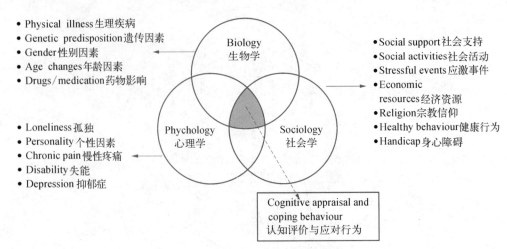

图 2-4　生物—心理—社会医学模式

生物—心理—社会医学模式基于系统原则,把健康或疾病理解为从原子、分子、细胞、组织到人,以及从微观到宏观、生物科学和社会科学相融合。恩格尔指出:为了理解疾病的决定因素,达到合理的治疗和卫生保健的目的,医学模式必须考虑到患者本身及其所生活的环境,即医生及医疗保健的作用在于发挥对付疾病的破坏作用的社会设计功能。这说明人们对健康和疾病的了解不仅包括疾病的生理解释,还包括患者心理因素,患者所处的自然和社会环境因素以及帮助治疗疾病的医疗保健系统。

三、基本内涵

随着人类社会的发展,曾经为人类健康做出过重大贡献的生物医学模式,在心脑血管疾病、肿瘤、精神病等疾病面前显得束手无策。因为这类疾病的发生原因主要不是生物学因素,而是社会因素或(和)心理因素所致。于是,出现了综合生理、心理和社会因素对人类健康与疾病影响的医学观,这就是生物—心理—社会医学模式。根据 WHO 对健康的定义,健康可被理解为生物学、心理学和社会学三维组合。

(一) 现代医学模式恢复了心理、社会因素在医学研究系统中应有的位置

现代医学模式不是以心理和社会因素取代生物因素,也不否定生物因素的重要作用,而是对单纯研究生物因素这一不合理框架的修正,恢复了心理、社会因素在医学研究系统中应有的地位。因此,现代医学模式是对生物医学模式的补充和发展。

(二) 现代医学模式肯定了生物医学的价值

恩格尔指出,任何一种科学的医学模式,都会考虑继承生物医学模式的问题。生物医学模式具有不可否定性。不管哪种医学观,它都有其存在的意义和价值,不能完全取而代之,现代医学模式是以肯定生物因素为前提的。心理活动的生理基础是大脑,躯体活动与心理活动是相互作用的,疾病既损伤生理功能,也能造成不良情绪,不良情绪也会引起躯体的负性反映,甚至导致疾病。现在,生物医学的手段,将继续在新的模式指导下,发挥其应有的作用。随着生物医学技术的进步,生物医学在人类自身健康水平提高方面,仍将起着不可替代的作用。

(三) 现代医学模式确立了社会、心理因素的重要地位

现代医学模式能使人们清醒地认识到心理因素、社会因素对人类健康与疾病的重大影

响,使社会因素决定健康的理论得到认可,心理行为与健康的密切关系得到肯定。新的医学模式消除了生物医学模式的狭隘思想,迎来了医学发展广泛的前景。医学社会化,社会医学化,多学科相互交融并蓄,使得广大医学工作者置身于大卫生的观念与环境之中,促进了医学的全方位发展。

（四）现代医学模式全方位探索了健康的概念

WHO明确指出,健康是一项基本人权,是人类发展的中心。健康是任何个人、组织和社会充分发挥其功能的必要前提。当健康状况良好时,就能够参与各种类型的活动;当健康问题出现时,将会限制人类的生产活动。

现代医学模式的健康观,已不再是"没有疾病就是健康",也不再是"能发挥社会功能就是健康",而是一种生理、心理的健康和社会的幸福完满状态。它指的是三维的、立体的健康观念。生物—心理—社会医学模式与生物医学模式的根本区别不在于是否要发展生物因素,而是要在重视生物因素,发展生物医学的前提下,把健康服务的对象放在特定的社会关系中加以认识和研究其健康水平和生活质量的策略。

四、影响

（一）对医疗观念的影响

现代医学模式要求我们的医学思维模式从传统的生物医学思维模式中解放出来,在传统思维的基础上,拓展思路,多层次、全方位、立体地探求病因及解决方案,极大地对促进广大医务工作者以综合思维的方式处理所面临的疾病和健康问题,改变生物医学模式下的方式,从心理、社会因素影响健康的角度系统全面地治愈疾病。

现代医学的发展趋势是向两极,即向微观深入个体和向群体和社会的宏观方向扩展。向微观深入个体需求,以人为本的人本主义观念,要求治病先治人,从社会人的角度全方位考虑心理、社会因素的影响。在向宏观方向扩展中,必须从机体的完整性以及机体所处的自然环境、社会环境的相互关系上去认识健康和疾病的规律。

（二）对医疗行为的影响

现代医学模式,是医学科学和医疗卫生行业重大的创新与变革,对医务工作者的临床医疗实践影响深远。

1. 对临床工作的影响 现代医学模式要求医生了解疾病的同时,应从患者的社会背景和心理状态出发,对患者的疾病进行全面分析和诊断,从而制定有效的、全面的治疗方案。在生物医学模式下,医学以治疗为主,以治愈为目的,在现代医学模式下,医学应该是有节制的、谨慎的、社会可承受的、经济上可支撑的、公正和公平的医学。因此,医学目的或者生物—心理—社会医学模式的医学优先战略是:① 确立预防疾病和促进健康。② 解除疼痛和疾苦。③ 治疗疾病和对不治之症的照料。④ 预防早死和提倡安详的死亡。

2. 对预防工作的影响 许多疾病预防与控制工作奏效与否,社会因素起着决定性作用。用"大健康"观念指导预防与控制工作,需要全社会多部门参与,同时也进一步明确预防医学事业本身就是社会事业。现代医学模式要求预防医学从生物病因为主导的预防保健扩大到生物、心理、社会的综合预防策略和措施,从而更全面、有效地提高预防与控制效果。预防工作的成效很大程度上取决于社会参与的决定性作用。用社会大卫生观念指导预防工作,需要确立领导支持、部门和社区参与、卫生系统发挥专业技术指导作用。现代医学模式强调预防保健工作要注重生物、物理、化学等自然环境因素的作用,更不能忽视不良心理、行为以及社会因素对人群健康的影响。应运而生的行为医学已经在预防医学领域得到充分发展是一个突出的实例。现代医学模式要求预防医学从生物病因为主导的思维模式扩大到生物、心理、社会道德综合预防策略和措施,以进一步提高预防工作水平。

3. 对卫生服务的影响　现代医学模式对卫生服务的影响可归纳为四个扩大,即从治疗服务扩大到预防保健服务,从生理服务扩大到心理服务,从院内服务扩大到院外服务,从技术服务扩大到社会服务,满足居民对生理、心理、社会等方面的卫生服务需求,已达到促进健康水平提高的目的。现代医学模式下,对医患沟通的认识被提高到了新的高度。医患沟通却是一条通向现代医学模式的新途径和桥梁,它的新意和科学性就在于真正开始触动了心理和社会因素来协助诊疗和保健康复等,它是更优化的医学模式。

(三) 对医学教育的影响

对医学教育的影响建立以人为本,基础医学、临床医学、预防医学融会贯通,人文科学与医学交叉的开放式医学教育体系。开展社会实践第二课堂,让医学生接触人群,认识社会,学会社会诊断和提出社会治疗处方,从而培养出一大批“五星级医生”,即卫生服务的提供者(care provider)、诊疗方案的制订者(decision maker)、健康教育的指导者(health educator)、社区卫生的领导者(community leader)和卫生事务的协调者(service manager)。

要适应医学模式的转变,并且能对新的模式产生决定性和深远影响,首先有赖于医学教育改革的成效。在国外,许多医学院校对课程结构做了较大的变动,教学内容趋向综合性、社会化。他们开设了医学概论、医学哲学、医学史、医学伦理学、社会医学、社会学、医学心理学、医学社会学或行为科学、卫生经济、卫生管理等“人文科学”课程。在国内,有些医学院校也先后开设了医学概论、社会医学、医学心理学、卫生人口学、医学社会学和管理方法、卫生经济、卫生方法、卫生宣教等。改革课程结构的目的不仅是扩大知识面,提高适应能力,更重要的是改变人们的思维方式和医学观。

人类基因组的解译、医学新手术、适宜技术及纳米技术、生物芯片技术对生物大分子、基因为特征的第三次医学革命是至关重要的,随着基因组图谱的完成,临床大系统科学思维意识的形成将会导致医学模式的彻底转变,大医学概念将生物医学、社会医学、环境医学、医学伦理学、医学社会学统一起来,医院从单纯医疗向综合医疗预防、保健康复发展,服务模式也由坐诊看病到社区医疗、家庭服务,医务人员医疗思维意识中增加了更多的人文社会医学知识,患者既是一个有生命的生物体,又是一个社会成员;疾病是一种生物反应,也是社会状态;早期、超早期诊断将成为主要诊断手段,依靠先进的技术和理论从生物医学、心理学、社会学三维向度上解释和治疗疾病。

现代医学模式对医药卫生人才的培养将会产生深远影响。新的医学模式要求医务工作者在健康服务的实践中必须具备人文知识和社会科学知识,才能妥善解决医学社会化和社会医学化过程中带来的各种健康问题。医学教育将为这些新的要求做出新的部署和调整,否则,将会落后于形势。现代医学模式提供了弥合裂痕、改革医学教育的理论依据,为建立以人为本,基础医学、临床医学和预防医学融会贯通,人文科学与医学交叉的开放式医学教育体系提供了依据。

五、现代医学模式下的健康观

健康与疾病是医学理论与实践研究的基本问题。健康观是对健康与疾病的本质认识,它建立在一定医学模式基础之上,并随着医学模式的转变而转变。

(一)消极健康观

人类早期社会,健康的标准只要求不生病。生产力水平低下,物质生活必然是人类的第一需要,人们对健康的要求,更多的是生物体的无病状态来保持生产力的充足,这是人类生存和发展的客观需求。在这种背景下,健康被简单地定义为没有症状与体征,也就是说机体没有处于某种生物学紊乱状态或在当时条件下这种紊乱状态没有被人们(特别是医疗专家)觉察到。这种紊乱状态降低了机体执行正常生理功能的能力。因此,需要通过一定的治疗措施,才能使机体恢复到原来的健康状态。在这种健康观之下,健康就是"没有疾病",疾病就是"失去健康"。

这种健康观点在考量健康时,只从生理角度出发,没有考虑人们的心理、社会需要,是生物医学模式下的健康观,又被称为消极的健康观。这种健康观,把疾病与健康当作两个完全相对的概念,忽略了健康与疾病之间的亚健康、亚临床等中间状态。

知识链接:亚健康状态与亚临床状态

亚健康状态,指人的机体虽然无明显的疾病,但是呈现出活力降低、适应能力出现不同程度减退的一种生理状态,是机体各系统的生理功能和代谢过程低下所导致的、介于健康和疾病中间的一种"第三状态"或"灰色状态"。其认定范围相对广泛,躯体、心理上的不适应感觉以及相当长时间内难以确诊属于何种病症都可以概括其中。如患者感觉疲乏、胸闷,经过各种仪器和化验检查都没有阳性结果,就是比较典型的亚健康。

亚临床状态,也称为无症状疾病,指没有临床症状和体征,但是存在着生理性代偿或病理性反应的临床检测证据。通常是疾病过程中,人体的防御、适应和生理性代偿反应,以及机体出现紊乱的病理表现。如无症状性缺血性心脏病,患者通常没有症状,但是却存在心电图的改变等诊断证据。

资料来源:李鲁.社会医学[M]第3版.北京:人民卫生出版社,2007

(二)积极健康观

1948 年,WHO 成立时在其宪章中提出:健康不仅是没有疾病和衰弱的表现,而是生理上、心理上和社会适应方面的一种完好状态。1989 年,WHO 又一次深化了健康的概念,认为健康包括躯体健康(physiological health)、心理健康(psychological health)、社会适应良好(good social adaptation)和道德健康(ethical health)四方面。

这种新的健康观念既考虑到人的自然属性,又考虑到人的社会属性,从而摆脱了人们对健康的片面认识,从生物医学模式演变为生物—心理—社会医学模式的转变,表明健康是生理、心理和社会三方面功能的有机统一。其中,生物角度上,健康主要是检查器官功能和各项指标是否正常;心理、精神角度上,主要是看有无自我控制能力、能够正确对待外界影响、是否处于内心平衡状态;社会角度上,主要涉及个体的社会适应性、良好的工作与生活习惯、和谐的人际关系和应对各种突发事件的能力。

本章小结

医学模式是指人们在一定的历史时期和科学发展水平的条件下,形成的对健康和疾病总体特征和规律的本质认识。医学模式演变过程:神灵主义医学模式→自然哲学医学模式→机械论医学模式→生物医学模式→生物—心理—社会医学模式。不同医学模式的形成,代表着人们医学观的不断进步。现代医学模式的影响主要表现在对医疗观念、医疗行为、医学教育等方面。

练习题

1. 单项选择题

(1) 影响人类健康的因素分为四大类,下列哪项除外(   )?

A. 生物学因素   B. 环境因素

C. 卫生服务   D. 生态因素

(2) 现在人们所指的医学模式转变是指(   )。

A. 从神灵主义医学模式向生物医学模式

B. 从生物医学模式向生物—心理—社会医学模式

C. 从生物医学模式向社会医学模式

D. 从机械论医学模式向自然哲学医学模式

(3) 生物医学模式的特点是重视(   )对人的健康的影响。

A. 心理因素   B. 生物因素

C. 社会因素   D. 科学技术

(4) 下列选项,哪一个不属于现代医学模式对医学实践工作的影响(   )?

A. 对医疗观念的影响   B. 对医疗行为的影响

C. 对医学教育的影响   D. 对医疗水平的影响

(5) 机械论医学模式的代表作《人是机器》的作者是(   )。

A. 笛卡尔   B. 莫尔干尼

C. 拉美特利   D. 施旺

(6) 生物—心理—社会医学模式是美国纽约州罗切斯特大学教授(   )提出的。

A. 拉隆达   B. 德威尔

C. 布鲁姆   D. 恩格尔

(7) 医学模式由生物医学模式向生物—心理—社会医学模式转变,引起对保护健康、防治疾病的思维方式、工作方式和管理方式等一系列的转变,促进医学科学和卫生事业的发展。新的医学模式对卫生服务的影响,表现为(   )。

A. 从治疗服务扩大到预防服务

B. 从技术服务扩大到社会服务

C. 从院内服务扩大到院外服务

D. 以上都是

(8) 一个国家和地区的疾病谱和死因谱的变化,提示我们(   )。

A. 医学模式发生了转变

B. 人口发生了自然或机械性的构成变化

C. 需要对医务人员进行重新培训

D. 必须进行流行病学研究

2. 名词解释

(1) 医学模式

(2) 神灵主义医学模式

(3) 自然哲学医学模式

(4) 生物医学模式

(5) 生物—心理—社会医学模式

(6) 消极健康观

(7) 积极健康观

3. 简答题

(1) 简述医学模式的概念、特征是什么?

(2) 医学模式发展有哪几个过程?

(3) 现代医学模式对医学实践的影响体现在哪些方面?

思考题

1. 试述医学模式转变有何现实意义?

2. 如何加快我国医学模式的转变,以适应医学现代化的需要?

案例分析

一位45岁的男性,患糖尿病5年,一直在一家大医院的内分泌科门诊进行治疗。由于数种口服降压药同时合用,且已用至最大剂量,血糖控制仍不理想,专科医生建议患者改用胰岛素治疗。患者不仅不愿接受,而且极为不高兴,并出现焦虑和抑郁情绪,血糖控制更加不理想。经人介绍他结识了一位全科医生,该医生在了解了他的糖尿病治疗情况和治疗水平后,也同意专科医生的意见,认为患者应当使用胰岛素治疗。但同时全科医生鼓励患者讲述糖尿病对他的生活、工作和心理方面的影响,以及他对胰岛素治疗的看法。原来这位患者自幼家境贫寒,靠自己的奋斗现已成为一家外企的管理人员,事业颇有成就,患者担心糖尿病会影响他的前途,而医生建议他采用胰岛素治疗,使他觉得自己的病情严重,可能无法胜任目前的工作,因而恐惧和焦虑。

全科医生向患者耐心分析了他的病情以及使用胰岛素的利弊,及其对患者生活和工作可能产生的影响,经过数次交流,患者消除了对自己病情及胰岛素治疗的消极观念,并与医生商讨了胰岛素治疗方案,最后选择了白天服药,晚上皮下注射中效胰岛素的方法,使血糖得到较好的控制,也恢复了患者的自信。

试分析:

(1) 疾病的发生、发展与转归的影响因素有哪些?

(2) 现代医学模式对临床医学的影响在案例中是如何体现的?

NOTE

推荐网站或资料

1. 任岩东.健康 1.2.6 医学新模式[M].北京：科学普及出版社,2011.

2. 国家卫生计生委.http://www.nhfpc.gov.cn/

3. 世界卫生组织.http://www.who.int

第三章 社会因素与健康

学习目标

掌握 社会因素影响健康的规律和特点;掌握健康的社会决定因素理论模型和行动框架;掌握健康与经济因素的双向互动作用。

熟悉 社会环境因素对健康的作用。

了解 不同文化因素对健康的影响作用。

导引案例

WHO 总干事陈冯富珍博士,在健康问题社会决定因素委员会最后报告发布会上指出:"不用再辩论了。卫生保健是健康的一项重大决定因素。生活方式也是健康问题的重大决定因素。但是社会环境因素决定着人们是否能够获得卫生服务并首先影响生活方式的选择。"

试回答:

如何消除社会环境因素造成的卫生不公现象?

第一节 概 论

马克思说:"人在其现实性上是一切社会关系的总和。"人既有自然属性,也有社会属性,但社会属性是人的本质属性。因此影响人群健康的因素,既包括生物因素,也包括社会因素。随着积极健康观的确立和现代医学模式的转变,社会因素影响健康的理念越来越得到人们的认可。2005 年,WHO 在李钟郁博士的建议下,成立了健康社会决定因素委员会(Commission on Social Determinants of Health,CSDH),致力于影响国民健康的社会因素方面工作,倡导建立"追求每个人的健康和福祉的世界"。2008 年,健康社会决定因素委员会发布了报告《用一代人时间弥合差距》。该报告提出健康不公平深受政治、社会和经济因素影响,呼吁从健康的社会影响因素方面进行全球动员,并且确立了健康的社会决定因素的概念框架和行动领域。

知识链接:《用一代人时间弥合差距》节选

社会公正是生死攸关的问题。它左右着人们的生活方式、罹患疾病的可能性以及过早死亡的风险……一些国家新生女婴的预期寿命达 80 多岁,而在有些国家尚不到 45 岁。即使在同一国,不同的社会地位也在很大程度上导致人们的健康状况很不一样。在一国之内和国与国之间,绝不应存在这么大的悬殊。

用一代人的时间弥合健康差距是否可行的问题,有两个截然不同的明确答复。如果我们因循守旧,照常行事,就毫无可能。而如果我们锐意变革,立志创建更美好和更公正的世界,使人们的生活机会及其健康不再受出生地、肤色、父母缺乏机会等偶然因素的影响,就大有希望实现这项目标。

资料来源:世界卫生组织官方网站(http://www.who.int)

一、社会因素的概念与构成

社会因素是指社会的各种构成要素的总和,包括环境、人口和文明程度等三类基本要素。每一方面都涵盖着社会生活的各个层面,其中社会经济因素、社会发展、社会制度和社会文化,对健康的影响尤为显著。具体如图 3 - 1 所示。

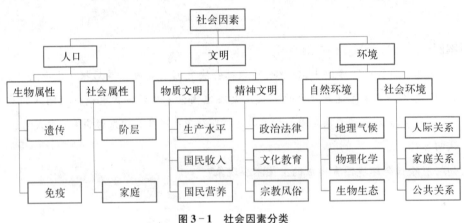

图 3 - 1   社会因素分类

二、社会因素影响健康的规律和特点

社会因素本身的广泛性和复杂性,决定了它对健康影响具有因果联系的多元性。不同于生物因素与健康之间因果关系的直接明确,社会因素与健康的因果联系更具有复杂的特点。

1. 非特异性   疾病作为一种社会现象,是由多种因素促成的。生物因素致病一般具有明确的靶器官和靶系统,生物因素对健康的影响具有特异性。但是社会因素对健康的影响,远不如生物因素的影响那样具有特异性,更多的是多因多果的非线性联系。社会因素的多元性,加之遗传及后天发展的差异,每个人对同类型、同强度刺激的耐受性不同,从而使社会因素的致病作用及健康效应具有了非特异性。

2. 交互性   社会因素和健康之间的联系是以交互作用的方式产生实际效应的,二者是彼此关联、互为因果、相互促进的双向作用关系。比如:经济发展促进社会健康水平的提高,而社会健康水平提高进一步拉动经济继续向好发展,二者形成了良性互动关系;经济落后则导致社会健康水平下滑,而健康水平的下滑进一步加剧了经济发展的迟缓,二者形成了恶性互动关系。

3. 持久性和积累性   社会因素广泛存在于人们的现实生活中,对人类健康产生的作用是持久性的。社会因素作为健康和疾病的刺激源,一般是以一定的时间顺序作用于人体,发生作用是通过缓慢积累逐步造成反应的累加、功能损害的累加、健康效应的累加作用。

4. 双向性   社会因素对人群健康发挥着双重作用:既可能起积极的促进作用,也可能起消极的阻碍作用;而人群健康水平的高低也在对社会经济、文化发展起着双重作用:人群健康水平提高推动社会文明程度的发展,而人群健康水平低下则导致社会文明程度的滑坡。

三、社会因素影响健康的机制

社会因素对健康的影响,是通过感知觉系统为门户,以神经—内分泌—免疫系统为中介,以大脑作为调节器,影响人的心理进而引起躯体功能的变化。如图 3 - 2 所示。

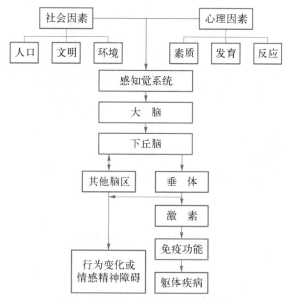

图 3 - 2　社会—心理因素致病模式

1. 社会因素作用的门户(感知觉系统)　感知觉系统是人体接受外来刺激的器官,所有外部刺激都要经过感知觉系统的接收,才能作用于人体。社会因素作用于人体,也必须通过感知觉器官这个门户。

2. 社会因素作用的中介——(神经—内分泌—免疫系统)　社会因素的刺激引起大脑反应,支配自主神经释放神经递质,从而引起神经系统的兴奋和抑制作用,引起心跳加快、血管收缩、血压升高、呼吸急促等一系列机体的保护性反应。如果这种应激状态持续则会导致机体能量的损耗,引起自主神经紊乱,进而引起器质性病变;社会因素的刺激也可以引起垂体—肾上腺系统分泌的激素量显著升高,糖原异生、肝糖原增多、糖原分解增加,导致血糖增加、血糖升高,引起出血和溃疡等多种病变;长期的社会应激可导致免疫系统的抑制,引起胸腺和淋巴组织退化或萎缩,抗体反应抑制,巨噬细胞活动能力下降,增加了机体疾病的发生概率。

3. 社会因素作用的调节器——(大脑)　一方面是社会因素刺激通过大脑,引起了神经系统、内分泌系统、免疫系统反应,从而影响健康;另一方面神经系统、内分泌系统和免疫系统等三大系统,也向大脑反馈信息,促使大脑产生调节功能,保护机体免受伤害。在上述双重作用的支配下,大脑起了调节器的作用。只有在社会因素的刺激持久、强烈的情况下,机体才会出现各种疾病问题。

四、健康社会决定因素的理论模型和行动框架

(一) 健康社会决定因素经典理论模型

社会因素影响健康的理论模型有很多,但被认为经典的是 1991 年达尔格伦和怀特海德建立

的健康社会影响因素的分层模型。该模型由内而外分为五层,依次代表着影响个体健康的主要因素。第一层代表不同年龄、性别和遗传因素的个体;第二层代表个体不同生活方式和行为方式,可能对健康产生不同影响;第三层代表社会和社区的影响,社会支持既可能对个体健康带来积极影响,也可能给个体健康带来消极影响;第四层代表社会结构性因素,如工作环境、生活环境等;第五层代表宏观社会经济、文化和环境对个体的影响。如图 3-3 所示。

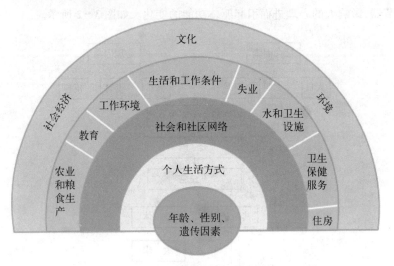

图 3-3   健康社会决定因素模型

(二) 健康社会决定因素的行动框架

2008 年,WHO 健康社会决定因素委员会在《用一代人的时间弥合差距》报告中提出了健康社会决定因素的行动框架。该报告对各种健康社会决定因素进行了整合,并讨论了如何利用健康的社会决定因素理论来解决全球健康问题。健康社会决定因素行动框架将影响健康的社会决定因素分为两种:日常生活环境和社会结构性因素。两种健康的社会决定因素彼此交互作用,而每一种社会因素内部的各个因素之间也在相互作用。这个行动框架分析社会决定因素影响健康和健康公平的路径是:社会结构性因素决定着人们的日常生活环境,而国家和政府采取的社会资源分配制度,也在影响着社会结构性因素和日常生活环境。如图 3-4 所示。

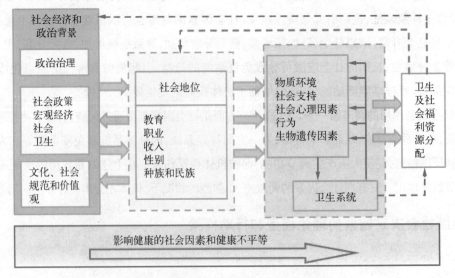

图 3-4   健康社会决定因素的行动框架

根据健康社会决定因素的行动框架,WHO建议各个国家主要从以下三方面着手采取行动。

第一,改善人们的日常生活环境,尤其是改善妇女和女童的生活环境,重视儿童出生环境,关注儿童和幼儿期的成长和教育,改善生活和工作环境,关注老年人的生活健康。

第二,关注人们日常生活环境的社会结构性因素,着力解决权力、财富和社会资源分配不公平的问题。

第三,注重测量和收集证据,评估行动效果,不断充实健康社会决定因素领域的知识基础,并通过宣传教育,提高公众对健康社会决定因素的认识。

第二节　社会经济与健康

社会经济发展与人群健康是一对辩证关系。经济发展为人群健康提供物质基础,提高人类战胜疾病的能力,为人群健康提供有力保证;人群健康水平提高既是经济发展的主要目的,也是经济发展的必要条件,人群健康进一步促进物质财富和精神财富的创造,推动社会经济继续向前发展。如图3-5所示。

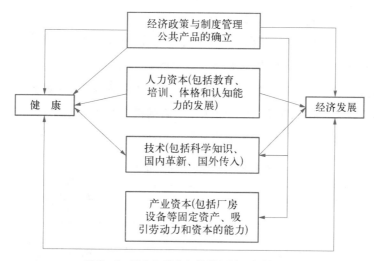

图3-5　健康与社会经济发展的双向性关系

一、衡量经济发展对健康影响的指标

衡量经济发展对健康影响的主要指标分为两类:反映经济发展水平的指标和居民健康状况指标。前者包括国内生产总值、人均国内生产总值、人均卫生费用等;后者包括出生率、孕产妇死亡率、婴儿死亡率和平均期望寿命等。

国内生产总值(GDP),是指一个国家所有常驻单位在一定时期内(通常为一年),生产的所有最终产品和劳务的市场价值总和。GDP是国民经济核算的核心指标,也是衡量一个国家或地区总体经济状况的重要指标。人均国内生产总值即人均GDP,是一个国家一定时期内(通常是一年),实现的国内生产总值与这个国家的常住人口(或户籍人口)的比值。人均GDP排除了人口因素的影响,是衡量经济发展状况的指标,也是衡量各国人民生活水平的一个重要标准。人均卫生费用是指一个国家或地区在一定时期内(通常指一年),全社会用于卫生保健支出的货币总和与这个国家常住人口的比值。人均卫生费用指标可以较为直观地反映不同国家和地区间卫生费用的差异,是衡量经济因素和健康关系的一个重要指标。

出生率是指一定时期内(一般是指一年),人类每1000人口的全年活产婴儿数。死亡率是指在一定时期(通常为一年)内,死亡个体数与同期平均人群数量的比值,一般按每千人平均计算。死亡率是指婴儿出生后不满周岁死亡人数同出生人数的比率,一般以年度为计算单位,以千分比表示。婴儿死亡率是反映一个国家和民族的居民健康水平和社会经济发展水平的重要指标,特别是妇幼保健工作水平的重要指标。平均期望寿命是指假若当前的分年龄死亡率保持不变,同一时期出生的人预期能继续生存的平均年数。平均期望寿命是我们最常用的预期寿命指标,它表明了新出生人口平均预期可存活的年数,是度量人口健康状况的一个重要的指标。

二、经济发展与健康的双向作用

经济发展和人群健康有着密切的联系。早在1984年WHO就指出,"过去10年中被认识的一个真理是:社会发展本身推动了卫生工作,卫生也同样推动着社会经济的发展,二者齐头并进"。社会经济发展是人群健康水平提高的根本物质保证,而人群健康既是社会经济发展的目的,也是促进社会经济进一步发展的条件,二者相互促进。

（一）经济发展对健康的积极效应

一般认为,经济发展水平一定程度上决定了社会人群的健康水平。经济越发展,居民收入水平提高,推动生活条件和卫生设施改善,必然导致孕产妇死亡率和婴儿死亡率降低、平均期望寿命得到延长,健康水平得以提高。经济水平越低下,人们的收入受限,生活条件和卫生条件难以改善,导致人群营养状况不良,接受科学知识和受教育的机会不足,形成了特定的不良社会环境,导致人群器官功能状态及社会行为等方面容易失去平衡,进而引起疾病的发生(表3-1)。

表3-1　2015年世界几个国家的期望寿命和人均GDP情况表

国　　家	期望寿命（岁）	期望寿命世界排名	人均GDP（美元）	人均GDP世界排名
日　本	83.4	1	32486	24
意大利	81.9	5	29876	25
中　国	73.5	83	8280	71
莱索托	48.2	185	1052	156
塞拉利昂	47.8	187	659	169

根据《WORLD HEALTH STATISTICS 2016》和《世界经济年鉴2016》整理

1. 经济发展直接提高居民生活水平　经济发展可以为人民提供充足的食物营养、良好的生活、劳动条件,从而有利于居民健康水平的提高。1949年我国人均寿命约为35岁,2015年我国期望寿命达到76.34岁［根据国务院《〈国家人权行动计划(2012—2015年)〉实施评估报告》］。《"健康中国2030"规划纲要》指出:到2030年,"人民身体素质明显增强,2030年人均预期寿命达到79.0岁,人均健康预期寿命显著提高"。

2. 经济发展有利于增加卫生投资　经济的不断发展可以为医疗卫生事业提供足够的资金,从而促进医疗卫生事业发展,卫生事业发展会影响居民健康状况,各国研究资料表明,卫生经费占国民生产总值的比例和人均卫生经费,都与居民健康息息相关。

3. 经济发展会提高教育水平 教育水平提高会使人们获取卫生保健知识能力增强,使人们更加倾向于接受健康生活方式。受教育时间越长、接受教育程度越高,人民的思维方式和行为方式更趋理性,从而远离不利于身体健康的不良生活方式(吸烟、酗酒、吸毒等),转而采取锻炼身体、合理饮食等健康的生活方式。经济发展通过对教育的影响,间接影响人群健康。如表3-2所示。

表3-2 我国人均卫生费用和人均GDP情况表

年 份	2008	2009	2010	2011	2012	2013	2014	2015
期望寿命(岁)	74.5	74.9	75.0	75.2	75.4	75.6	75.8	76.34
人均卫生费用(元)	1094.5	1314.3	1490.1	1806.9	2076.7	2327.4	2581.7	2820.8

资料来源:WHO网站 http://www.who.int;中华人民共和国统计局网站 http://www.stats.gov.cn/

(二)经济发展对健康的消极效应

随着社会经济发展,人群健康水平总体得以提高,这是经济发展对健康影响的积极效应。但是经济发展在解决以往健康问题的同时,也会带来一些新的健康问题,对健康可能带来以下负面影响。

1. 环境污染和生态破坏 在经济发展的过程中,由于片面强调经济效益而忽视社会效益,对资源不合理开采利用,造成环境污染,生态环境遭到了严重破坏,产生的健康问题及潜在危害将广泛长期存在。比如近几年工业化导致废气排放过量,京津冀地区频发的雾霾天气,诱发该地区人群心血管疾病和肺部疾病多发。滥垦滥伐造成森林消失、植被破坏、水土流失。工业废水、废气、废渣的污染造成水系、大气、食物污染。这一系列环境污染和生态破坏,对人类健康产生重大威胁,并为子孙后代的健康留下了隐患。

2. 生活方式的改变 随着社会经济的发展,人们的主要健康问题已不再是来自营养不良、劳动条件恶劣和卫生设施落后。经济发展伴随而来的吸烟、酗酒、吸毒、乱性、不良的饮食和睡眠习惯、缺少运动、过度以车代步等不良行为和生活方式,已经成为影响健康的重要因素。

3. 现代社会病多发 生活条件的改善,带来了富裕和文明病等新的健康问题。营养过剩带来了高血压、糖尿病、冠心病、肥胖症、恶性肿瘤等富裕病的发病率急剧增加。大量电子电器产品的广泛使用,产生了诸如空调综合征、电脑综合征、电子游戏机癫痫症、网络成瘾等文明病的增加。美国新近一项研究结果显示,因营养过剩引起的肥胖问题已经成为美国严重的公共卫生问题,每年让美国经济损失86.5亿美元。美国管理咨询公司麦肯锡发布的报告显示:肥胖每年在全世界造成的经济损失早已超过2万亿美元,相当于全球国内生产总值产出的2.8%。与战争所造成的损失相似,比酗酒和气候变化等造成的经济损失更大。

4. 心理健康问题凸显 生产力水平的提高及知识经济时代的到来,导致社会竞争更加激烈,工作和生活节奏不断加快,持续的生活及工作压力,给身心健康带来了不良影响,心理健康问题逐渐成为日益严重的社会问题。

5. 社会负面事件增多 经济的发展使机动车保有量增加,不仅造成了交通拥堵,而且也使交通事故猛增。同时经济发展不平衡引起社会贫富差距大,家庭关系紧张、暴力犯罪事件激增、青少年妊娠的发生率增加。

6. 社会流动人口增加 经济发展必然伴随流动人口的增加,大量农村人口流入城市,在推动城市化进程的同时,也带来了许多健康问题。如城市卫生设施不足,难以开展计划免疫工作,妇女、儿童保健工作难度增加。

（三）健康水平提高促进经济发展

社会的发展归根到底是生产力的发展，生产力是社会发展的最终决定力量，因此社会经济的发展实质上是社会生产力的提高。生产力包括劳动对象、劳动资料和劳动者三大基本要素。其中具有一定体力智力劳动技能的劳动者，是生产力中各种要素中最重要、最活跃的主导要素。健康投资可以维持和改善人力资源的数量和质量，提高人力资本的边际贡献率，进而对经济发展做出重要贡献。

1. 增加劳动者的数量　人群健康水平提高，使得人口平均寿命延长，人群从事劳动年限增加，从而创造更多的社会财富，促进社会经济的发展。新中国成立以来，我国人群的平均期望寿命从 35 岁增加到 2015 年的 76.34 岁。以 60 岁退休计算，平均每个劳动力可以延长工作 25 年。同时，人群健康水平提高可以减少因疾病所损失的工作日，为社会创造更多的社会财富。有统计显示，津巴布韦和赞比亚等国，15~49 岁人群近 1/4 感染艾滋病，造成劳动力短缺，致使这些国家深陷贫困。前苏联学者研究表明，国民收入的 20% 是靠降低发病率、死亡率和缺勤率获得的。我国学者研究测算：1950 年到 1980 年间，由于延长寿命、增加劳动时间，创造的经济价值每年约为 773 亿美元，相当于我国 20 世纪 80 年代初国民生产总值的 24% 左右。

2. 提高劳动者的素质　良好的健康状况，使劳动者在体力、脑力、认知能力和实践能力上都能保持较好状态。劳动者素质的提高，使他们在单位时间内的劳动生产率提高，创造更多的产品和价值，促进社会经济发展。人群健康水平的提高，在直接提高劳动者的劳动生产率同时，也间接使国家的竞争力具有相对优势，更容易吸引外国的直接投资。比如 20 世纪 40~50 年代亚热带地区疟疾发病率的下降，刺激了包括希腊、意大利、葡萄牙和西班牙在内的南欧国家旅游业发展，更吸引了大量外国直接投资的进入，对经济发展起了强有力的助推作用。

3. 减少疾病损失　疾病、失能、过早死亡等，不仅给患者家庭和社会带来直接经济损失，也会消耗因防治疾病而投入的社会卫生资源。据世界银行的报告称，肆虐西非的埃博拉疫情，仅 2014 年一年就给受灾最严重的利比里亚、塞拉利昂和几内亚三国带来经济损失达 3.59 亿美元。保持人群良好的健康水平、减少疾病的发生，既可以减少因病致贫、因病返贫的现象发生，又可以有效遏制医疗费用大幅上升的趋势，对经济发展起积极作用。

三、社会阶层与健康

社会阶层是指一个人在社会中相对于他人的地位或社会经济地位，社会阶层可以反映人们所处的社会环境。划分社会阶层的依据主要是职业、收入、财富及声望、权力等标准，其中重要标准是社会经济地位。陆学艺教授主编的《当代中国社会阶层研究报告》，将改革开放以来的社会分化表述为阶级、阶层的分化，认为当前中国社会已经分化为"十大社会阶层"，即国家与社会管理者阶层、经理人员阶层、私营企业主阶层、专业技术人员阶层、办事人员阶层、个体工商户阶层、商业服务业员工阶层、产业工人阶层、农业劳动者阶层、城乡无业失业半失业者阶层。长期从事脑力劳动的知识分子，由于缺乏体育锻炼，高血压、糖尿病等慢性非传染性疾病成为主要的健康问题，而经济水平比较低的农村地区人群中，罹患传染病和营养性疾病的比例较高。

一般认为，社会上层及中产阶层比工人阶层和其他较低阶层具有更好的自我保健的意识和能力。低收入者人群中吸烟及酗酒者较多，高收入人群则更可能戒烟并参加体育锻炼。但是随着社会经济发达程度越高,人们参与健康生活方式的程度也越高,不同阶层之间的健康行为、健康生活方式的差异也有逐步缩小的趋势。合理膳食、不吸烟、坚持锻炼等健康行为方式,可以在各个社会阶层广泛实现。当前在某一阶层成为主流的一种健康行为的选择,可能很快成为社会各个阶层的共同选择。

第三节　社会环境与健康

伴随着医学模式由生物医学模式向生物—心理—社会医学模式的转变,社会环境对健康的影响作用越来越引起人们的关注。社会环境因素,既包括与生产力密切相关的经济状况、社会保障、人口因素、教育、科学技术等,也包括与生产关系密切相关的社会制度、法律体系、社会关系和卫生保健等。本节重点介绍社会环境因素中的人口因素、社会制度、社会关系、工作生活环境和社会发展对健康的影响。

一、人口与健康

人类社会是由人构成的,人口是社会的基本要素。人口是指在一定范围内进行生产和再生产的人群的总和,既包括人口的数量,也包括人口的质量、人口的结构、人口密度、人口的分布及人口变化规律等。WHO 指出:"健康、人口与发展是相互不可分割的。社会发展的成功,取决于资源的平衡。迅速的人口增长正威胁着这种平衡,因为它使人口和资源的差距加大。人口的规模、年龄结构、性别结构、区域分布,既取决于生育率、死亡率、人口流动情况,又对健康及保健工作有重要影响。"

当今世界,发达国家和发展中国家面对的人口问题是截然不同的:发达国家面临的是人口负增长带来的老龄化和少子化危机;发展中国家则面临着人口增长过快带来的人口膨胀问题。我国是世界上最大的发展中国家,也是世界第一人口大国。2015 年大陆人口已达 137462 万人,约占世界总人口的 20%。我国既面临着发展中国家普遍面临的人口基数过大的问题,也面临着发达国家面临的人口老龄化问题。我国人口现状,对卫生事业提出了前所未有的挑战。

(一)人口数量与健康

人口既是生产者,也是消费者。人口与社会资源保持动态平衡,才能保证社会的可持续发展。我国自 1949 年新中国成立以来,人口数量不断增长。但伴随着计划生育政策的实施,我国人口数量得到了控制,人口增长速度开始放缓,人群健康状况显著提高。如表 3 - 3 所示。

表 3 - 3　我国人口与健康的主要指标

年　份	总人口数 (亿)	城镇人口比例 (%)	人口自然增长率 (‰)	平均预期寿命 (岁)	婴儿死亡率 (‰)
1981	10.0	20.2	14.6	67.9	34.7
2000	12.7	36.2	7.6	71.4	32.2
2009	13.3	46.6	5.1	74.0	13.8
2014	13.7	54.8	5.2	75.0	8.9
2015	13.7	56.1	4.96	76.34	8.1

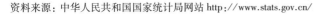
资料来源:中华人民共和国国家统计局网站 http://www.stats.gov.cn/

人口增长过慢或劳动者供给减少,会影响社会生产正常进行,进而制约生产发展的后劲。人口数量过多或增长过快,加重社会经济负担,影响人群生活质量。截至 2015 年 1 月,世界人口已达 72.81 亿,预计 2050 年世界人口将达 90 亿,这表明现在世界性的人口问题,是人口数量过大以及人口增长过快的问题。人口数量会从以下几方面影响健康。

1. 影响人群生活质量   人口数量过大会加重社会负担,导致人口数量和经济发展之间的比例失衡,直接引起人均收入的下降、人均粮食拥有量下降,影响人均生活质量,使居民营养不良,导致社会卫生状况恶化。人口数量过多也会导致劳动力人口超出了经济发展的需要,从而造成失业。当社会失业率超出社会可承受限度时,就会演变成社会性问题。长期失业使居民工作生活平衡被打破,对失业者身心健康造成严重影响。

2. 加重教育及卫生事业的负担   如果人口基数大且增长过快,社会财富将主要用于维持人群基本温饱的需要。我们通常用恩格尔系数来衡量一个国家的富裕程度。恩格尔系数是指食品支出总额占个人消费支出总额的比重。一个国家越落后,每个国民的平均支出中用于购买食物的支出所占比例就越大,随着国家的富裕程度提高,恩格尔系数呈下降趋势。人口基数过大,导致居民只能将有限的收入用之于基本的食物需求满足,对教育、医疗保健和其他发展性投入相对减少,势必影响到民众的生活质量及身体健康。

知识链接:恩格尔系数(Engel's Coefficient)

恩格尔系数是指食品支出总额占个人消费支出总额的比重。是由德国统计学家恩格尔提出。恩格尔根据统计资料研究得出人们消费结构变化的一个规律:当一个家庭收入越少,家庭用来购买食物的支出所占的比例就越大;当家庭收入增加,食物的支出比例则会下降。对于一个国家而言亦是如此,国家越是贫穷,人民用于购买食物的支出占总支出的比重就越大;国家越是富裕,人民用于购买食物的支出占总支出的比重越小。恩格尔系数揭示了收入增加对消费需求支出构成的影响。当一个国家的恩格尔系数大于60%为贫穷;50%~60%为温饱;40%~50%为小康;30%~40%属于相对富裕;20%~30%为富足;20%以下为极其富裕。

---

3. 加重环境污染和资源破坏   地球的资源和空间是有限的,能够承载的人类数量也是有限度的。从地球资源和空间的角度来看,地球人口不能超过 80 亿。在有限的地球空间里,人类数量的增大,对自然界的干预形成空前的全球规模,人类的活动导致自然环境发生巨大的变化。这些变化常常是以污染环境和资源破坏为代价,而环境污染和资源破坏最终又反作用于人类,不仅影响人体健康,还影响未来人类社会的可持续发展。

(二)人口结构与健康

人口结构是指人的性别、年龄、婚姻、职业、文化等结构,其中与健康最密切的是年龄及性别结构。

1. 人口年龄结构与健康   当今世界尤其是发达国家面临的一个重大人口问题,就是人口老龄化问题。一个国家或地区 60 岁以上人口数达到总人口数的 10% 或 65 岁以上老年人达到人口总数的 7% 称为人口老龄化。它是反映人口年龄结构的一个指标。根据联合国数据,从现在到 2050 年,全球老龄人口将从 6 亿增加到近 20 亿,60 岁以上的人口将超过 15 岁以下的青少年人数。2010 年我国 60 岁及以上人口占社会总人口的比重已超过 13%。截至 2016 年底,我国 60 岁及以上老年人口 23086 万人,占总人口 16.7%。其中 65 岁及以上人口 15003 万人,占总人口 10.8%。预计到 2020 年,全国 60 岁以上老年人将增加到 2.55 亿人左右,占总人口比重提升到 17.8% 左右,进入加速和重度老龄化发展阶段。到 2050 年,我国老年人口总量超过 4 亿。老年人口患病率高、致残率高、卫生资源消耗量大,导致社会经济负担加大,影响社会整体健康水平。

全球人口年龄结构的另一个主要变化趋势是少年儿童(15 岁以下)占人口比重越来越低。根据我国人口普查数据,1982 年少年儿童占人口比例为 33.6%,1990 年为 27.6%,2000 年为 16.6%,2015 年为 16.52%,呈下降趋势。少年儿童比例降低,会使未来社会出现劳动力短缺,直接影响未来经济社会发展和人群健康水平。

2. 人口性别结构与健康　人口的性别结构是指男女性人口分别在总人口中所占的百分比。性别比例平衡,既是人口自然繁衍的前提,也是社会安定的基础因素之一;性别比例失调,不但会影响人口自然繁衍,也容易滋生社会问题。一般人口性别比例应该保持在 103～107 之间比较合理。根据我国第六次全国人口普查主要数据显示:中国大陆男性人口占 51.27%,女性人口占 48.73%,总人口性别比例是 105,属于合理范围内。

（三）人口流动与健康

人口流动,是指人口在地理空间位置上的变动和阶层职业上的变动。人口流动是社会经常发生和普遍存在的一种社会现象。在开放社会里,人口流动频率更高。据《中国流动人口发展报告 2016》显示,2015 年末全国流动人口总数已达 2.47 亿,占人口比重的 18%,相当于每 6 个人中有 1 个是流动人口。一方面,人口流动有利于实现人力资源在各地区的有效配置,促进经济繁荣和社会发展,对健康带来有利影响;另一方面,人口流动也会带来一些特殊的问题,如住房问题、医疗问题、保健问题,对医疗卫生工作提出了新的更高要求。流动人口增加,也对传染病的控制、计划免疫实施、计划生育工作等带来挑战。

二、社会制度与健康

社会制度是指在一定历史条件下形成的、稳定的社会关系和社会活动的规范体系,是社会经济、政治、法律和文化制度的总和。社会制度的含义有三层:一是社会形态,如社会主义制度或资本主义制度;二是指各种具体的社会制度,如政治制度、经济制度、法律制度等;三是指各种具体的社会组织规章制度,如工作制度、财务制度等。社会制度尤其是卫生制度不仅通过影响卫生政策的制定和实施来影响人们的健康,而且社会经济制度中的分配制度还直接影响着居民健康水平,社会规范制度还直接影响着人们是否采取健康行为方式。社会制度影响健康的途径主要包括以下几方面。

（一）社会制度决定卫生政策

社会制度尤其是社会政治制度,对卫生政策及人群健康影响最广泛、最深远。社会政治制度的核心问题是国家政权问题,国家政权掌握在哪个阶级手里,决定了这个国家制定的卫生制度和卫生政策是到底为哪个集团服务的。人民当家做主的国家,制定的卫生制度和卫生政策服务于广大人民群众,促进人民健康水平的提高。新中国成立以来,制定的一系列卫生方针政策都是服务于大众的,使我国人均寿命大幅度提高,并大大降低了孕产妇死亡率和新生儿死亡率。而改革开放以来,我们不断完善国家基本公共卫生制度、强化医疗服务制度、创新医疗保障制度、健全药品供应保障制度、建立环境与健康监测、调查和风险评估制度、健全食品药品安全保障制度,有效地提高了我国居民的健康水平。

知识链接:新型农村合作医疗制度

简称"新农合",是指由政府组织、引导、支持,农民自愿参加,个人、集体和政府多方筹资,以大病统筹为主的农民医疗互助共济制度。采取个人缴费、集体扶持和政府资助的方式筹集资金。新农合制度开始于 2002 年 10 月,中国明确提出各级政府要积极引导农民,建立以大病统筹为主的新型农村合作医疗制度;2003 年起新农合制度开始在全国部分县(市)试点;到 2010 年,新农合制度已经逐步实现基本覆盖全国农村居民。

资料来源:中华人民共和国卫生与计划生育委员会网 http://www.nhfpc.gov.cn/

(二)社会分配制度影响健康

不同社会制度影响居民健康,1991 年社会主义国家苏联解体后,俄罗斯的社会制度变为资本主义制度。短短几年间,俄罗斯的平均期望寿命比苏联时期下降了 4 岁。而目前世界范围内贫富差距拉大,卫生资源分配不合理是普遍存在的问题。少数富裕国家占据了世界大部分资源,而第三世界国家中还有 10 多亿人口处于贫困线以下。国际粮食政策研究所发布的报告指出,尽管全球饥饿人口有所减少,且各国肥胖现象普遍,但仍有近三分之一的人口处于营养不良状态。该研究所发布的《全球营养报告》指出,全球 5 岁以下的发育迟缓儿童超过 1.6 亿,这些儿童因饮食太差而致身高不足。

知识链接:《全球营养报告 2016》节选

在现今国际社会所面临的诸多挑战中,营养不良问题显得尤为严峻:全球有三分之一的人口营养不良。营养不良有很多不同的表现形式:儿童生长与发育不良;个体消瘦或易受感染;过度肥胖或高血糖、高血压、高血脂或高胆固醇;缺乏重要的维生素或矿物质。就目前来看,营养不良和不健康饮食是造成全球疾病负担的最大因素:各国都面临着营养不良造成的严峻公共卫生挑战。在非洲和亚洲,每年营养不良造成的经济损失相当于 11% 的国内生产总值,而在预防营养不良方面每投入 1 美元便可带来 16 美元的投资回报。虽然世界各国已就营养目标达成共识,而且近年来也取得了一些进展,但是全球尚未走上实现这些目标的正轨。这份对世界营养状况的第三次全面评估为扭转这一趋势,并在 2030 年前消除一切形式的营养不良指明了方向。

资料来源:《全球营养报告 2016~2030 之约:用行动去影响,消除营养不良》

在一个国家或地区内部,也存在着资源分配不公导致的健康问题。社会地位和经济地位较高的少数人,支配着社会财富的绝大部分,拥有选择健康的主导权;社会地位、经济地位低的多数人,连基本的医疗卫生服务都难以得到满足,健康状况堪忧。也正是基于卫生资源的分配不均,WHO 才提出了"人人享有卫生保健"的全球战略。

(三)社会制度影响人的行为

社会制度作为一种社会规范体系,对人们的行为具有广泛的导向和调节作用。社会制度通过规定人们的行为方式,提倡或禁止某种行为,来支持和促进社会的协调发展,增进社会人群的健康水平。禁止吸毒、控制烟草、明确食品生产加工销售的规范、禁止交通违法行为等,对维护人群健康能产生积极效用。

三、社会关系与健康

人是社会性的动物,社会性是人的本质属性。人在与人、与社会的交往中就会形成社会关系。社会关系,是指人们在生产和生活过程中形成的人与人之间的关系。社会关系包括家庭关系、工作关系、朋友关系、邻里关系等,这些基本社会关系共同构成社会网络。人在社会关系网络中的相互关系是否协调,能否相互支持,不仅是影响健康的因素,而且也是健康的基本内容。

（一）社会支持与健康

社会支持是一个人从社会网络所获得的情感、物质和生活上的帮助。影响社会支持的因素主要有人际关系、社会网络和社会凝聚力。人际交往是人类生存和发展不可缺少的社会环境。融洽的人际关系,不仅可使人心情舒畅、精神振奋、身体健康,而且也使人得以获得情感上的支持,是获得其他社会支持的基础。反之,如果人际关系紧张,会引起心理状态发生改变、情绪紧张,进而影响中枢神经系统、内分泌系统和免疫系统的正常生理反应,长此以往会引起健康受损和疾病的发生。社会网络结构的健全或合理性,是人们获取社会支持的基本条件。社会凝聚力是人们的思想道德观念、社会责任感及对社会的信心的综合反映,社会凝聚力是社会支持发生与否的重要决定因素。

社会支持可根据性质分为两类:客观的社会支持和主观的社会支持。前者主要是指现实的、可见的社会支持,主要包括直接的物质援助、团体关系的存在和参与等;后者主要是个体能够体验到的情感支持,主要指个体在群体中受尊重、被支持、被理解的情感体验和满意程度,这主要与个体的主观感受密切相关。社会支持是一个人的基本社会需要,一定的社会支持能够减轻个体的负面情绪,降低压力事件对个体身心健康的危害。

（二）家庭关系与健康

家庭是社会的基本功能单位,是以婚姻和血缘关系为纽带组成的社会基本单位。家庭是一个社会成员关系中重要的社会关系,家庭结构完整与否、家庭功能是否完好、家庭关系是否和谐、家庭成员的健康状况、家庭经济地位如何,直接决定着家庭成员的身心健康。家庭结构、功能和关系处于良好状态,有利于增进家庭成员的健康;家庭结构、功能和关系处于失衡状态,则会危害家庭成员的健康。

1. 家庭结构与健康　不论是由一对夫妇和与未婚子女组成核心家庭,还是由两个或多个核心家庭组成的扩大家庭,家庭结构完整与否都会对家庭成员身心健康造成影响。家庭结构的建立,通常是以婚姻和血缘关系的确立为标志。结构稳定的家庭,会使家庭成员安全感增加,能够获得来自家庭的社会支持,增强了个体抗风险能力和抵御不良事件影响的能力,有效促进家庭成员的健康。而丧偶、离婚、家庭成员死亡等,都是常见的家庭结构的严重破坏,对健康消极影响最大。如离婚与分居,常严重影响当事人及子女的身心健康。离婚与分居者机体的免疫功能下降。离婚家庭中的子女,大多都会体验到丧失感、被遗弃感、不安全感和悲哀等消极情绪。在破裂家庭人群中,出现睡眠障碍、摄食障碍、排泄障碍、哮喘、消化道症状等是相当多见的。家庭破裂造成的严重精神创伤,也可导致未成年子女出现行为问题或精神疾病。

2. 家庭功能与健康　家庭作为社会的细胞,既能满足人们的生理需要,还能满足人们的社会需要。家庭功能主要包括以下 4 种。

第一,养育子女的功能。繁衍是人类发展的前提,人类自身繁衍是以家庭为单位进行的。家庭具有养育子女功能,不仅包括生养,还包括教育。不同家庭教养方式的不同,对儿童心理人格和行为方式的形成,起着不可替代的重要作用。

第二,生产和消费的功能。家庭的生产功能是历史性的,而家庭的消费功能却是永存的。随着社会发展,家庭生产功能正在日趋减少,而家庭消费功能正在发生改变。家庭从满足生理需要的吃穿住用为主,到变为更高层次的精神生活享受为主,家庭消费直接影响着家庭成员之间的健康。

第三,家庭的赡养功能。当年老的家庭成员丧失劳动能力后,年轻的家庭成员要担负起对他们赡养的义务。不但要满足老人的物质需要,更要满足老人的精神需要。但随着社会发展,家庭规模逐渐缩小,家庭虽然负担老人的物质生活,但生活照顾与精神安慰常感不足,家庭赡养功能逐渐变得不完全。

第四,家庭的休息娱乐功能。家庭环境是提供休息娱乐的特殊环境,对体力的恢复和精神的调节都有重要作用,这是其他任何场所不能替代的。和谐的家庭氛围,有助于家庭成员放松身心,有利于个体健康水平提高。

如果家庭功能出现失调,不但会直接影响家庭成员的物质生活,也会影响家庭成员的精神生活。家庭的养育和赡养功能缺失,会导致家庭成员无法获得物质和精神的照护;家庭的消费和教育功能出现失衡,会导致营养性疾病、心血管疾病、传染性疾病和精神疾病,甚至有可能导致青少年犯罪;家庭的休息和娱乐功能失调,会使家庭成员不能得到理解、关心和照顾,这本身就成为威胁健康的一个压力源,长期积累容易导致心理负担加重,严重时引发疾病的发生。

3. 家庭关系与健康　家庭关系协调,家庭气氛和谐,会使家庭成员彼此关心,从家庭里获得相互帮助和支持,应对外界不良刺激的能力得到增强,使得个体生理、心理调节控制处于稳定状态,促进身体健康;家庭关系不良,致使家庭成员之间的关系不融洽,个体不能从家庭中得到相互帮助和支持。家庭不但无法化解外界不良刺激,反而成为烦恼和压力的来源,对家庭每个成员的健康产生不利影响。比如:家庭暴力不但会给家庭成员留下难以平复的身体创伤和心理创伤,还会使精神活动因过度紧张而表现异常,严重者可能出现精神疾病。

四、生活工作环境与健康

每个人都生活在一定的生活环境和工作环境中,生活工作环境是与每个人息息相关的社会环境因素。生活工作环境在一定时期内具有相对稳定性,能够影响特定人群的生活观念,形成他们特定生活方式和行为方式,进而对健康产生影响。

(一)营养与健康

1. 营养的评价指标　人群的营养状况,直接决定了他们的身体健康程度。居民营养状况包括两方面:热量和食物营养结构。热量是衡量摄入食物是否能够维持基本生命功能,而食物营养结构则是衡量摄入的各种营养素的比例是否合理。热量摄入不足,容易导致体力下降、工作效率降低、脂肪储备不足、身体适应能力和抗病能力降低;但如果热量摄入过多,则会导致肥胖、高血压、心脏病的发生。

食物营养结构是衡量居民营养的另一个重要方面。居民摄入的营养素是否合理,对于防治疾病、促进健康具有重要影响。蛋白质、脂肪和碳水化合物是居民的三大营养素,他们之间的适度比例应为 15：20：65。蛋白质既包括动物蛋白质,也包括植物蛋白质,二者各占 50% 为宜。营养素均衡有利于预防常见的慢性病,如心血管疾病等。目前发达国家居民膳食中动物蛋白质及脂肪的含量偏高,而发展中国家居民膳食中蛋白质及脂肪比例偏低,这都属于食品营养结构不合理,均不利于提高居民的身体素质。

此外,膳食中各种微量元素的含量是否足够及比例是否合理,也与一些地方病及营养缺乏症密切相关。由于地理原因及饮食不当,造成某些人群膳食中某些微量元素缺乏的现象。比如在山区和远离海洋的地区,由于碘元素缺乏,容易引发甲状腺肥大,俗称"大脖子病"。由微量元素缺乏引起的疾病及健康问题,需要通过改善食物营养结构等综合性的社会卫生措施来矫正。

2. 营养不良与健康　营养不良包括营养不足和营养过剩两种情况。营养素的摄入不足、吸收不良、过度损耗会造成营养不足;暴饮暴食或过度摄入特定的营养素,则会导致营养过剩。在当今经济全球化飞速发展的背景下,发展中国家广泛存在营养不足,而发达国家则是营养过剩,不堪其扰。营养不足和营养过剩并存,成为全球营养失衡的双重负担。

营养不足会对人体生命活动产生不良后果,对人体健康造成不利影响。例如,造成智商减低、体脂下降、儿童夭折、孕产妇死亡,增加医疗支出,还可以导致儿童的学习能力下降、成年劳动力下降。

营养过剩尤其是热量过剩,则是和"三高一低"(高热量、高脂肪、高糖、低纤维素)的膳食结构有着直接关系。当体内营养过剩,摄入的热量超过了人体活动消耗量,必然导致超重乃至肥胖。近年来,超重和肥胖在世界发达国家和一些发展中国家,均呈现上升趋势。英国《柳叶刀》杂志 2014 发表的《疾病的全球负担研究》显示:全球有三分之一的人超重或肥胖,这已经成为一个全球性问题。大量研究表明肥胖与冠心病、高血压、脑卒中、某些癌症、非胰岛素依赖型糖尿病、血脂异常、骨关节炎和痛风以及包括睡眠呼吸暂停综合征在内的肺部疾患有关,还造成劳动生产率的降低和卫生服务费用的增加。

（二）食品安全与健康

食品安全是指食物的种植、养殖、加工、包装、储藏、运输、销售、消费等活动,符合国家强制标准和要求,不存在可能损害人体健康、导致消费者死亡的有毒有害物质或危及消费者及后代的隐患。

近年来食品安全问题频发,威胁着人类的健康和生命安全。2008 年发生了震惊全国的"三鹿"事件,多地婴幼儿因食用石家庄三鹿集团生产的配方奶粉而罹患肾结石。三鹿婴幼儿配方奶粉中,被发现添加了化工原料三聚氰胺。随后伊利、蒙牛、光明、圣元及雅士利在内的多个厂家的奶粉都检出三聚氰胺。2010 年时任总理的温家宝在答记者问时说:"我们普查了受到奶粉影响的儿童达到 3000 万,国家花了 20 亿。""三鹿"事件不但造成国家的巨大经济损失,而且导致中国奶制品企业一蹶不振,更重要的是对人民健康造成了重大损失。研究显示:长期摄入三聚氰胺,会造成生殖、泌尿系统的损害,膀胱、肾部结石,并可进一步诱发膀胱癌。

民以食为天,食以安为先。食品安全事件危害人民群众身心健康,侵犯社会公共利益,已成为全球关注的世界公共卫生问题。2000 年 WHO 大会上,食品安全被确认为公共卫生的优先领域。2001 年,WHO 在日内瓦召开食品安全战略规划会议,起草了《全球食品安全战略草案》,战略的目标是减轻食源性疾病对健康和社会造成的负担。

1995 年我国颁布实施了《中华人民共和国食品卫生法》;2009 年 6 月 1 日《中华人民共和国食品安全法》颁布实施;2015 年新修订了《食品安全法》,已于 2015 年 10 月 1 日通过施行。新颁布的食品安全法,被称作"史上最严"食品安全法,通过建立最严格的食品安全监管制度,以法治方式维护食品安全,为人民健康守好食品安全筑起了更为严密、更加可靠的法律制度屏障。

知识链接:史上最严食品安全法

民以食为天,食以安为先。食品安全问题一直是公众最关心的话题之一。近年来食品安全问题时有发生,每一起食品安全事件都牵动着广大群众的神经。2015 年 4 月 24 日,第十二届全国人大常委会第十四次会议表决通过了新修订的《中华人民共和国食品安全法》,自 2015 年 10 月 1 日起正式施行。新的食品安全法实行预防为主、风险管理、全程控制、社会共治的基本原则,要建立科学、严格的监管制度,从八方面确保从制度设计上对食品安全进行最强监管。

资料来源:全国人民代表大会网 http://www.npc.gov.cn/

(三)职业压力与健康

职业压力多是指在职业过程中对工作者造成生理、心理、社会的健康状况改变及损害的多重因素。职业压力源一般来自三方面:环境、组织和个人。其中环境因素包括政治、经济、社会、技术的不确定性;组织因素包括岗位任务要求、角色要求、人际关系要求、组织结构、组织领导作风、组织生命周期等;个人因素包括个人特征、家庭问题、经济问题等。

适度的职业压力,既有助于员工提升工作绩效,又帮助员工从职业中获得成就感,有助于健康。但当职业压力强度过大、承受压力时间过长时,员工的心理、生理行为与社会关系会产生一系列异常反应:心理上,紧张、焦虑、敏感、多疑、倦怠等;生理上,头痛、失眠、暴饮暴食或厌食、消化不良、疲劳乏力、心血管病变乃至猝死等;行为上,滥用药物、过度兴奋、酗酒或过度抽烟,甚至出现强迫性行为等;工作上,工作绩效降低、工作不满敌对、缺勤离职等;人际关系上,过度紧张、情感衰竭等。

有统计显示,在我国的社会转型期,巨大的职业压力导致每年"过劳死"的人数达 60 万人,平均每天约有 1600 人。中国已超越日本,成为"过劳死"第一大国。2016 年 6 月 29 日,天涯社区副主编金波因长期加班熬夜,在北京地铁站台上突发脑溢血不幸去世,享年 34 岁。这是因为工作时间过长、劳动强度加重、心理压力大,引发身体潜在的疾病急性恶化,救治不及时危及生命。引起"过劳死"的 5 种疾病依次为:冠状动脉疾病、主动脉瘤、心瓣膜病、心肌病和脑出血。

为消除、减轻和缓解职业压力对健康的伤害,必须采取恰当的职业压力应对方式。职业压力应对方式分为积极应对和消极应对两个因子。积极应对方式,包括解决问题、寻求支持、进行积极合理化的解释;消极应对方式,包括忍耐、逃避、发泄情绪、幻想否认等。研究表明:不同的压力应对方式,会对健康产生截然不同的影响。积极的应对方式会提高个体心理适应能力,有利于身心健康;消极的应对方式会加重身心疲惫,不利于身心健康。

五、社会发展与健康

近年来科技革命的突飞猛进,带来社会经济政治科技各方面的高速发展。社会发展为人类的疾病预防、诊断、治疗、康复等提供了前所未有的优越条件。但随着社会发展和城市化进程的加快，人类健康也面临着全新的挑战。人类如何在社会发展和人类健康之间找到一个新的平衡点，成为一个亟待思考的问题。

（一）科技进步与健康

一方面，科技的发展和医疗技术的进步，提高了人类对疾病的认识和诊疗技术的发展。应用对疾病的最新认识和推广最新的医疗技术设备、药品、材料，直接提高了临床诊疗效果，让患者直接受益。

诊疗技术提高促进健康。高科技医疗仪器设备层出不穷，为诊疗疾病提供了有力手段。如各种放射、造影、磁共振为诊断提供了清晰可靠的影像资料，提高对疑难疾病的诊疗水平；正在兴起的和发展的生命科学技术，如基因工程、生殖工程、纳米技术在医学中的应用，有助于对疾病的早预防、早发现、早诊断、早治疗，对于提高患者生命质量，起到不可估量的作用。

计算机网络技术的发展，为智能化医疗服务提供了技术支持。技术发展已为医疗智能设备、智能可穿戴设备、疑难疾病诊疗提供了可能。网上预约分诊、远程医疗、检查检验结果共享互认、全国联网和异地就医结算，不但推进我国的医疗体制改革，更以人为本地满足了人民群众的健康需求。医疗大数据为打造健康中国、全面建成小康社会和实现中华民族伟大复兴的中国梦提供有力支撑。

另一方面，科学技术是一柄双刃剑，它在促进人类健康发展的同时，也有可能因使用不当给健康带来负面影响。

第一，高科技物化医患关系。传统意义上的医患关系更多的是人与人的交流，而现在更多地表现为人和机器之间的交流。这不但降低了医疗工作的人文情怀，还一定程度上加大了医患双方对技术和机器的依赖性，容易造成医患关系的紧张。

第二，高科技提高了就医成本。高技术的应用提高了收费标准，也提升了患者及家属对疾病治愈的期望值。但是医学和医生并不是万能的，尽管科技进步使治疗方法有了很大进步，但大多数慢性疾病依旧不能根治。

第三，高科技有可能带来过度医疗。过度诊疗是指由于医生给予患者的医疗超过患者疾病的诊断和治疗的需要，给患者造成额外痛苦与经济上浪费的医疗行为。过度诊疗是全球性的医疗公共安全问题。据我国卫生和计划生育委员会统计显示：一个人一生健康投入中的80%，用在生命的最后一个月。对于某些不可治愈疾病的患者，利用先进技术设备进行生命支持，在延长患者生命的同时，也增加了患者和家属的痛苦，加重了家人和社会的经济负担，并且有违生老病死的自然规律。

（二）城市化与健康

城市化又称城镇化，是指人口向城镇聚集、城镇规模扩大以及由此引起一系列经济社会变化的过程，其实质是经济结构、社会结构和空间结构的变迁，表现为城市人口在社会总人口中的比例逐渐上升。据WHO报告：目前世界人口一半居住在城市，到2030年，每10人中将有6人居住在城市。截至2015年，我国的城镇化率已达56.1%。城市化既能带来居民健康水平的提高，也有可能给居民健康埋下隐患。

一方面，城市化进程，为居民提供众多就业机会和较好的生活工作环境，为良好的卫生保健服务提供了可能。

首先，城市化改善人民生活。随着城市化进程的加深，社会经济得到了极大的发展，有助于人们生活水平的提高和生活环境的改善。良好的生活环境和一定的经济收入是健康必需的物质基础。比如，伴随着中国改革开放步伐的加快、城市化进程不断加深，和经济收入低下密切相关的肺结核、寄生虫病在逐渐消失和减少。

其次，城市化提高社会卫生服务水平。仅 2011 年我国的医疗机构数目就比上一年增加了17462 个，卫生经费增加了 4288.39 亿元。我国的医疗水平和医保制度，也在城市化进程中得到了较好的发展与完善；国家卫生城镇创建、城乡环境卫生整治等措施，降低了传染病危害，为人民的健康提供了强有力的保障。

再次，城市化影响人们采取健康的生活方式。随着社会经济的发展，人们越来越关注膳食营养的均衡。经济地位提高，使人们有闲暇来关注自己的健康，从而改变那些危害健康的生活方式。

最后，城市化促进健康教育。随着城市化进程加快，人们接受教育的机会也越来越多。受教育的程度越高，越有利于人们获取更多的健康知识，采取更加健康的生活方式，消除或减少影响健康的危险因素。

另一方面，城市化也可能给健康带来不确定因素。

第一，城市化带来环境污染。随着城市化步伐的加快，工业化、现代化的进程也不断加快。由于缺乏对资源的科学规划与合理利用，生态环境遭到了严重的损害，如水土流失、二氧化碳排放过多、工业"三废"等，都严重地破坏了人们的生存环境。城市空气污染，每年造成全世界大约120 万人死亡，主要死因是心血管疾病和呼吸系统疾病。

第二，城市化带来"富裕病"和"文明病"。城市化使得人们的膳食结构发生改变，摄入食物中高盐、高脂肪、高蛋白质、高热量食物显著增加。与此同时，城市化也改变了人们的生活方式，生活节奏加快使人们体育锻炼的时间不断减少。膳食结构和生活方式的双重变化，直接导致了诸如高血压、糖尿病、肥胖症等"富裕病"的增加。而城市生活设施的改善、家用电器的普及，也直接导致现代"文明病"多发，如空调综合征、电子游戏成瘾、手机综合征、网络成瘾等。

第三，城市化与心理健康。随着城市化进程的不断加深，城市人群的心理健康问题日益引起关注。社会经济的快速发展，一方面给人们的物质生活带来了极大的便利，另一方面也带给人们较大的生活和工作压力。这直接导致了各种负面的情绪，如紧张、焦虑、抑郁、睡眠障碍等。随着经济的发展、社会竞争的加剧、城市中精神障碍性疾病增加，影响城市居民的整体健康水平。

第四，城市化与老龄化。据统计，我国早在 2010 年已经步入老龄化社会，许多城市也早在此前进入了人口老龄化行列。我国城市化程度最高的上海，截至 2015 年底，全市 60 岁以上老年人已占 30.2%，老年人口已约占到全市人口总数的三分之一。老龄化必然带来慢性疾病多发，给居民健康和社会经济带来负担。

第五，城市化与流动人口。城市化带来社会流动人口增加，大量农村人口进入城市，一定程度上促进了当地经济的发展。但囿于发展所限，流动人口往往在住房、医疗等方面难以得到配套服务，从而给疾病预防、免疫接种加大难度。

第六，城市化与交通意外。城市化带来机动车的使用增加，道路交通拥堵、交通事故、车祸死亡率大大增加。在全球范围内，道路交通伤害是第九大死因。我国交通意外导致的寿命减损甚至超过了心脏病、高血压和恶性肿瘤。

正是因为城市化对人群健康的复杂多重作用，WHO 确定 2010 年世界卫生日的主题是——

城市化与健康,吸引全世界关注城市化和健康主题,促进各国政府、国际组织、企业、民间社会共同努力,将卫生工作置于城市政治的核心。

课中案例:《雄安新区是解决"大城市病"关键一招》节选

　　规划建设河北雄安新区,是尊重城市建设规律、解决"大城市病"问题的关键一招,是创新区域发展路径、打造新的经济增长极的点睛之笔。从国际经验看,解决"大城市病"问题,许多国家都采用"跳出去"建新城的方法。从我国经验看,改革开放以来,我们通过建设深圳经济特区和浦东新区,有力地推动了珠三角、长三角地区发展。设立雄安新区,既贯彻了协同发展、创新发展的时代思考,也吸收借鉴了国内外有益经验,为拓展区域发展新空间铺就一条新路。

　　雄安新区不同于一般意义上的新区,其定位首先是疏解北京非首都功能集中承载地。作为推进京津冀协同发展的两项战略举措,规划建设北京城市副中心和河北雄安新区,将形成北京新的两翼,拓展京津冀区域发展新空间。雄安新区在起步之初,就要加强同北京、天津、石家庄、保定等城市的融合发展,特别是要同北京中心城区、城市副中心在功能上有所分工,实现错位发展。统筹生产、生活、生态三大布局,努力打造贯彻落实新发展理念的创新示范区,雄安新区将充分发挥京津冀各自比较优势,形成京津冀目标同向、措施一体、优势互补、互利共赢的协同发展新格局。

　　资料来源:人民日报 2017 年 4 月 1 日文章

　　请思考:

　　(1) 请列举北京出现的城市病有哪些表现?

　　(2) 这些城市病给人民群众的健康造成了哪些影响?

　　(3) 如何在雄安新区的建设过程中规避城市病给人民群众健康造成的消极影响?

第四节　社会文化与健康

　　每个人不仅生活在一定的物质环境中,而且也生活在一定的文化环境中。人们的思想行为,不可避免地受到社会文化影响。文化影响人们对健康的认知,文化营造健康环境,文化决定人们健康行为的选择。因此 WHO 指出:"一旦人们的生活水平达到或超过基本需求,有条件决定生活资料的使用方式,文化因素对健康的作用就越来越重要了。"

一、文化概述

(一) 文化的含义与特征

1. 文化概念与分类　广义的文化是指物质文化和精神文化的总和,狭义的文化特指精神文化,也就是指人类创造的精神财富的总和,包括思想意识、宗教信仰、文学艺术、科学技术、风俗习惯、教育、法律、道德规范等,可分为智能文化、规范文化和思想文化 3 种类型。

2. 文化的基本特征　文化作为一种特殊的社会现象,具有以下基本特征。

（1）历史继承性 文化是历史长河中千千万万人不断积累的成果,是整个人类智慧和发展的结晶。不同历史时期的文化,能够通过不同的文化载体代代相传,使后代人得以继承并发扬光大,推动历史继续向前发展。

（2）社会性 长期的共同生活使一个国家或地区的人们在风俗习惯、思维方式、宗教信仰等方面逐步趋同,逐渐形成了自己独特的文化。不同社会的文化具有很大的差异性,体现着他们不同的价值导向、行为规范。

（3）共有性 文化是一系列的知识信仰、价值观、行为规范的总和,它是使个人行为能够为集体所接受的共同标准。一定的社会内部,文化具有一致性,是这个社会群体共有的准则。

（4）渗透性 文化对社会发展的作用,主要是通过潜移默化的影响来实现。不同文化可以彼此向对方渗透,达到取长补短、互相学习的效果。

（二）文化对健康的影响

1. 文化影响健康的模式 不同文化类型,对健康影响的途径和模式也就不尽相同。智能文化通过影响人的生活环境和生活条件作用于人的健康;规范文化通过支配人的行为来影响健康;思想文化主要通过影响人们的心理过程、精神生活,影响人类健康。如图3-6所示。

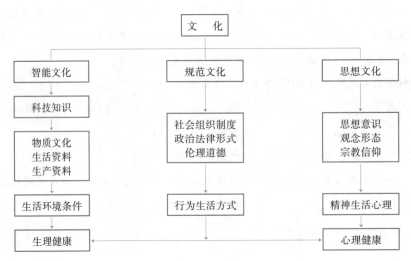

图3-6 不同文化类别对人群健康的作用模式

2. 文化影响健康的特点 主要体现为以下五方面。

（1）无形性 文化所包含的价值观念、理想信念、行为准则、思维方式、生活习惯等,是以群体心理定式及氛围存在的,对人们的行为产生潜移默化的影响。这种影响和作用无法定量统计,却无时无刻不在发挥作用。文化对健康的促进体现在引导人们形成健康的行为生活方式,在日常生活习惯中改善健康状况,提高生活质量。

（2）本源性 任何健康问题都可以追根溯源找到其文化根源,文化因素中的价值取向和健康取向,在影响着人们的价值观和行为生活方式过程中,对健康产生巨大的本源性影响。

（3）软约束性 人们利用文化约定俗成的价值观念、行为规范统一人们的行为,用一种强大的无形的群体意识教化人们。人们在认同这种价值观之后,会自然而然将其变为自己的价值准则和行为规范。人们对健康的软约束表现在:文化不是通过硬性的、强制性的条文和规定实现对健康的影响,而是促使人们形成思维定式,自发地通过行动加以实现的过程。

（4）稳定性 文化的稳定性又叫文化惯性,也称为文化惰性、文化保守性。文化积淀越深、稳定性越强。文化对人体健康观念的影响,在一代又一代的认同基础上逐渐沉淀,并通过这种深层次的感知认同一代一代向下传递,一旦产生影响,就相对稳定下来,轻易不会改变。

(5)民族性　文化具有地区和民族差异。当个体从一个环境到了另一个环境时,由于沟通障碍、日常活动改变、风俗习惯及态度、信仰的差异引起的文化休克,会引起生理心理方面的变化。

二、教育对健康的影响

教育作为一种规范性文化,是人们社会化的过程和手段。教育具有两种职能,一方面是按社会需要传授知识的功能,这属于智能规范;另一方面是传播社会准则的功能,这属于行为规范。教育水平高低,影响着人们健康生活的意识和能力。譬如:健康保健意识、自我保健能力、生活习惯、求医行为等,都与教育水平有着密切联系。在印度家庭主妇中,文盲者患有营养不良的高达94%,而中学文化程度者患有营养不良的只有9%。在全球范围内,不同区域人群的受教育水平和健康水平存在显著差异,并且受教育水平和健康水平之间呈正相关关系。总的来说,受教育程度偏低的人群将会面临严重的健康不利,即平均预期寿命的缩短或者生活在疾病的困扰之中。到2011年,美国没有完成高中教育学业的成年人中,糖尿病的患病率已达到15%;具有大学学历的毕业生中,成年人糖尿病的患病率只有7%。教育主要通过以下几方面影响人群健康。

1. 教育通过就业和收入影响健康　个体受教育程度越高,就业机会和获得较高收入的可能性增加。研究表明:在知识经济时代,受教育程度和收入成正比是社会发展的趋势。收入的增加,必定会影响个体利用社会资源的能力,从而可以获得更好和更高的健康信息和健康服务,争取更高水平的健康。

2. 教育通过生活方式选择影响健康　教育通过传播知识,对人的物质消费进行文化导向,引导人们进行有利于健康的合理消费。在收入一定的条件下,文化程度不同的人对生活资料的支配方式不同,从而产生不同的健康效果。从病因的时间分布看,人类病因的绝大多数暴露在闲暇时间。如何利用闲暇时间,受到个体教育水平的制约。如果把闲暇时间用在提高自身文体素质和进行精神生活的充实,则有利于提高个体健康水平;如果把闲暇时间用来吃喝玩乐、酗酒、赌博、吸毒,则不利于提高个体健康水平。

3. 教育通过健康意识提高影响健康水平　提供医疗卫生设施,仅是为健康提供了物质基础。人群健康还需要通过健康教育树立健康意识才能实现。文化知识水平较高的人,容易接受和正确掌握卫生保健知识,能够了解疾病的危害和预防方法,并合理利用卫生服务。伴随着受教育程度提高,人们更加注重自身的生活环境,注重生活质量,保持良好的家庭环境和心理环境,积极地维护自己的健康。

三、风俗习惯与健康

风俗习惯是指特定社会文化区域内,历代人们共同遵守的行为方式。主要包括民族风俗、节日习俗、传统礼仪等。风俗习惯对社会成员有非常强烈的行为规范作用,贯穿于人们的衣食住行、娱乐、体育卫生等各个环节,它对人们健康具有非常广泛而深远的影响。

1. 有益的风俗习惯促进人群健康水平提高　在我国人们习惯饮用开水的饮食习惯,避免了由于饮用水条件较差可能带来的危害。西方人的分餐制,有利于避免传染病尤其是幽门螺杆菌在人群中的传播。中国人春节前要大扫除,保证了家居环境卫生,有利于全家人的健康。

2. 有害的风俗习惯增加了人群的健康风险 我国人们习惯在节庆时全家围坐豪吃海喝,增加了"节日病"和幽门螺杆菌传播的机会。缅甸巴洞女子以颈长为美,于是从小在颈部戴上铜环,有时会使脖颈长达一英尺,造成颈部肌肉萎缩、声带变形、颈骨和胸骨下压,导致呼吸功能受限。非洲某些地区习惯给女婴实施割礼(割除阴蒂、阴蒂包皮及阴唇),割礼后容易继发破伤风、尿闭症、阴道溃烂,成年生育时还会引发分娩并发症,致使新生儿死亡风险增加。

风俗习惯是人们自发的习惯性行为模式,不但涉及人群日常生活的方方面面,而且影响持久,不易改变。既然风俗习惯对健康具有双重影响,就需要通过说服教育的方式,让人们分清风俗习惯的良莠,自觉保留优秀传统风俗习惯,自觉移风易俗,改变不良风俗习惯,促进健康水平提高。

四、宗教信仰与健康

宗教是支配人们日常生活的自然力量和社会力量,在人们头脑中虚幻的、歪曲的反映,是以神的崇拜和神的旨意为核心的信仰行为准则的总和。当今世界并行流传的三大宗教是基督教、伊斯兰教和佛教。除三大世界性宗教外,各国还有自己的民族宗教,如日本的神道教、印度的印度教、以色列的犹太教等。我国目前是 5 种宗教并行流传,即佛教、道教、伊斯兰教、基督教和天主教。宗教信仰强烈地影响人的心理过程及行为,并对健康产生积极或消极影响。

知识链接:世界三大宗教

世界三大宗教是指基督教、伊斯兰教和佛教。基督教是以信仰耶稣基督为救世主的宗教,产生于公元 1 世纪的西亚地区,现在已经传播到世界各地。基督教倡导博爱和人人平等,其经典是《圣经》,天主教、东正教、新教等统称为基督教。目前基督教在全世界有超过 22 亿信徒,是信奉人数最广的宗教。伊斯兰教是以宣传顺从和信仰宇宙间唯一的最高主宰安拉及其意志为教义的宗教。产生于公元前 7 世纪的阿拉伯半岛,穆罕默德是伊斯兰教的创建者,被奉为"先知"、真主安拉的使者,其经典是《古兰经》。现在伊斯兰教已经发展出多个教派,其中影响最大的有逊尼派和什叶派。目前全球信奉伊斯兰教的人数约为 15 亿。佛教是在公元前 6 世纪在古代印度兴起的宗教,相传其创始人是释迦牟尼。佛教宣扬因果报应,主张众生平等,目前全球的佛教徒有约 4.9 亿人。

资料来源:《中国民族报》2015 年 5 月 26 日文章《全球信教群众有多少》

(一) 宗教信仰与医学进步

医学从诞生起就与宗教有着密切的联系,原始宗教为早期医学发展奠定了基础,各国传统医学的起源几乎都与宗教有关。成书于战国时代的史籍《世本·作篇》上说:"巫彭作医";在古埃及、古巴比伦,医生属于僧侣阶层;而《圣经》里曾描述,耶稣传道之初就对门徒申明:传道、治病是基督教两大使命。中国现代医学的启蒙,也是传教士在中国传教过程中创办的教会诊所和医院。比如北京协和医院,就是由英国伦敦会传教士开办的协和医学堂发展而来。

宗教除了对医学产生过积极的影响,也曾在一定时期内一度成为医学发展的绊脚石。如在黑暗的中世纪基督教统一欧洲,几乎排斥了所有经验性的医疗活动。触摸和喝圣水取代了吃药成为治疗手段，禁止解剖人体阻碍了人们对人体的正确认识。医学处于宗教的统治之下，医学的发展受到了巨大的钳制。"解剖学之父"维萨里，因遭到宗教裁判所迫害而客死异乡。最早提出肺循环的塞尔维特，被宗教徒活活烧死，致使血液循环理论的发现被大大推迟。

（二）宗教的精神力量

宗教产生是因为人们对现实的困惑，宗教信仰常常使人对自己难以解决的难题归于天命，从而达到心理平衡。而这种心理平衡，有利于人的健康。宗教出于对不朽的追求消解了对死亡的恐惧，教徒更容易形成超脱的死亡观。宗教的死亡观对临终关怀是一种有力的心理支持。信仰宗教的人士认同"死亡是一个新生命的起点"的观点，能够"以迎接生命诞生的心情去迎接死亡"。研究表明：虔诚的基督徒往往能坦然地、无畏地面对绝症，减轻了疾病带来的精神压力。各种宗教都通过临终仪式对信徒进行临终关怀，如佛教徒的临终助念、天主教徒的临终傅油礼，帮助解除其躯体痛苦和死亡恐惧，使其以平和、超脱的心态迎接死亡。合理利用宗教对死亡的从容态度及来世观念，有利于临终关怀工作的顺利开展。

知识链接：《西藏生死书》节选

如果我们预做准备，不管是生是死，我们都将有很大的希望。佛法告诉我们：证得惊人而无边的自由是可以在现世做到的。这个自由，让我们可以选择死亡，并进而选择再生，对已经做了准备和修行的人来说，死亡的来临并不是失败而是胜利，是生命中最尊贵和最光荣的时刻。

资料来源：索甲仁波切著《西藏生死书》，浙江大学出版社

宗教作为精神力量也常导致盲从、盲信，使教徒相信神旨胜过相信医嘱，从而影响治疗。宗教信仰的强大心理驱动作用是常人难以理解的，信徒可以无条件地采取教旨或教主意志。尽管有时是有害于健康，甚至危及生命也在所不辞。在世界形形色色的教派中，以神的名义使信徒放弃生命，甚至剥夺他人性命的事例屡见不鲜。1995 年 3 月 20 日发生于东京地铁沙林毒气事件，就是奥姆真理教组织人员实施的恐怖行为，最终造成 13 人死亡、5000 余人受伤。

知识链接：东京地铁沙林毒气事件

1995 年 3 月 20 日，日本东京营团地下铁（即现在东京地下铁）发生沙林毒气恐怖袭击事件。事件造成 13 人死亡，5510 人以上受伤，1036 人住院治疗。事件发生的当天，日本几条地铁主干线均被迫关闭，东京交通一度陷入混乱。发动恐怖袭击的奥姆真理教邪教组织人员在东京地下铁三线共五列列车上发放沙林毒气。2004 年 2 月 27 日，东京地方法院对东京地铁沙林毒气案进行了一审宣判，以杀人罪、拘禁罪、非法制造武器罪等 13 项罪行判处奥姆真理教教祖麻原彰晃死刑。

（三）宗教对行为的影响

宗教通过教规和教义，规范信徒的日常行为，其作用具有明显强制性和高度的自觉性。有些宗教教义是有益于健康的，如中国大乘佛教中的"五戒"强调：一不杀生、二不偷盗、三不邪淫、四不妄语、五不饮酒。其中不杀生和不饮酒的戒律，对人群健康具有积极作用。而犹太教对男婴的

割礼,使得犹太人中阴茎癌几乎匿迹,犹太妇女子宫颈癌的发生率非常低。但是宗教倡导的某些行为则有害于健康。世界上曾经发生过 6 次霍乱大流行,夺去了成千上万人的生命,每次流行都源于印度。时至今日,印度仍是世界主要的霍乱疫源地。究其原因主要是因为印度教徒坚信恒河是圣河,生前饮恒河水,死后到恒河沐浴,能够除去今生一切罪孽。因此印度教徒常千里迢迢来聚饮恒河水,把死人送到恒河洗浴,尸体在恒河岸边就地火焚,导致恒河水常年污染严重。

课中案例：三杯恒河水

　　根据印度教的神话传说,人的遗骨一旦接触到这条伟大的河,他就能确定得到永世的拯救。所以几千年来,家人把他们热爱的人的骨灰带到恒河,撒进恒河水。所以,父亲去世几个月后,我们来到瓦拉纳西。这是恒河岸边一座古老的寺庙城市。我们早已预约了一位梵学家,也是一位圣人,他带领我们上了一尾小木船。一位划手等着我们,要把我们送到黎明前的河心……我们烧了香,等待香烟弥漫在骨灰上。梵学家从船头拿过来一个小杯子,要我喝下三小勺恒河水。然后,他要我把骨灰瓮里的骨灰从我的右肩头倒进河里,把骨灰瓮及盖子一起扔进河里……我预先在网上查了恒河水的细菌计数,并事先服用了适当的抗生素。即便如此,由于没考虑到寄生虫的问题,我还是感染了贾第虫。

　　　　　　　　　　　　　　　　　　　　　　　　——摘自阿图·葛文德《最好的告别》

　　请思考：

　　导致阿图·葛文德医生感染贾第虫的原因是什么？

五、道德与健康

　　道德是指一定社会调整人们之间以及个人和社会之间关系的行为规范的总和。道德用善恶荣辱等观念评价人的行为、调整人与人之间的关系。道德对健康具有重要的促进意义。

　　（一）价值观与个体心理健康

　　道德健康的个体能够在对错、好坏、善恶、荣辱间做出明确判断,防止因价值取向模糊和价值取向偏差引起道德两难问题,便于个体维持心理平衡,促进个体健康水平提高。

　　（二）道德认知与不良情绪

　　有正确道德认知的人,不以损害他人的利益来满足自己的需要,具有辨别真伪、善恶、美丑、荣辱的是非观念,能按社会行为的规范准则来约束自己,支配自己的思想行为。不良的道德观念,则可带来某些社会病态现象和健康问题。正如古人所言,"君子坦荡荡,小人长戚戚"。现代医学表明：癌症、冠心病、高血压病、消化道溃疡、神经症、偏头疼、糖尿病等都与心理因素有关。而其中最主要的心理因素,就是不良情绪状态。要调整情绪,必须正确认知人际交往的客观规律和社会规范,提高协调人际冲突能力。

　　（三）道德行为与个体健康

　　道德是调节人与人之间的关系的行为规范,其目的在于促进人际关系的和谐。良好的人际关系使人心情舒畅、生活愉快,有利于身心健康；人际关系不良,则会使人出现愤怒、激动、焦虑等紧张情绪,导致一系列身心症状。采取道德行为的个体,在利他行为的同时会感觉到愉悦、崇高的体验,实现自我人生价值,促进健康水平的提高。

知识链接:中国古人对"仁者寿"的认识

　　子曰:"舜其大孝也欤? 德为圣人,尊为天子,富有四海之内。宗庙飨之,子孙保之。故大德必得其位,必得其禄,必得其名,必得其寿。故天之生物,必因其材而笃焉。故栽者培之,倾者覆之。《诗》曰:'嘉乐君子,宪宪令德。宜民宜人,受禄于天。保佑命之,自天申之。'故大德者必受命。"

　　资料来源:《礼记·中庸》第十七章

六、非主流文化与健康

　　非主流文化是与主流文化相对而言的文化。所谓主流文化是指在一定时期、在一定的族群范围内,人们共同奉行的占据统治地位的文化,是被大多数人认同的价值观和采取的行为方式;所谓非主流文化,是泛指主流文化之外的各种文化价值观和行为方式。非主流文化往往具有个性化、边缘化倾向,因而具有一定的"民间"色彩。非主流文化主要有亚文化和反文化等形式。

(一)亚文化与健康

　　亚文化(subculture)指某一文化群体所属次级群体共有的独特信念、价值观和生活习惯,泛指一切非全社会性的思想文化。一方面,亚文化从属于主流文化,每一个亚文化都会坚持某一区域、某个集体大多数人所特有的主流价值观念和行为模式;另一方面,亚文化还有属于自己的独特价值观念与行为模式。亚文化联系着特定时期的特定人群,帮助亚文化群体进行身份确认和自我表述。这种独特性使得该群体成员具有一定的归属感和认同感。

　　不同社会群体的客观存在,为亚文化的产生提供了前提条件。现代社会中不同的地域群体、社会阶层、职业群体、宗教信仰、民族群体、年龄群体等,创造了丰富多彩的地域文化、城市文化、乡土文化、企业文化、校园文化、网络文化、宗教文化、少数民族文化、老年(青年)文化等亚文化。

　　先进文明的亚文化可以促进人们的身心健康,落后腐朽的亚文化容易使人精神委靡,甚至会损害人们的身心健康。比如,网络文化中虚拟人际交往有助于个性表达和消极情绪宣泄,促进个体身心和谐;但是网络游戏中的打打杀杀、快意恩仇,容易使个体在现实生活中迷失自我,混淆虚拟和现实的界限,影响个体身心健康。

(二)反文化与健康

　　反文化(contraculture)是指与一切占统治地位的主流文化相抗争的现代文化。最早发端于20世纪60年代的美国,是伴随着反文化运动而出现的一种反主流文化。20世纪60年代,美国发生了一系列社会抗议运动,其中既包括校园民主运动、妇女解放运动、黑人民权运动、反战和平运动、环境保护运动、同性恋权利运动等社会政治运动,也包括摇滚乐、性解放、吸毒、嬉皮士、自我主义的复兴等方面的个性解放文化运动。

　　反文化呈现出叛逆性、多元性、边缘性等特点,因而多是以批判、否定、摧毁的方式,表达对现实社会的反抗、对理想境界的追求。优秀的反文化,代表着社会前进的一种趋势和潮流,冲击和消解着现有社会某些过时的价值体系和社会秩序,有利于推动社会变革。比如,伴随环境保护运动兴起的环境保护主张,有助于引导人们正视环境污染和公害事件,帮助人们正确处理人与自然的关系,为人类身心健康创设良好的环境条件。但是反文化中的某些糟粕,如片面寻求个性解放的倾向,又使得性自由、吸毒成为社会性难题,从而为传染病的传播和流行提供了途径,严重影响了人们的身心健康和社会稳定。

伴随着我国改革开放和市场经济的发展,社会文化出现了多元化倾向。主流文化和非主流文化相并存,传统文化和现代文化相激荡,先进文化和落后文化相斗争,使得社会个体出现了文化选择的困境。面对社会文化多元化的选择困境,我们更加需要坚定社会主义文化自信,主动用先进科学文化武装头脑,自觉抵制消极腐朽文化的侵蚀,为社会群体健康保驾护航。

本章小结

伴随着现代医学模式确立,健康的社会决定因素越来越得到人们的认可。决定健康的社会因素既包括经济因素,也包括环境因素,还包括文化因素。他们对健康的影响有积极作用,也有消极作用。通过探讨健康的社会决定因素发生作用的特点、机制和模型,引导学生从关注自然人到关注社会人,从关注疾病本身到关注患者所处的社会,树立科学的疾病观和健康观。

练习题

1. 单项选择题

(1) 健康社会决定因素的特点不包括(   )。

A. 特异性   B. 交互性   C. 持久性   D. 双向性

(2) 比较自然因素和社会因素对人群健康状况的影响,其中(   )重要。

A. 自然因素   B. 社会因素   C. 两者都   D. 两者都不

(3) 社会因素影响健康的中介有(   )。

A. 身体—心理—社会适应   B. 神经—内分泌—免疫

C. 神经—心理—社会适应   D. 身体—心理—免疫

(4) 所谓"民强促国富、国富保民强"体现了社会医学的(   )。

A. 健康与社会经济发展的双向理论   B. 医学模式与保健水平相关性理论

C. 社会因素决定性理论   D. 高危险性理论

(5) 经济发展对健康的作用主要表现在(   )。

A. 提高居民物质生活水平,增加卫生投资

B. 提高卫生服务水平,改善卫生服务状况

C. 提高居民生活水平,降低营养不良人群比例

D. 提高卫生资源的使用效率,增强人群健康素质

(6) 健康对经济发展的作用主要表现在(   )。

A. 增强人群健康水平,促进经济发展

B. 促进卫生技术的进步,提高服务质量

C. 提高人群整体素质,增加国民收入

D. 提高劳动生产率,减少卫生资源消耗

(7) 近年来,随着经济的发展可能带来的健康问题有(   )。

A. 营养不良、心理障碍、精神分裂症

B. 传染病、车祸、心理紧张

C. 慢性非传染性疾病、心理紧张、环境污染

D. 环境污染、婴儿死亡率增高、人口寿命降低

(8) 文化影响人类健康的主要途径是(　　)。

A. 影响人类的劳动条件　　　　　　B. 影响人类的科学技术水平

C. 支配人们的行为生活方式　　　　D. 影响人们的心理过程和精神生活

2. 名词解释

(1) 社会因素

(2) 人口老龄化

3. 简答题

(1) 简述社会因素影响健康的规律和特点。

(2) 简述社会经济与健康之间的相互影响和作用。

(3) 简述家庭与健康之间的关系。

(4) 简述社会发展对健康的双重作用。

(5) 简述社会文化影响健康主要体现在哪些方面?

思考题

1. 如何评判某一社会因素是否与当地人群健康有关?

2. 如何衡量社会发展水平?

案例分析

材料1:2016年12月20日起,中国再次遭遇到一场范围广、持续时间长、强度大的雾霾天气过程。卫星监测显示:此次雾霾的影响范围已扩大至17个省区市,面积142万平方公里,超过七分之一的国土被雾霾笼罩。雾霾的源头多种多样,汽车尾气、工业排放、建筑扬尘、垃圾焚烧,甚至火山喷发等都可能造成雾霾。急剧的工业化和城市化发展,导致能源消耗迅猛、人口高度聚集、生态环境破坏,是近些年雾霾天气形成的主要原因。

材料2:持续雾霾对人的身体和心理都有影响。一方面,雾霾直接影响身体健康。雾霾中的颗粒物质会诱发呼吸系统疾病,导致心脑血管疾病,造成细菌性疾病等。另一方面,雾霾也影响心理健康,长期雾霾天易诱发心理抑郁,诱发心理疾患的发生。

试分析:

(1) 雾霾成因与经济发展的关系?

(2) 如何权衡社会经济发展和人民身体健康之间的关系?

推荐网站或资料

健康的社会决定因素.http://www.who.int/social_determinants/zh/

第四章　行为心理因素与健康

学习目标

掌握　心理的内涵与构成,以及行为生活方式的内涵。

熟悉　行为生活方式的干预方法。

了解　各种心理因素与健康关系,以及行为生活方式与健康的关系。

导引案例

　　某社区居民委员会非常重视居民的身心健康问题,积极开展社区文艺健身活动。在广泛集中社区居民意见和建议的基础上,进行了多次会议讨论,决定开辟社区一处景观广场的空地作为"广场舞"用地,每晚7:00~8:00向居民开放。于是,每晚特定的时间段,伴随着节奏明快的音乐声,社区中男女老幼都可以舞动身体,以积极、饱满的精神状态投入热情奔放的广场舞之中。通过"广场舞"活动,大家拥有了一种有别于以往看电视、搓麻将等夜晚休闲活动方式。

　　试回答:

　　(1)该案例中人们的行为属于哪种性质的行为生活方式?

　　(2)行为生活方式的社区干预主要有哪些内容?

第一节　心理因素与健康

　　人是生物、心理、社会属性的统一体。各种心理因素与健康问题密切相关,良好的心理状态能够使人维持或增进健康,而任何一种心理因素失衡都可以使人出现心理行为异常,乃至躯体疾病产生。现代研究表明,心理因素是重要的致病因素之一。

一、心理的界定

（一）心理的概念

　　心理(mind)是心理现象的简称,指心理活动的表现形式。心理是人脑的功能,是人脑对客观现实的主观反映。心理的发生与发展是遗传物质、生理过程和环境之间相互作用的结果。

（二）心理的构成

　　现代心理学把心理现象归纳为两类,即心理过程与个性心理。

1. 心理过程　包括认知过程(cognition process)、情绪和情感过程(emotion and feeling process)和意志过程(will process)三方面,简称知、情、意。

(1)认知过程　该过程是人们认识外界事物的过程,也就是对作用于感觉器官的外界事物进行信息加工的过程,包括感觉、知觉、记忆、思维、想象等心理现象。

(2)情绪和情感过程　该过程是人对客观事物与人的需要之间的关系的反映。情绪是指与生理需要是否得到满足相联系的体验,为人和动物所共有。情感是与社会需要是否得到满足相联系的体验,为人类所特有。

(3)意志过程　该过程是人自觉地确定目的,并根据目的调节、支配行动,克服困难,以实现预定目的的心理过程。意志不仅调节人的外部动作,还可以调节人的心理状态,如对注意、情感和思维的调节。

知、情、意涵盖了人的心理活动的各方面。

2. 个性心理　个性(personality)也称为人格,是指一个人整个的精神面貌,即具有一定倾向性的和比较稳定的心理特征的总和,包含个性倾向性和个性心理特征两方面。

(1)个性倾向性　个性倾向性是指一个人对现实的态度和行为倾向,一般包括需要、动机、兴趣、信念、理想、世界观等。个性倾向性是人格中最活跃的因素,是个体心理活动的动力。心理过程与个性心理共同构成人的心理现象。任何一种心理现象都不会孤立存在,人的心理具有高度整体性。

(2)个性心理特征　个性心理特征是指个体经常地、稳定地表现出来的心理特点,主要包括能力、气质、性格。其中,性格(character)是个性心理特征中的核心成分。所谓性格是指一个人对现实的稳定的态度,以及与之相适应的习惯化的行为方式。个性心理特征集中反映了一个人的精神面貌的稳定的类型差异,影响着个人活动的效能和风格。

二、个性特征与健康

个性特征决定个体的态度倾向和习惯性的行为方式,对健康有明显的影响。同样的社会心理因素作用于不同人格特征或行为类型的人,可导致不同的生理生化改变,引起不同类型的躯体效应,一些人可能发生疾病,而另一些人却可能安然无恙,其原因在于不同人格特征或行为类型的作用。

(一)A/B 型行为类型与健康

美国学者弗里德曼(Frideman)和罗森曼(Rosenman)在研究冠心病与人格特征的关系时,把人的性格划分为 A 型人格和 B 型人格。A 型人格或行为类型的主要特征有争强好胜、追求成就、时间紧迫感、急于求成、易激惹、不耐烦、无端的敌意等。A 型人格的人在压力情境下具有高反应性状态,如中枢神经高唤醒状态、心血管高反应性等。研究发现,A 型行为对冠心病发生的作用超过年龄、血压、血脂和吸烟等危险因素,目前已经确认 A 型行为属于一种独立的冠心病危险因素。

与 A 型人格相反,B 型人格或行为类型表现为随遇而安、竞争性不强、时间上从容不迫、与人交往适度等。B 型人格对压力的感受性低。

课中案例:A 型行为——冠心病危险因素

王某,男,52 岁,因心前区疼痛急诊入院。心电图检查证实为急性心肌缺血。既往有高血压、高脂血症等病史。入院诊断:冠心病(心绞痛型)。平时工作认真负责,性格急躁,与同事相处不是很好。发病当天与单位领导发生激烈争执,认为领导把某工作成果占为己有,为此感到十分气愤,回家吃过晚饭,赌气上床休息,凌晨痛醒入院。A 型行为问卷测试得 TH 为 21 分,CH 为 19 分,心理诊断:A 型行为类型。

分析:该患者具有认真负责、性格急躁、与人相处不友好等 A 型人格特征,在原有高血压、高脂血症等疾病基础上,面临工作压力,心血管系统处于高唤醒状态,诱发心绞痛。可见,A 型行为是冠心病危险因素之一。

(二) C 型行为类型与健康

英国学者格里(Greer)等发现癌症患者具有某些易感个性特征,称之为 C 型行为。C 型人格或行为类型的主要特征有压抑、克制愤怒、过分忍耐、不表达情绪、回避矛盾、缺乏自我意识等。流行病学调查发现,C 型行为的人肿瘤发生率较非 C 型行为的人高达 3 倍以上。C 型行为者通常免疫功能低下,器官代谢紊乱,易发生各种肿瘤。因此,C 型人格被认为是癌症易感性人格。

由此可见,人格与健康或疾病存在着密切的联系。人格既可以作为非特异性因素在不同疾病中起作用,也可以成为某种疾病发病的重要条件。特定的人格容易导致特定的心理行为反应,影响个体对压力反应的强度和持续时间,进而引发心身症状。

知识链接:坚韧性人格

科巴沙(Kobasa)(1979)和马迪(Maddi)(2002)等提出坚韧性人格(hardy personality),认为此种人格可以缓冲压力对身心健康的不良影响。坚韧性人格有 3 种人格归因特点:① 奉献:指一种心理倾向,认识到生活和人际关系具有一定目的和意义,积极参与生活,吃苦耐劳,在应激环境中精力充沛而富有生机。② 挑战:指将察觉转变为挑战,迎接生活变化,主动面对不回避,灵活地适应生活的变化,将挑战视为生活的一部分。③ 控制:指控制个人生活的一种心理活动,具有高度内在控制情感的个体是生活的主动者,而不是被生活所驱动,对影响自己生活的事件有决定权,并能经受工作中的压力。可见,坚韧性人格是一种有益于健康的人格特征。

三、情绪与健康

情绪是一种普遍的心理生理现象。人的所有心理活动都在一定的情绪基础上进行,而情绪活动总是伴随机体的变化,影响人们的行为。情绪是人类心理与躯体相互作用、相互联系的桥梁。

(一) 情绪的成分

心理学家认为,情绪包含 3 种成分:主观体验、生理反应和外显表情。

1. 主观体验　主观体验是情绪的心理成分。情绪是人对客观事物与人的需要之间的关系的反映,只有那些与人的需要有关的事物才能引起人的情绪和情感。符合人的需要的事物一般引起肯定的、积极的情绪,而不符合人的需要的事物通常引起否定的、消极的情绪。

2. 生理反应　生理反应是情绪的生理成分。情绪状态是以交感神经系统的普遍性唤醒为特征的。情绪反应伴随体内的一系列生理变化,涉及循环、消化、呼吸、内分泌、免疫等多系统的反应。情绪的生理成分直接关系到身心健康。

3. 外显表情　外显表情是情绪的行为成分。人的表情主要有面部表情、言语表情和身段表情3种方式,它们相互联系,共同传递情绪信息。

（二）情绪与健康相互作用

情绪可以影响躯体健康,健康也可以影响人的情绪。如中医学中的"怒伤肝、喜伤心、思伤脾、忧伤肺、恐伤肾"。现代情绪研究也证实,消极的情绪损害健康,而积极的情绪促进健康。

1. 情绪影响健康　心理因素影响躯体内脏器官功能,一般是通过情绪活动的媒介作用而实现的。情绪的性质不同,对机体的作用也不同:① 积极情绪:如平静、得意等增进身体健康。情绪的高涨总是伴随着身体运动的活跃,使机体的能量动员起来,是机体完成各种工作所必需的条件;积极的情绪提高脑力劳动的效率和耐力,使人体内各器官系统的活动处于高水平的协调一致;乐观、愉快的情绪还能使人对疾病的抵抗力增强,等等。② 消极情绪:如恐惧、愤怒、惊恐等诱发心身疾病。在强烈的或持续的消极情绪状态下,神经系统的功能首先受到影响,造成神经系统功能严重失调,从而导致各种心身疾病产生。如愤怒、焦虑、惊恐等消极情绪的持续作用会造成心血管功能紊乱,出现心律不齐、高血压、冠心病和脑溢血等;又如长期处在严重的忧愁、悲伤和痛苦等情绪状态下,胃肠功能会受到严重的影响,从而导致胃、十二指肠溃疡和癌症的发生;还有抑郁、惊恐和愤怒等消极情绪与神经性皮炎、皮肤瘙痒症、荨麻疹、斑秃等皮肤病有密切关系。

当前,社会发展速度快,社会关系变得复杂,致使某些人的心身失调持续存在并不断加重,情绪诱发性疾病的发生率较既往明显增高。

2. 健康影响情绪　健康水平低下的人常常伴有不良情绪反应。疾病会影响人的正常生活、工作或学习,人患病后最明显的情绪反应是焦虑。焦虑是一种忧虑、恐惧和紧张兼而有之的情绪反应。焦虑时患者的主要表现是交感神经系统功能亢进,如心跳加快、出汗增多、肌肉紧张、胃部痉挛等,这对患者的身体恢复是有害的。汉克福（Hackeff）对冠心病监护病房（CCU）患者的研究发现,至少80%的患者有不同程度的焦虑,58%出现抑郁,20%有敌对情绪,16%表现不安。而贝尔福特（Barefoot）的长期随访研究也发现,伴发抑郁的冠心病患者死亡率增加84%。有学者认为"情绪是肿瘤细胞的活化剂",有明显焦虑、抑郁等消极情绪的肿瘤患者,其生存时间要比预期短。更多的临床研究发现,急症患者常伴有焦虑、恐怖、惧怕等,慢性病患者常有焦虑、抑郁、猜疑、情绪不稳、易怒等负性情绪,不仅不利于患者身体康复,同时,还可导致医患关系紧张。

由于情绪与健康的关系十分密切,保持积极、乐观向上的情绪就成为人们日常生活追求的目标之一。情绪调节就是管理和改变自己或他人情绪的过程,通过某些策略机制,使情绪反应在生理活动、主观体验、表情行为等方面发生变化,以达到增进健康的目的。

四、生活事件与健康

生活事件（life events）是指生活中发生的干扰人们心理和生理平衡的各种事件。生活事件内容广泛,小到个人生活中的变化,大到社会生活中的重要事件,都可以成为有效的刺激源,从而引发个体的应对反应或稳态失衡。

（一）生活事件的性质

依据生活事件对个体的影响来分类,可分为正性生活事件和负性生活事件。

1. 正性生活事件　该事件是指对个体身心健康具有积极作用的愉快事件,如晋升晋级、立功嘉奖、新婚团圆等。并非所有的生活事件都会带来不良影响,相反,适度的生活事件刺激可以激发个体的潜能,激励人们投入行动、适应环境,减轻或消除不良情绪,提高对刺激和疾病的耐受性与抵抗力,有利于维持人的生理、心理和社会功能平衡。

2. 负性生活事件　该事件是指对个体身心健康具有消极作用的不愉快事件,如降职下岗、患病丧偶、亲人亡故等。负性生活事件对人具有威胁性,会造成明显而持久的消极情绪体验,影响人们的身心健康。

(二)生活事件的评估

对生活事件的性质、种类、发生频度、持续时间等进行调查研究并做出定量评估,成为生活事件与健康关系研究的一项重要内容。美国华盛顿大学医学院的精神病学专家霍姆斯(Holmes)等编制了社会再适应评定量表(social readjustment rating scale, SRRS)。该量表包含 43 种生活事件,引入生活变化单位(life change units, LCU)的概念,对每个生活事件进行量化评估,用以检测一段时间内的生活事件对个体的心理刺激强度。由生活事件所引发的疾病,在病因方面主要与心理社会因素相关。另外,美国心理学家拉扎鲁斯(Lararus)等提出,压力更多地来自日常生活小事,称之为"日常困扰"。后来,坎奈尔(Kanner)等据此编制了"日常生活困扰量表"和"日常生活振奋事件量表"。研究显示,频繁的日常困扰对近期情绪与躯体健康的预测优于重大生活事件,而重大生活事件对健康有长远的影响。当然,生活事件与健康之间并非简单的量效关系,还需考虑其他因素如人格特征、应对方式、社会支持等。

五、压力与健康

压力(stress)在生物学或心理学领域译为"应激"。现代心理学研究认为,压力是机体觉察到(通过认知评价)外界环境变化(压力源)对自身构成威胁和挑战时做出的适应和应对的过程。

(一)压力源的类型

按照刺激的属性,压力源可以分为以下几类。

1. 生物性压力源　该压力源指直接作用于人的躯体而引发身心紧张状态的刺激物,包括物理的、化学的、生物的刺激物,如高温、辐射、噪声、环境污染、微生物、衰老、疾病等。

2. 心理性压力源　该压力源包括人的不符合客观规律的认知、情绪波动、能力低下、不恰当需要等心理因素。

3. 社会性压力源　该压力源主要指造成人们生活方式的变化,并要求人们做出适应性调整的刺激或情境,如日常生活变化、人际冲突、政治动荡、经济衰退、战争创伤、恐怖事件等。

4. 文化性压力源　该压力源指语言、风俗、习惯、生活方式、宗教信仰等改变造成的刺激或情境,即通常所说的文化冲突,如迁居、留学、移民等。

5. 自然性压力源　该压力源指各种自然灾害造成的刺激,如地震、台风、泥石流、火山喷发等。

(二)压力对健康的影响

现代社会处于快速的变化和深刻的变革之中,当人们来不及去认识这些变化并做出适应性调整时,就会不可避免地出现持续的心理紧张。持续的紧张状态或强烈的心理应激,会对人们的身心健康带来难以估量的消极影响。首先,心理压力影响人体免疫功能,导致感染疾病的概率增加;其次,不可控制的压力还会导致人们的行为改变,增加吸烟行为、不良饮食习惯等不健康行为,促使疾病生成;再次,压力引起社会成员的适应不良,造成其认知上的悲观预测、人际交往障碍、行为异常等,导致自杀、物质滥用及依赖,乃至群体性社会事件,成为严重的社会问题。库恩(Cohen et al.,1991)等进行的一项研究发现,相比于压力分数低的健康者,压力分数高的健康者更容易感染感冒病毒,并且,压力分数越高感染感冒病毒的概率越大。进一步研究还发现,心理社会因素影响人的免疫系统功能,经历紧张性刺激的人群做出某些行为改变,如增加吸烟行为或不良饮食习惯等。

　　另一方面,压力也有其积极作用,适度的压力促使人们对各种环境变化做出适应性反应,成为社会发展的动力。压力对健康的影响已经成为社会医学研究的重要课题之一。

人物档案：压力的生理学模式代表人物塞里(Selye)和坎农(Cannon)

　　塞里(Hans Selye,1907—1982),加拿大生理学家。通过对患者的观察和大量动物实验发现,处于失血、感染、中毒以及其他紧急状态下的机体内部都产生相同的、全身性的非特异性生理生化反应,称之为"一般适应综合征"(general adaptation syndrome,GAS)。GAS分为警戒期、抵抗期和衰竭期三个阶段。塞里认为GAS与刺激的类型无关,而是机体通过激活下丘脑—垂体—肾上腺轴所引起的生理变化,是机体对有害刺激所做出的防御反应的普遍形式。

　　坎农(Walter Bradford Cannon,1871—1945),美国神经生理学家。在研究中发现,当机体遇到严重内外环境干扰性刺激时,自主神经保持体内液体环境相对平衡的功能即"自稳态"被打破,机体出现一系列生理反应,如心率加快、血压升高、心肌收缩力加强、呼吸加快、脑和骨骼肌血流量增加、肝糖原分解等,称之为"应激反应"或应激的"战或逃"反应,这个反应主要是通过交感—肾上腺髓质轴的激活起作用。

（三）压力的应对

　　处于社会环境中的个体或群体,总是会对各种环境变化做出适应或不适应的反应。适当的反应能够缓冲压力,而不当的反应会影响人们的健康水平。

　　1. 应对方式　应对(coping)是指个体对环境或内在需求及其冲击所做的恒定的认知性和行为性努力,又称为应对方式(coping style)或应对策略(coping strategies)。应对活动是多维度的,涉及机体的心理活动、行为操作和躯体变化。

　　2. 应对方式的评估　测量和评估是压力研究的一个关键环节。可从压力源、压力反应、压力管理等多方面进行压力测量,如对社会事件刺激作用的压力测量使用生活事件压力问卷(life experiences survey,LES),对应激反应强度的测量使用压力知觉量表(perceived stress scale,PSS),对应对策略的测量使用应对方式问卷(coping style questionaire,CSQ),等等。

第二节　行为生活方式与健康

一、行为生活方式的内涵

　　行为是生命活动力的表现,有生命存在,行为就不会停止。人的一生由各种行为组成,构成了人们生活方式的主要内容。

（一）行为的概念

行为（behavior）是机体在内外因素共同作用下产生的能动的外部活动。广义的行为分为内在行为和外显行为。内在行为是指人的心理活动过程。外显行为是指内在心理活动的外部表现。心理学家勒温（Kurt Lewin）用以下公式表示行为：

$$B=f(P,E)$$

其中，B代表行为；

P代表人格，即内在的心理活动；

E代表环境，即外部环境的影响。

人的心理因素是启动人的行为的主动因素，能够观察到的外显行为必然受到感知觉、思维、注意、意志等心理活动的影响和支配，是内在行为的外化和延续。但是，也决不能忽略外部环境的重要作用，没有行为与环境的相互作用，人们不但不能够认识世界，而且也无法推动心理活动的发展，无法发挥心理活动对行为的指导作用。

（二）生活方式的概念

生活方式指人们长期受一定社会文化、经济、风俗、家庭等影响而形成的一系列生活习惯、生活制度和生活意识。生活方式受个体特征和社会关系的制约，包括人们的饮食睡眠习惯、体育和文化娱乐活动、心理和行为活动方式等。一般把生活方式分为两大类：精神性生活方式和物质性生活方式。人们的行为直接表现在外面，构成生活方式的显性部分，但支配人们行为的意识却隐含在内，是生活方式的又一重要成分。其中，行为方式是生活方式的核心内容，也是影响健康的重要因素。

二、健康与不良行为生活方式

（一）健康行为生活方式

健康行为生活方式是指促进人们健康的行为习惯和生活方式。任何行为都是人们对内外环境变化做出的反应。健康的行为生活方式就是要促使人们建立起良好的行为反应模式，培养良好的社会生活适应能力。健康行为生活方式的基本特点：① 有利性：积极向上的人生态度和生活方式，有利于自身和他人的健康。② 规律性：人的生理功能、起居作息等符合自然规律，工作、学习、人际交往等符合社会规律。③ 一致性：行为表现与内在心理活动保持一致。④ 适应性：行为活动适应于心理需要、生理需要，与社会适应，与环境和谐等。

1992年WHO把健康生活方式概括为十六字格言：合理膳食、适量运动、心理平衡、戒烟戒酒。介绍如下。

（1）合理膳食 就是膳食符合人体生长发育和生理特点，含有人体所需的各种营养成分并且含量适当，能够满足身体需要，维持正常生理功能，也称为"平衡膳食"。

（2）适量运动 运动有利于增强体质，改善人体器官功能，保持健康，抵御疾病。适量运动的原则是：① 适量：运动的形式与强度要适合性别、年龄、健康状况等特点。② 有序：运动由易到难，强度由小到大，逐步提高，逐步适应。③ 规律：锻炼要持之以恒，才能获得良好效果。

（3）心理平衡 保持心理健康要有积极乐观的心态、良好的人生观和世界观，能够做到自我和谐、与他人相处和谐、与社会和谐，以有效的心理活动和行为模式应对不断变化的自然和社会环境。

（4）戒除不良嗜好 吸烟、酗酒、药物滥用、网络控等不良嗜好对健康的危害非常大。戒除生活中的各种不良嗜好，已经成为保持人们身心健康的重要条件。

（二）不良行为生活方式

不良行为生活方式泛指一切有害自身、有害他人和有害健康的行为生活方式。常见的不良行为生活方式有不良习惯行为、不良嗜好行为等。

1. 不良饮食习惯 少食多食、饮食不规律等对健康不利。例如，进食不规律会导致胃肠功能失调，诱发胰腺炎、胆囊炎、胆石症等疾病；多食引起肥胖症、糖尿病、脂肪肝、高脂血症等；多食动物脂肪，少食谷物和蔬菜等易患肠癌等疾病，等等。

2. 不良睡眠习惯 长期睡眠不足、昼夜颠倒、灯光环境下睡眠等不良睡眠习惯危害身心健康。研究表明，睡眠不足可使身体脂肪代谢紊乱，促使肥胖症发生；昼夜颠倒的睡眠，影响褪黑素分泌，睡眠节律紊乱，免疫力下等。

3. 缺乏运动 运动减少是现代社会生活中的一个普遍现象。一旦缺乏锻炼，肥胖症、脂肪肝、糖尿病、代谢性疾病、关节炎、肌痉挛等疾病就会接踵而至。缺乏运动还能够使人容易疲劳，耐受力下降，呈现"亚健康状态"等。

4. 缺乏有效交流 社会生活中人与人之间不可避免地发生各种联系，如果缺乏有效的沟通交流，就会直接损害人的社会功能，乃至身心健康。例如，人际沟通不良引发自闭症、社交恐惧症等。

5. 其他不良行为方式 如吸烟、酗酒、网瘾、药物滥用等。

知识链接：行为危险因素监测系统

　　行为危险因素监测系统(behavior risk factor surveillance system, BRFSS)是公共卫生监测系统之一，主要用于监测由于人类的不良行为生活方式而产生的健康危险因素。中国行为危险因素监测系统于1996年建立，目的是监测健康促进项目所覆盖地区人群行为危险因素的分布情况。该系统是以城市为单位的入户调查监测系统，搜集16~69岁人群与疾病发生、发展或死亡有关的行为危险因素资料，包括吸烟、饮酒、缺乏体育锻炼、不良饮食、交通安全、性病(尤其是艾滋病)等，为政府部门制定、评价预防政策及干预措施提供有力的参考依据。

　　资料来源：http://www.chinacdc.cn/n272442/n272530/n294176/n339985/6976.html

---

三、吸烟与健康

吸烟是当今世界人类死亡的第二大因素。烟草中含有对人体健康有害的物质多达100余种，尼古丁、焦油、一氧化碳、氢氰酸、丙烯醛、二氧化碳等化学物质直接破坏人体组织和细胞的结构和功能，对健康产生有害作用。

（一）吸烟危害健康

1. 吸烟者死亡率高 据 WHO 估计，全世界目前约有11亿吸烟者，占全球15岁以上人口的三分之一。每年全球死于与吸烟有关疾病的人数达500万,超过结核病、艾滋病和疟疾致死人数的总和。预计到2030年,这一数字将达到800万,其中80%发生在发展中国家。我国目前每年死于与吸烟有关疾病的人数达100万。

2. 吸烟者癌症发生率高　据估计,在所有的癌症中,33%是由吸烟引起的。吸烟是肺癌的最主要病因,90%的肺癌都源自各种形式的烟草产品的使用。吸烟还增加其他癌症发生的风险,如口腔癌、喉癌、食管癌等。

3. 吸烟者慢性病发生率高　吸烟引起各种慢性疾病。据估计,大约有30%的心脏病的直接死因是吸烟。吸烟是冠心病主要危险因素,吸烟者冠心病的发病率比不吸烟者高2~4倍。另有报道,80%~90%的慢性阻塞性肺病是由吸烟引起的,其死亡率与每日的吸烟量呈明显剂量反应关系,并与开始吸烟年龄、吸入深度有关。吸烟引发其他多种系统的疾病,如消化性溃疡、神经衰弱、不育症、宫颈癌等。

4. 被动吸烟的危害　指不吸烟者被动地吸入由于他人吸烟所吐出及卷烟燃烧产生的烟雾,也称之为"二手烟"。被动吸烟的危害不亚于吸烟行为。据估计,被动吸烟使高达百万的哮喘儿童病情加重;父母吸烟影响婴儿生长发育,增加婴儿猝死,导致婴幼儿的呼吸道疾病等。

（二）控制烟草

由于烟草对人类健康的严重威胁,控烟已经成为全世界密切关注的公共卫生问题。WHO《烟草控制框架公约》第8条明确指出,缔约方应采取和实施有效的立法以防止室内工作场所、公共交通工具、室内公共场所,包括其他公共场所接触烟草烟雾。常用的控烟手段有健康教育、戒烟服务、政策干预、增加烟税和提高烟价等。

四、饮酒与健康

饮酒对个人和社会的影响是多方面的。过度饮酒会危害人们的身心健康,同时,有害使用酒精可在社会上造成严重的社会问题和沉重的经济负担。

（一）饮酒危害健康

饮酒对健康的影响程度取决于饮酒量、饮酒方式以及饮酒品质。少量饮酒(每天50毫升葡萄酒)可能在一定程度上降低老年人患冠心病的风险,但是,饮酒对健康的危害作用是主要的。酒精通过肝脏代谢,直接损害肝脏功能,正常人平均每日饮40~80克酒精,10年即可出现酒精性肝病,如平均每日160克,8~10年就可发生肝硬化。酒精还可引起多个系统的疾病如心肌病、脑萎缩、消化系统肿瘤等,以及各种不良事件/行为如交通事故、暴力伤害、自杀等。WHO 2014年关于"酒精"的实况报道,全世界每年有330万人因有害使用酒精死亡,占所有死亡数的5.9%;有害使用酒精是导致200多种疾病和损伤病症的一个因素;用残疾调整生命年来衡量,由酒精导致的全球疾病和损伤负担比例为5.1%;酒精消费在生命相对较早的时期就会导致死亡和残疾,在20~39岁这一年龄组,所有死亡者中约有25%因酒精造成等。

（二）控制酒精使用

2010年,世界卫生大会通过了一项减少全球范围内有害使用酒精的决议,随后由WHO建立了酒精与健康全球信息系统(GISAH),积极提供关于酒精消费水平和模式、酒精造成的健康和社会后果以及各级对策的信息,敦促各国加强措施以控制有害使用酒精。

五、药物滥用与健康

药物滥用(drug abuse)一般是指违背了公认的医疗用途和社会规范而使用任何一种药物。这种使用往往是自行给药,因而对用药者的健康和社会都会造成一定的损害。

(一)药物滥用危害健康

常见的药物滥用包括以下六方面。

1. 抗生素滥用　会引起过敏反应、耐药性、二重感染、脏器和功能损害等,如滥用卡那霉素、链霉素等,可对耳蜗神经造成损害,产生听力减退甚至耳聋。

2. 解热镇痛药滥用　如长期服用含非那西丁的制剂,可引起肾乳头坏死、间质性肾炎等,甚至可能诱发肾盂癌和膀胱癌。

3. 激素滥用　如滥用性激素引起早熟、生殖功能减退、躯体异性化改变等。

4. 补药的滥用　如补钙过多导致高钙血症、异位性钙化、纤维性骨炎甚至肾功能衰竭等。

5. 中药滥用　如六神丸、梅花点舌丹等中成药内含蟾酥,具有一定的毒性,服用过多可出现头晕、胸闷、心悸、气短、恶心呕吐、腹痛腹泻等中毒症状。

6. 精神活性物质滥用　是作用于中枢神经系统并能引起依赖性的物质,摄入体内影响人的心理与行为过程。精神活性物质主要包括中枢神经系统抑制剂、中枢神经系统兴奋剂、大麻、致幻剂、阿片类、挥发性溶剂、烟草等。我国将麻醉品的滥用称为"吸毒"。

(二)控制药物滥用

药物滥用除了损害使用者的身体健康外,还会引发各种严重的社会、经济甚至政治问题。应该加大宣传,采取有力措施严格控制日常生活中的药物滥用行为。药物滥用的防治是一项复杂的系统工程,由政府部门、单位、个人等共同参与,综合治理方能取得成效。

第三节　行为心理问题的干预

人类的行为、生活方式与疾病的发生、发展有密切的关系。健康的行为生活方式会减少疾病的发生,而偏离健康的行为则会引发疾病和社会问题。采取必要的干预措施,减轻人们的危险行为生活方式,促进健康行为生活方式的建立,有非常重要的意义。

一、行为心理问题干预理论

行为是心理的外在表现,人的心理与行为的产生和发展具有生物学、心理学和社会学等基础。这些因素共同作用,影响人的心理过程和行为表现。

1. 生物学观点　人的行为存在生物学基础,尤其是先天性行为,由人类遗传物质的特性决定。通过遗传机制,父母把自己的某些生物特征遗传给子女,使其具有了一些特定的潜能。科洛格(Kellogg)(1933)曾观察过人类婴儿和猩猩婴儿在同样的喂养和训练条件下的发展情况:开始猩猩婴儿在动作反应的敏捷性、肌肉强度等方面比人类婴儿进步快,以后,在学习语言和人的交往方面,猩猩婴儿就跟不上人类婴儿的进步,并且,无论怎样训练,猩猩婴儿都没有产生人的心理和行为。再如,精神分裂症患者的子代患病率比一般人群高,精神分裂症同卵双胞胎的同病率要比异卵双胞胎高 4~6 倍。可见,人类的生物遗传特性对其心理和行为起重要作用,甚至是决定性作用。

2. 心理学观点　主要涉及动机理论、需求层次理论、认知理论等。

(1) 心理动机理论　动机是能引起与维持一个人的活动,并将该活动导向某一目标以满足个体某种需要的念头、愿望、理想等的内部动力。动机是一种心理倾向,动机的产生以需要为基础。人的所有的行为都是具有动机性的行为,受到内外条件交互作用影响。

(2) 需要层次理论　需要是指人对某种目标的渴求或欲望,是人类对维持其个体生命和种族延续所必需的条件以及相应社会生活的反映,也是对有机体内部及周围环境的某种不平衡状态的反映。著名心理学家马斯洛认为,人的需要由低层次向高层次呈递进式发展,把人的需要划分为五个层次:生理需要、安全需要、爱与归属的需要、尊重的需要以及自我实现的需要。需要是人类行为的原动力,需要的满足与否,会影响人的情绪乃至行为。

(3) 认知理论　美国心理学家奈瑟(Neisser)等认为,人的行为主要决定于认知活动,包括感性认知和理性认知,人的意识支配人的行为。强调意识在行为上的重要作用,人对外界的认知过程实际上是对信息的编码、储存、提取和使用过程。不合理的认知过程即认知偏差,能够造成各种心理和行为问题。

3. 社会学观点　人不仅是生物的有机体,而且是一个社会成员。生活在一定的社会环境中,人的行为必然受到社会规范的制约和影响。人们不断地从社会中获得信息,并据此调整自己的心理和生理功能,调节自己的行为,使之适应社会的要求。美国学者班杜拉(Bandura)等认为,人类的行为包括适应性行为和非适应性行为,都是通过观察和模仿他人的行为方式而习得的。适应不良性行为来源于错误的学习、不适当的联系或学习能力缺乏,可以通过重新学习加以矫正。

人物档案:阿尔伯特·班杜拉

阿尔伯特·班杜拉(Albert Bandura,1925—)是美国社会心理学家,社会学习理论的创始人。1953 年到斯坦福大学任教,1969 年任行为科学高级研究中心研究员,1976 年至 1977 年任斯坦福大学心理学系主任。1977 年发表《社会学习理论》,1986 年完成《思想与行动的社会基础:社会认知理论》。他主张在社会情境中来研究人的行为,重视人的行为影响因素中的社会学变量。

资料来源:乐国安《社会心理学》,2009

二、常用行为心理问题干预方法

(一) 社会工程干预

从社会的宏观角度入手,通过社会设施的改善、公共政策的制定等方面对大众健康问题采取措施,提高居民身心健康水平,是非常有效的干预方式。

1. 社会设施干预　改善社会工程设施的方法可以取得很好的干预效果。例如饮用水问题,饮用净化后的自来水行为大大地降低了消化道传染性疾病;硬水经处理软化后再饮用,降低了代谢性疾病的发病率。再如公共健身场所和设施,给居民提供了锻炼身体的条件,对于居民身体素质的提高大有益处。

2. 公共政策干预 广义的公共政策是指政府及立法机构制定的对公众利益和公众行为的规制和分配,包括法律。狭义的公共政策是指政府等决策部门制定的对公众利益和公众行为的规制和分配的措施。无论广义还是狭义的定义,公共政策干预的效益都是最高的。例如,2011 年 5 月 1 日起,《中华人民共和国刑法修正案(八)》正式实施,"醉酒驾驶"作为危险驾驶罪追究驾驶人刑事责任,因酒驾引发的车祸及死亡率大幅度下降。

(二)组织干预

组织干预是通过改变不合理的组织结构和行为,达到干预的目的。现代社会生活中,人们面临的工作压力在很大程度上与组织管理结构和行为有关。组织压力管理主要是调整工作压力的结构系统,如压力生成系统、压力承受系统、人力资源的管理机制等。建立健全组织结构及其运行机制,是压力管理的制度保障。组织改变理论提出组织分阶段变化的观点,在不同的阶段分别采用不同的组织策略。最简单的实施过程分为四个阶段:问题界定、行动启动、实施和定型化。例如工作场所禁烟:吸烟者与不吸烟者组成代表委员会,对工作场所的吸烟情况、人们的需求和控烟方法进行分析,即为问题界定;管理层采纳禁烟代表委员会意见,提出禁烟方案及奖惩措施,即为行动启动;禁烟方案的贯彻落实,即为实施;方案试行一段时间后的反馈和总结,并在此基础上提出正式长效的禁烟政策,即为定型化。组织干预是一种有效的行为干预方法。

(三)大众媒介干预

大众媒介是指在人与人之间传播大规模信息的载体,主要有报纸、杂志、广播、电视、网络五大类。大众媒介有传播速度快、信息量大、针对性强、传播范围广、可重复性等特征。信息化时代,网络成为最具有广泛性传播特征的电子类大众媒介,是一种正在发展中的、潜力巨大的信息库和信息交换中心。互联网的普及不断加快,越来越多的用户开始手机或手提电脑上网,而不是使用传统式电脑上网。信息传递方式的改变,也深刻地影响着人类的各种活动。戴维·桑德曼等(1991)指出,大众媒介不仅指大众信息传播的渠道,而且指这些渠道的内容,甚至那些为之工作的人们的行为。人们的活动在各方面表现出信息活动的特征,信息甚至参与了人类的知觉活动、概念活动和原动性活动。信息交换遍及各个地方,不仅可以在社会之间、群体之间进行,还可以在个人之间进行信息交换,对人们的行为生活方式起着日益显著的作用。通过大众媒介进行健康干预的效果是十分显著的。例如各种健康专栏、禁烟禁毒宣传等,对于人们提高健康意识、杜绝不良诱惑、采用健康的行为生活方式等是非常有利的措施。

(四)社区干预

社区干预是针对社区内目标人群存在的主要公共卫生问题,开展一系列解决这些问题的计划和行动的过程。人们总是在特定的社会范围内生活,社区是人们活动相对集中的地域空间,社区内的行政管理体系、管理制度、文化习俗、社区群体意识和行为规范等从不同方面制约着人们的行为生活方式,因此,社区成为健康行为促进、不良生活方式干预和心理问题干预的重要场所。大力发展社区服务和开展社区干预,形成集医疗、预防、保健、康复、健康教育等各种功能于一体的社区干预模式,是我国当前重要的卫生目标任务之一。WHO 为社区健康干预工作推荐的策略是健康促进。所谓的健康促进是指在社区针对不同人群存在的公共卫生问题开展的维护其健康的所有工作,主要包括居民的健康教育、人居环境文化建设、完善设施等,以便促进社区居民健康水平的不断提升。对于行为心理问题的社区干预已经取得了初步成效。例如,对某社区居民进行糖尿病的预防研究,通过社区健康教育,改变居民饮食习惯和行为习惯,促使糖尿病发病率和死亡率下降的干预措施。

(五) 群体干预

群体是人类社会关系的一个基本存在,群体行为特征对群体中的个体的行为有明确的影响。群体干预就是在某一特定群体中采取措施,解决特定卫生问题的过程,目的是促使该群体的成员改变不良行为生活方式、形成健康行为生活方式,增进群体及其成员的健康水平。有群体的组织和场所,都可以进行群体干预。常见的特定群体有学校里教师群体、学生群体、工作场所的职业人群、家庭成员等。例如,针对青少年视力下降的问题,在某校小学生中开展视力保护的宣传爱眼护眼健康教育、课间眼保健操等干预措施;针对冠心病问题,在家庭成员中进行疾病预防教育,促使家庭成员改变习惯性态度和 A 行为模式,预防及控制冠心病发病的措施,等等。

(六) 个体干预

个体的健康与行为不仅是个人自己的事情,也涉及与之接触的周围的人或人群,乃至造成群体性健康事件。如艾滋病的蔓延、埃博拉病毒感染等,都是先从个别人发病,再传递给接触者的。对个体的行为生活方式进行干预,既是促进个体健康的必要手段,也是保障他人健康的有力措施。常用的个体心理行为干预有认知干预、情绪干预、行为干预等。

知识链接:贝克(Beck)的认知理论

情绪障碍认知理论认为,人的情绪障碍"不一定都是由神秘的、不可抗拒的力量所产生,相反,它可以从平凡的事件中产生"。因此一个人的情感和行为在很大程度上是由其认知外部世界的方式所决定的,也就是说一个人的思想决定了他的内心体验和反应。贝克提出认知过程中常见的认知歪曲有 5 种形式:① 任意的推断,即在证据缺乏或不充分时便草率地做出结论。② 选择性概括,即仅根据个别细节而不考虑其他情况便对整个事件做出结论。③ 过度引申,指在一件事的基础上做出关于能力、操作或价值的普遍性结论。④ 夸大或缩小,对客观事件的意义做出歪曲的评价。⑤ "全或无"的思维,即要么全对,要么全错,把生活往往看成非黑即白的单色世界,没有中间色。人的情绪障碍及不良行为正是这些不良认知存在的结果。因此,贝克归纳认知干预的 5 种基本技术为:① 识别自动思维。② 识别认知性错误。③ 真实性检验。④ 分散注意。⑤ 监察苦闷或焦虑水平。认知干预的基本步骤:① 建立求助动机,包括对原有的适应不良类型的认识。② 矫正不良认知,发展新的认知和行为来替代原有不良认知和行为。③ 培养新认知,处理日常生活问题时用新的认知来抗衡原有认知,培养竞争观念。④ 改变自我意识,重新评定自我效能,建立自信和正确的自知,并加以强化。

本章小结

本章主要阐述了心理的内涵与构成,个性特征、情绪、压力以及生活事件对健康的影响;行为与生活方式的内涵,健康行为生活方式的特点与作用,不良行为生活方式的特点及其对健康的损害;行为生活方式干预的理论基础,以及各种行为生活方式干预方法。

练习题

1. 单项选择题

(1) A 型行为类型的主要特征不包括(　　　)。

A. 争强好胜　　　　　B. 追求成就　　　　C. 急于求成　　　　D. 过分忍耐

(2) 面对工作压力,理智性的应对方式是(　　　)。

A. 疏泄情绪　　　　　B. 盘算问题解决　　C. 病态固执　　　　D. 攻击行为

(3) 人格中稳定的心理特征不包括(　　　)。

A. 能力　　　　　　　B. 动机　　　　　　C. 气质　　　　　　D. 性格

(4) 人们生活方式的内容不包括(　　　)。

A. 经济制度　　　　　B. 生活制度　　　　C. 生活意识　　　　D. 生活习惯

(5) 关于行为生活方式,下列说法正确的是(　　　)。

A. 胖显富态,多吃才好　　　　　　　　B. 中药滋补,多补有益

C. 以车代步,便捷省时　　　　　　　　D. 适量运动,健体强身

2. 名词解释

(1) 行为

(2) 生活方式

(3) 压力

(4) 人格

3. 简答题

(1) 心理有哪些构成成分?

(2) 压力源主要有哪几种类型?

(3) 健康行为生活方式的特点有哪些?

(4) 常见的行为心理问题干预方法有哪些?

思考题

1. 情绪有哪几种成分? 举例说明情绪对健康的作用。

2. 结合实际,谈谈如何应对工作生活压力?

案例分析

2002 年中国居民营养与健康状况调查和 2005 年国民体质监测结果表明,与膳食不平衡和身体活动不足等生活方式密切相关的慢性疾病及其危险因素水平呈快速上升趋势,已成为威胁我国人民健康的突出问题。2007 年国家卫生与计划生育委员会(原卫生部)疾控局、全国爱国卫生运动委员会办公室和中国疾病预防控制中心共同发起了传播健康知识和促进居民健康行为——全民健康生活方式行动(China Healthy Lifestyle for All)。该项目以"和谐我生活,健康中国人"为主题,以倡导"健康一二一"(每日一万步,吃动两平衡,健康一辈子)为切入点,以"我行动　我健康　我快乐"为口号,倡导和传播健康生活方式理念,推广技术措施和支持工具,开展各种全民参与活动。2016 年 8 月 18 日,第五届中国健康生活方式大会上正式启动 2016—2025 年工作,提出开展"三减三健"行动,提倡"减盐、减油、减糖,健康口腔、健康体重、健康骨骼"等 6 项专项活动,

将在未来10年继续以"和谐我生活,健康中国人"为主题,以"三减三健"专项行动为抓手,着重加强西部地区技术支持,突出授予技能的特点,强化深入社区行动。

资料来源:全民健康生活方式行动.http://www.jiankang121.cn

试分析:

(1)该项目主要针对的不良行为生活方式有哪些?

(2)该项目主要涉及哪几个层面的行为心理问题干预方法?

推荐网站或资料

1. 中国疾病预防控制中心.http://www.chinacdc.cn

2. 全民健康生活方式行动.http://www.jiankang121.cn

方 法 篇

第五章 社会医学研究方法

学习目标

掌握 问卷调查的类型与一般结构、设计原则与步骤。

熟悉 社会医学研究的程序,定量研究与定性研究方法。

了解 社会医学研究的基本方法,问卷的信度与效度。

导引案例

2006 年以来,我国艾滋病疫情报告系统显示≥50 岁年龄组(以下简称"≥50 岁人群")艾滋病病毒(human immunodeficiency virus,HIV)感染者和艾滋病患者报告数及构成比逐年增加,以男性为主,传播途径以异性传播为主。中国疾病预防控制中心(以下简称"疾控中心")数据显示:2016 年 1 月至 9 月,新发现 60 岁以上老年男性 HIV 感染者为 1.3 万例,是 2010 年同期的 3.6 倍。

试回答:

(1) 通过艾滋病疫情报告系统进行疫情分析属于哪一种研究方法?

(2) 要弄清楚艾滋病在中老年男性中的流行情况,应使用哪些社会医学研究方法?

(3) 可使用哪些现场调查方法收集中老年男性的性行为资料,这些方法的优缺点是什么? 如何应用?

第一节 社会医学研究概述

研究方法是分析问题或探究问题的一般途径,贯穿于研究过程的始终,并且最终可作为证实或证伪研究假设的依据。科学的发展,正是随着研究方法所获得的成就而前进。因此,当前的首要任务就是完善现有的、探索新的研究方法。作为一门医学与社会科学的交叉学科,社会医学除了运用生物医学的方法外,还可将社会学、心理学、管理学等学科的研究手段运用到自身学科领域,并形成社会医学所特有的研究方法,从而实现对人群健康状况及其影响因素的多维度研究。

一、社会医学研究的特点

1. 研究内容的广泛性   社会医学研究内容包括：① 社会卫生状况，主要是人群健康状况。② 影响人群健康的因素，主要是社会因素。③ 社会卫生策略与措施。其中社会因素内涵丰富，依据达尔格伦(Dahlgren)和怀特海德(Whitehead)在 1991 年建立的健康社会决定因素分层模型，影响个体健康的因素分为 5 个层次：① 个体。② 个体行为和生活方式。③ 社会和社区网络。④ 社会结构性因素：如住房、工作环境卫生、保健服务、水和卫生设施等。⑤ 宏观的社会经济、文化和环境。其中③④⑤均属于社会因素，而①②不仅包含生物学因素，还包含了社会心理因素。

2. 研究因素的复杂性   社会因素对健康的影响具有非特异性和广泛影响性、恒常性与积累性和交互作用的特点。许多社会因素造成的影响具有明显的重叠性，即有会聚作用。由于遗传及后天发展的差异，使每个人对同类型、同强度刺激的耐受性不同，从而使社会因素的致病作用及健康效应的特异性不明显，社会因素作为应激源通过缓慢积累发生作用。社会因素无处不在，而其对个体及群体健康的影响需要通过应答累加、功能损害累加和健康效应累加来实现。与此同时，不同的社会因素相互之间还会发生交互作用。因此社会医学的研究因素较为复杂。

3. 研究结果的时效性   社会医学研究的最终目标是提出针对性的社会卫生策略，并被卫生决策部门采纳。因此社会医学研究在选题上应来自卫生工作的实际，方法要适宜，设计要科学，结论要可用，具有较强的实践性和时效性。

二、社会医学研究的基本方法

由于社会医学研究内容的广泛性、研究因素的复杂性，其研究方法多种多样。按照不同的分类标准，社会医学研究有不同的类型。例如，依据研究方法的特征可分为定量研究和定性研究；依据资料收集方法的不同，可划分为文献研究、现场调查和社区试验研究等。

(一) 文献研究

文献研究是指搜集、鉴别、整理已有的文献，并通过综合、分析等手段，最终达到研究目的的一种研究方法。文献研究有两种情况：其一，某些课题主要通过文献研究来完成，如文献综述、Meta 分析等；其二，在整个课题中作为辅助性的研究方法，如利用文献法来确定课题。文献的种类包括第一手和第二手资料。第一手资料是由曾经经历过某一事件的人撰写的，如日记等；第二手资料是由未经历过某一事件，而是通过访问或阅读第一手资料的人撰写的，如学术期刊论文。国内外官方的人口普查、生命统计、疾病统计等资料；有关组织和单位(WHO、疾病预防控制中心、研究机构)各种统计年报；正式发表的期刊、杂志、报纸、专著等资料；个人资料：个人病例、日记等，都是文献研究获得资料的重要途径。研究文献，可以掌握有关的科研动态、前沿进展，了解前人已取得的成果、研究现状等。

文献研究的优点包括：非介入性和无反应效应、费用较低、可研究难以接近的研究对象、适合于纵贯分析和趋势研究等。缺点包括：文献本身的缺陷如记载偏差、信息不完全、选择性存留、限于语言行为等；另外，由于文献本身的缺陷、无信息记录的客观事件、文献的不可获得性也造成文献收集困难；最后，文献的整理和编码困难，各种文献由于撰写目的的不同，研究对象各异，内容千差万别，又缺乏标准化的形式，因而文献资料的分类整理和分析都有一定的困难。目前的

meta 分析对文献标准化、定量分析具有优势。

（二）调查研究

调查研究是社会医学最主要的研究方法。它是指采用问卷填答或结构式访问的方法等现场调查技术，直接从一个总体或一个取自总体的样本里收集被调查者的观点、态度和行为等信息，并通过对这些信息的分析，来认识社会现象及其规律的过程或活动。调查研究可以按不同的标准有多种分类，比较常见的分类方法有：① 根据调查的结果，可分为定性调查和定量调查。② 根据调查的目的，可分为现况调查、病因学研究等。③ 根据调查的时间序列，可分为回顾性调查、前瞻性调查。④ 根据资料的收集方法，可分为观察法、访谈法、信访法。⑤ 根据调查对象的范围，可分为全面调查、非全面调查。

表 5 - 1　调查研究分类情况

分 类 依 据	类 别　1	类 别　2
调查结果	定性调查	定量调查
调查目的	现况调查	病因学研究
调查事件的时间序列	回顾性调查	前瞻性调查
收集资料的具体方法	观察法、访谈法、信访法	
调查对象范围	全面调查	非全面调查

（三）实验研究

社会医学所做的实验研究主要指现场试验研究，又称社区干预实验，它并不是一种严格意义上的实验研究，由于在社区范围内难以做到试验研究的随机、对照和盲法要求，因此是类实验研究。社会医学现场实验研究借鉴实验医学的基本原理，在社区人群中，对处理组施加某种卫生措施，再与对照组进行比较，观察该措施对人群的行为与健康状况的影响，如吸烟干预研究、2 型糖尿病社区干预研究、农村健康保险试验研究。虽然该方法可以准确地解释处理因素与结局变量之间的关系，但过程中必须严格地控制混杂偏倚所造成的影响。

（四）评价研究

评价研究是评价人群健康、疾病问题及其影响因素或干预效果的应用性研究。社会医学不但需要对人群中客观存在的问题及其影响因素进行研究，而且还需要对这些问题以及因素的影响程度进行综合评价。社会医学的评价研究包括卫生项目评价和社会医学特有的综合评价方法（健康危险因素评价、生命质量评价、卫生服务评价和社会健康状况评价）。评价研究所需资料可以通过现场调查、文献资料等获取。本书将在后续章节中对健康危险因素评价、生命质量评价、卫生服务评价和社会健康状况评价进行详细介绍。

三、社会医学研究的程序

社会医学研究作为一项科学研究，其过程应该遵循任何一项科学研究都应遵循的步骤。该程序包括选择课题、设计研究方案、收集资料、整理和分析资料和解释结果五个步骤（图 5 - 1）。

（一）选择课题

研究课题的确立，就意味着研究目标的确立、研究方向的选定，使得研究目的具体化，研究活动指向特定的对象和内容范畴。课题选择的好坏，常常是决定一项研究的成败和研究价值的关键。因此，恰当地选择研究课题是整个科学研究中至关重要的步骤。通常研究者可以通过查阅

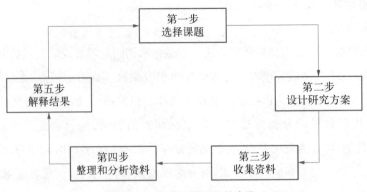

图 5-1　社会医学研究的步骤

文献、学术交流、现场调查来发现问题和提出问题;也可以针对社会实践中存在的亟待解决的实际问题,提出研究课题。虽然在文献和社会实践中存在大量的问题或矛盾,但是并不是所有发现的问题都值得研究或可以研究。

1. 课题评价　选题时根据三个原则来判断一个课题是否值得研究。

(1) 需要性原则　包括社会实践需要和科学发展需要。社会实践需要是指在实际工作中发现对人群健康状况影响亟需解决的或最突出的问题。科学发展需要是指出现一些事实与现有理论之间存在矛盾问题。选题时注重社会实践与科学发展中的"热点""难点""前沿"等问题。这是科研选题的首要原则,它体现出科研工作最终目的。

(2) 科学性原则　科研选题必须符合基本的科学理论,遵循客观规律,具有科学性。主要有三方面的含义:其一要求选题必有依据,即选之有理;其二要求选题符合客观规律,即持之有故;其三要求研究设计必须科学,符合逻辑。若选题失去科学性,将可能陷入没有应答域的假问题。

(3) 创新性原则　选择的课题是先进的、新颖的、突破的,国内外尚无人研究,即"填补空白"的课题。创新性是科研的根本特点,其主要表现在三方面:① 概念和理论的创新。② 方法上的创新。③ 应用上的创新。占有详尽的资料,充分了解前人的研究状况和具备科学思维,以及敢于冲破传统观念的束缚是实现创造性的必要条件。

2. 可行性论证　由于科研工作在开展过程中必然会受到各方限制,故需要对课题可行性进行论证,即论证该课题是否与自身的主观、客观条件相适应。主观条件是科研人员的素质、科研团队的结构、有关人力、物力的配备状况等;客观条件是科研经费、技术支持、情报资料、时间期限、国家政策等。需要注意的是这些条件既可以是已具备的条件,也可以是经过努力可以创造的条件。

(二) 设计研究方案

研究方案的设计是指根据研究目的对专题研究的方案进行设计,即在研究行动之前预先拟定的具体内容和步骤,包括技术路线、实施计划、资料整理与分析计划等方面。技术路线是应用简洁的图形、表格和文字等形式描述研究方案中各环节或步骤的逻辑关系,即对研究方案做出统筹安排,使研究按计划、步骤进行,以保证课题科学、可行;实施计划包括确定研究目的、研究对象、内容与范围、选择研究方法、抽样方法及抽样大小、资料收集方法、质量控制措施等;资料整理与分析计划包括设计分组、选择统计工具及方法等。

研究对象的确定包括普查和抽样调查两种方法。社会医学的研究多采用抽样调查。抽样调查的方法一般分为两类,即概率抽样与非概率抽样。概率抽样是指总体中每一个观察单位被抽中的概率是已知的。反之,即非概率抽样。社会医学的定量调查一般采用概率抽样,常用的概率抽样有单纯随机抽样、系统抽样、分层抽样和整群抽样。社会医学的定性调查常采用非概率抽样方法,常用的有方便抽样、立意抽样、雪球抽样和定额抽样。

（三）收集资料

研究方案制定完成后,就要严格按照研究方案付诸实施,其中包括了收集资料。按照计划采用观察、访谈、问卷调查等方法来收集第一、第二手资料。收集资料是科学研究的重要步骤,关系到研究的结果,故为了保证资料收集的质量,应坚持: ① 准确性原则: 注意及时复核、复查及补漏。② 全面性原则: 全面、广泛地收集相关资料。③ 时效性原则: 注意所获资料的时间背景。

（四）整理和分析资料

对收集到的资料进行适当的整理,包括编辑、编号和表格化等,使用 Epidata 等软件建立数据库并录入数据,通过双录入方式检查资料录入的准确性。对资料进行分组,分组的原则是把同质的观察对象归为一类,把异质的观察对象分离出去,以便显示组内的共性和组间的差异,最后揭示出事物内部的规律性。统计分析时,应按照研究设计课题的要求,根据研究的目、资料的性质、适用条件,采用恰当的统计方法对资料进行分析,进而用样本信息推断总体特征。

定性调查结束后,需要对资料收集过程中的录音及记录资料等进行整理,整理过程也是研究者对资料再熟悉的过程,可以发现要点或“核心”,为资料归类分析提供依据。资料的分析则在资料的收集、整理过程就已经开始了,资料分析阶段主要进行资料分类,依据研究目的、研究者的判断诠释相关主题及各主题之间的关系,并归纳提炼出研究结论。

（五）解释结果

将资料分析结果综合起来,说明研究结果是否为证实研究假设提供了依据、是否达到研究目的等。此外,根据科学研究的结果,提出解决问题的建议,以供有关人员参考。在社会医学研究中,由于疾病流行模式向多因多果的形式转变,故对研究结果下结论时要慎重。

第二节　定性研究方法

定性研究是社会学、人类学常用的研究方法,也常见于国内外医学研究领域。它通过少量、典型案例的深入剖析,来理解事物的结构与属性。常用的定性研究法包括观察法、深入访谈法、专题小组讨论法和选题小组讨论法等。

一、概述

（一）定性研究的概念

定性研究（qualitative research）,又称质性研究,从整体的角度深入探讨和阐述被研究事物的特点及其发生、发展规律,以揭示事物内在本质的研究方法。这种方法是对少量样本进行深入、细致的分析,其结果一般用于探索性研究。收集资料的调查称为定性调查。

（二）定性研究的特点

1. 定性研究注重事物的发生发展过程　定性研究注重了解由原因导致结果的中间过程,关心整个事件发生过程的许多细节。

2. 定性研究是对少数特殊人群的研究,其结果不能外推　定性研究采用非概率抽样的方法选择样本,样本量较小,通常研究某些特殊人群的情况。因此,研究结果的代表性差,只适用于所研究人群,不能用以推论其他人群。

3. 定性研究需要深入研究现场,并与研究对象保持较长时间的密切接触　大多数定性研究者会作为现场情境中的一个成员,与研究对象有深入的接触,在共情的基础上,深刻理解研究对象,从而实现在一种轻松自然的环境中收集人们的态度、信念、行为等信息,以确保资料的真实性。因此,收集资料的手段往往较灵活,甚至缺乏固定的模式,对调查员有更高的要求。

4. 定性研究的结果很少用概率统计分析　定性研究一般是用分类的方法对收集的资料进行总结(如将人们对某件事物的态度分为几类),或者是对某一具体事件进行描述(如用流程图来表示某件事物的发生过程)。因此,这类研究很少应用概率统计分析。

（三）定性研究的用途

1. 辅助问卷设计,估计问卷调查的非抽样误差　研究人员在设计问卷过程中,对一些不了解的具体情况、不能确定的调查内容,可以采用定性调查的方式进行了解。对一些敏感性问题(如性行为),问卷调查往往存在报告偏倚等问题,定性调查可以估计这些调查的非抽样误差。

2. 验证因果关系,探讨发生机制　定量研究确定的"因果"关系,尤其是横断面调查的结果有时掩盖了真正的原因,定性研究可以揭露这种虚假联系。如问卷调查显示,青年学生中艾滋病相关知识水平高的学生,性行为发生率高,因此有人提出,艾滋病健康教育促使了青年学生发生性行为,甚至发生高危性行为。定性调查显示,发生性行为的青年学生对艾滋病防治更为重视,会主动通过各种渠道了解艾滋病相关知识,导致艾滋病相关知识水平较高,其初次性行为发生时往往缺乏艾滋病相关知识,导致了意外妊娠甚至感染性传播疾病的发生,之后则重视艾滋病防治知识的积累。

3. 分析定量研究出现矛盾结果的原因　定量研究有时会发现知识、态度和行为不一致的情况,很难用知信行模式予以解释,定性研究则可以揭示是否存在自报告偏倚,实际行为与报告行为不一致,还原真实的发生了知识、态度和行为不一致的情况。

4. 了解危险因素的变化情况　一些危险因素可能会随时间发生变化,除队列研究和试验研究外,其他定量研究难以对这种变化进行测量,可开展定性研究,了解危险因素的动态变化情况,对正确理解和解释定量研究结果十分有益。

5. 作为快速评价技术,为其他研究提供信息　在时间、财力有限的情况下,定性研究可深入地收集大量信息,快速评估项目开展情况,为其他研究提供补充信息。

二、观察法

（一）概念

观察法(observation)是研究者利用自己的感官或辅助工具(如摄影)对研究对象的行为进行有目的、系统的观察,主要收集非言语行为资料的方法。观察法是收集第一手资料的常用方法,可以按不同的标准进行分类,常见分类方法有:① 按对观察对象分析的全面性划分,可分为一般观察、系统观察。② 按是否设置、控制观察情景划分,可分为自然情景观察法、实验观察法。③ 按观察者扮演的角色划分,可分为参与式观察(participant observation)、非参与式观察(non-participant observation)。④ 按观察提纲的详细程度划分,可分为结构观察、无结构观察。⑤ 按观察活动的是否有连贯性划分,可分为连续性观察和非连续性观察。在社会医学的研究中更多采用的是非参与式观察法。

（二）特点

1. 直接性　观察者与观察对象的直接接触与联系,获得资料真实可靠。

2. 主观性　观察者容易受到观察者的主观心理臆测的影响(如首因效应、晕轮效应等),因此对观察者的要求较高,尤其是参与式观察,研究者必须掌握所研究地方的方言及较高的观察技巧。

3. 目的性　日常的观察大都以随机性、及时性为主,然而观察法针对研究目的,制定观察表,对特定的内容进行观察。

4. 长期性　观察者对观察对象的认识需要经过长时间的反复观察,才能对其行为的动态演变进行分析。

（三）注意事项

1. 观察对象的行为应相对静止　即在一段时间内其行为不会发生明显变化。在社区环境内,往往难以实现。

2. 选择最佳的观察位置　即观察者既观察到对象的全部行为,又应尽可能不引起观察对象的注意,至少不应干扰其在自然状态下的行为。

3. 观察过程力求结构化　即观察前应有详细的观察提纲或行为标准,如事先制定观察内容、观察时刻等。

4. 判断行为样本的代表性　即善于抓住观察对象的偶然的或特殊的反应行为,以避免认知的片面化和表面化。

5. 观察法的适宜性　适宜以体力活动为主的行为,不适用于以智力活动为主的工作,如社区中基本医疗卫生保健的执行情况等。

三、深入访谈法

（一）概念

深入访谈法(in-depth interview)是一种非结构式的访谈法,是指访谈者通过与研究对象面对面的深入交谈,了解研究对象对某一问题的潜在动机、信念、态度和感情等信息的研究方法。深入访谈法适合于了解复杂、抽象的问题,获取对问题深层理解的探索性研究。比如,为了解在已知艾滋病可以经血液传播的前提下,依旧使用共用针头的动机,可采用深入访谈法。

（二）优缺点

1. 优点　① 了解被访者对问题的想法与态度,并与被访者的行为直接联系起来。② 更自由地交换信息,增加资料收集的多元性。③ 对问题加以澄清,确认被访者内心的真实感受与行为认知。

2. 缺点　① 娴熟的深入访谈调查员较少,一般需要心理学、精神分析学等相关知识。② 调查结果和质量容易受到调查员的主观影响。③ 由于调查的非结构性,调查结果的数据常难以整理和分析。

（三）注意事项

1. 对调查员的要求　① 深入访谈需要取得被访者的信任，因此调查员应亲和力较强，具有良好的访谈技巧。② 调查员与被访者的交谈要"深入"。③ 调查员对被访者提供的信息要"深解"。④ 调查员对关键问题要"深究"。

2. 访谈技巧　① 访谈的问题应由浅入深、由简入繁、且过渡自然；提问的方式、用词的选择都需要适合被访者。② 能够倾听、不妄加评价，回应中避免随意评论，且不对被访者进行暗示或诱导。③ 善于应用非语言行为，如微笑、目光注视、重复被访者的回答等。④ 访谈被打断或者中止时，应该重述问题，帮助被访者理清思路；访谈出现冷场时，应该举例说明或者转换话题，化解尴尬气氛；对"是"/"不是"等简单回答，要立即进行追问，探索该回答的依据或被访者的多元观点。⑤ 对于敏感问题，以假设性发问，既让被访者畅所欲言又需要适当的控制和调节。

3. 记录要求　在不影响访谈的情况下，调查员在访谈过程中做适当记录，在征得被访者同意的情况下，可通过录音、录像辅助记录。访谈结束后，调查员应尽快做好记录，内容包括被访者所讲述的内容以及有深层意义的行为举止，如沉默、暂停、微笑等，尽可能引用被访者的原话，以便于研究者根据当时的语言环境来判断和剖析其中包含的深意，保证调查结果的客观性与真实性；同时对访谈方式进行及时总结，对访谈中出现的问题进行分析和诠释。

四、专题小组讨论法

（一）概念

专题小组讨论法（focus group discussion，FGD）又称焦点组讨论或焦点组访谈，是指通过召集背景相似的同类人员，在主持人/协调人（moderator）的带领下，根据研究目的，围绕讨论提纲或研究主题进行自由的发言和讨论，然后得出深层次结论的方法。专题小组讨论常应用于对某个项目的快速评估或定量调查前的问卷设计，以了解讨论参与者观念、态度和行为等复杂信息，如评估医护人员对 AIDS 健康教育需求等。

（二）优缺点

1. 优点　① 可以获得群体对某事物的具有一定广度和深度的看法。② 与结构式问卷调查相比，可以较好地了解到调查对象的观念、信念、看法、态度和经历等方面的信息。③ 与个别访谈相比，专题小组讨论省时间、省费用，在较短的时间内获得较丰富的信息。

2. 缺点　① 不适合讨论非常敏感的问题。② 受到群体压力，被访者可能会回答"趋同"的问题，群体里可能有人不能充分表达自己的观点。

（三）现场讨论

每次讨论时间 1~1.5 小时，现场讨论由三部分组成：导言、讨论和简单总结。

导言：由主持人说明访谈目的、方法、时间、重要性和匿名保证，同时消除参与者的紧张情绪，营造自由发言、相互交流的良好氛围。

讨论：围绕提纲由大家自由发言，相互交流讨论。可以用沉默、暂停、询问、表现出强烈的兴趣、重复、倾听，适当打断话题等方法来引导讨论，以获得信息，并确保每个参与者均能对议题发表意见。讨论提纲事先制订，主要包括三类问题：普通问题（表达一般观点和态度的问题）、特殊问题(发现关键信息和表达参与者的情感和态度的问题)和深度问题(揭示较深层信息的问题);议题不宜过多。

简单总结与记录整理:让参与者有机会纠正、补充和解释等。

（四）注意事项

第一,选择具有类似背景、相互不熟悉的人参与讨论,每个小组人数一般为6~8人,小组人数恰当与否的标准是:小组成员之间不开"小会"(小组过大),讨论时不出现"冷场"(小组过小);讨论次数:依据"信息饱和"原则,直到没有新信息出现,一般为2~4个小组。

第二,讨论场所应安静、大小适宜,且室内布置不应阻碍参与者的正常思维或使他们"触景生情",如组织流动人口产妇在布满计划生育宣传图片的场所里讨论生育问题等。

第三,现场工作人员包括主持人、记录员及现场组织者。主持人应受过训练并且有一定经验;熟悉本研究,并且了解当地情况;掌握组织技巧,具有鼓励和启发大家讨论的能力;具有良好的访谈技巧;能够控制访谈;具有发现重要信息、进行深入探讨的素质;能够倾听、不妄加评价;善于应用非语言行为。记录员记录时要尽可能引用讨论参与者的原话,留意其谈话时的神态、语气及其非语言行为,记录讨论过程的情况,包括讨论气氛、参与情况、有无干扰等。现场组织者可由主持人、记录员甚至专题小组讨论参与者兼任,目的是引导参与者顺利就座,消除紧张情绪。

五、选题小组讨论法

（一）概念

选题小组讨论法(nominal group discussion)是一种程序化的小组讨论,目的是为了寻找问题,并把发现的问题按重要程度排列出来。小组成员包括代表不同既得利益、不同专业水平的人,待主持人列出问题清单后,每位参与者根据自己的判断,按优先顺序对问题进行排列。卫生领域中,该法常用来确定优先领域,筛选评价指标等。

（二）优缺点

1. 优点　① 每位讨论参与者都拥有平等表达意见的机会。② 受他人的影响较小。③ 每个讨论都会得到一个肯定的结果。

2. 缺点　要求讨论参与者具备一定的文化水平。

（三）程序

1. 列出与陈述问题　主持人提出要解决的问题,小组成员相互之间不讨论,各自酝酿自己的想法,把认为必要的问题写在卡片上,此阶段持续10~15分钟。每个小组成员把自己的问题依次写到大图纸上或者黑板上,并向其他成员解释自己写的问题。

2. 讨论所列问题　每个人都可以对列出的问题进行提问、展开讨论、解释,最终合并相同问题,剔除某些问题。

3. 重要性排序　同第一阶段一样,小组成员不再讨论,每个成员独立对小组所列出的所有问题进行重要性排序打分。主持人收集每个人的评分结果,汇总计算所有问题的得分情况,依据得分情况进行排序,确定小组成员的共同意见。

（四）注意事项

1. 观点形成阶段,讨论参与者必须独立判断,不允许讨论。

2. 讨论阶段,主持人应把握每一种观点的含义,再适当合并、剔除。

3. 评判阶段,每一个成员独立对所列的问题进行重要性排序。

六、德尔菲法

（一）概念

德尔菲法(Delphi)又称专家意见法或专家函询调查法,是为了克服专家会议法的缺点而产生的一种专家预测方法。它是采用匿名发表意见的方式征询专家小组成员的预测意见,经过几轮征询,使专家小组的预测意见趋于集中,最后达到研究目的的调查方法。德尔菲法作为一种主观、定性的研究方法,不仅可以用于预测领域,而且可以广泛应用于各种评价指标体系的建立和具体指标的确定过程,如卫生政策预测、卫生工作重点确定即各评价指标权重的确定等。其具有以下特征：① 匿名性,即所有专家组成员不直接见面,只是通过函件交流,以消除权威的影响。这是该方法的最主要特征。② 反馈性,该方法需要经过 3~4 轮的信息反馈,获得反馈后调查者再进行深入研究。③ 统计性,对专家的回答进行统计学处理,既反映专家意见的集中趋势,又反映离散趋势。

（二）优缺点

1. 优点 ① 各专家能够在不受干扰的情况下,独立、充分地表达自己的意见。② 充分发挥各位专家的作用,集思广益,准确性高。③ 可以加快预测速度,节约预测费用。④ 获得各种不同但有价值的观点和意见。

2. 缺点 ① 过程复杂、预测周期长,一般要经过 2~4 轮。② 预测时,仅仅根据各专家的主观判断,缺乏客观标准,影响评价结果的准确性。

（三）具体做法

1. 确定咨询专家 专家是对所研究事物有充分了解的"知情人",要尽可能将不同利益相关集团的"知情人"都考虑进入专家组。评价的精确度与专家人数呈函数关系,随着专家人数增加,精密度提高;但是随着人数增加,意见的收敛难度也增加,因此专家的人数以 15~50 人为宜。

2. 具体程序 设计专家咨询表,通过多轮函询征求专家对某一问题的意见,并对每一轮的意见汇总,剔除专家共同否定的问题,增加专家的新建议,修订下一轮函询表,并开展下一轮函询。通过 2~4 轮反复评价,专家意见趋于一致,最终达到研究目的。随着信息技术的进一步发展,函询可以通过电子邮件、在线调查等形式实现。

（四）注意事项

1. 选择的专家既要有权威性又要涉及各个相关领域。

2. 在调查之前,向专家提供详细的背景资料,使其有较充分的理由做出判断、预测。

3. 简化调查表,控制问题数目;问题适度集中,排序先易后难。

4. 先确定阈值、识别专家意见的一致性,后确定合理的调查轮次。

5. 为信息反馈选择合适的表达形式,注重离群意见的识别和表达。

6. 要防止调查组出现诱导现象,避免专家意见向调查小组靠拢。

7. 允许专家粗略的估计数字,但可以要求专家说明预计数字的准确程度。

8. 进行统计处理时,根据不同专家的权威性应给予不同的权重,以提高预测精度。

第三节　定量研究方法

定量研究是以数字化符号为基础去测量,再对所收集资料进行深入的量化分析,如描述性分析、统计分析等。定量研究中主要采用问卷作为收集资料的工具,故又称问卷调查法。

一、概述

(一)概念

定量研究(quantitative research)又称量化研究,是指通过收集人群发生某种事件的数量指标,或者探讨各种疾病因素与健康的数量依存关系,进而分析、检验、解释,从而获得研究结论的方法。

(二)定量研究的特点

定量研究的特点包括:① 研究的重点在于"假设检验",注重事物的结果,需要进行统计分析。② 标准化和精确化程度较高。③ 常采用概率抽样,样本结果可以推断总体特征。④ 具有较好客观性、科学性,说服力较强。⑤ 研究者与被访者接触的时间较短。⑥ 研究结果常以数据、模式、图形表达。

定量研究的局限在于:① 调查的规模大,需要花费较多的人力、财力和时间。② 调查采用标准化的工具,难以多角度的发掘深层次的问题,获得信息量有限。③ 由于社会因素对健康与疾病的影响的复杂化,二者之间关系很难用定量结果加以解释。④ 一些健康相关的社会因素及医学问题难以量化。

(三)定量研究与定性研究的比较

社会医学研究按调查的结果可以分为定性研究和定量研究,但两者并不是相互对立的,而是在某种程度上相互关联,甚至通过相互补充才能提高研究的质量和效果,如在问卷设计中采用定性调查,资料收集时采用定量调查。在实际工作中,根据研究的目的、研究设计、资料类型等,恰当地选择调查研究方法,定量研究与定性研究的比较见表5-2,何时使用定量研究或定性研究见表5-3。

表5-2　定量研究与定性研究的比较

比 较 项 目	定 量 研 究	定 性 研 究
逻辑过程	演绎推理	归纳推理
理论模式	理论检验	理论构建
哲学体系	客观事实	主观色彩
学科基础	概率论、统计学	逻辑学、历史学
主要目的	解释因果关系	理解社会现象
抽样方法	概率抽样	非概率抽样
样 本 量	大样本	小样本,"信息饱和"原则
资料收集	问卷调查	参与观察、深度访谈
分析方法	统计分析	文字描述、主题分析等
研究结论	概括性、普适性	独特性、地域性
信　度	可以重复	不能重复
效　度	证实	去伪

表 5 - 3 定量研究与定性研究的选择比较

定 量 研 究	定 性 研 究
对研究主题定义清晰、熟悉	对研究主题不熟悉
当测量问题很小,或者已经被解决	当相关的概念和变量未知或者定义不明,用于探索性研究
当没有必要将研究结果与大的社会、文化环境相联系,或者这些环境已经被充分认识	用于"深入"研究,当你想把行为的特殊方面与大的社会环境相联系时
当要求代表性抽样的详细数据描述	当探讨的是"意义"而不是出现频率时
当测量的重复性很重要的时候	当需要灵活的方法,以便对一些特殊的话题进行未知、深入的调查
当要求对研究结果广泛推广,在不同人群中进行比较	当对某些话题、案例或事件进行深入、详细的研究

二、常用定量调查方法

常用的定量调查包括结构访谈法和自填问卷法,前者是指由调查员根据事先设计的调查表对调查对象逐一询问来收集资料;后者是指由调查员将设计好的问卷通过某种途径交给调查对象,由其独立填答问卷的方法。

(一)结构访谈法

1. 面对面访谈法 面对面访谈法(face to face interview)是指由调查员到调查现场,根据事先设计的调查表,询问调查对象,并根据其回答填写问卷。

该法的优点包括:① 比较灵活,具有伸缩性,调查员可以进行必要的说明、能够控制询问问题的顺序。② 有观察的机会,可以根据调查对象的语气、表情、反映等非语言行为来判断其回答的真实性。③ 对调查对象的文化程度要求不高。④ 回收率高,问卷填答后可以立刻收回,对于不合作者可以进行劝服。

其缺点包括:① 调查规模大,需要耗费较多的人力、财力、时间等。② 对调查员的素质要求高,需要进行足够的培训,避免访谈偏差。③ 匿名性较差,可能会引起拒答或不真实回答。

2. 电话访问法 电话访谈法是指通过电话向调查对象询问有关调查内容的方法。

该法的优点包括:① 不受地域限制,开展大规模调查。② 节约时间和经费,匿名性比当面访问法好。③ 适用于访问不易接触到的调查对象。

其缺点包括:① 拒答率高、回收率低。② 调查时间不能太长。③ 不能获得非语言信息。④ 适用于调查目的单一、问题简单的调查。

(二)自填问卷法

1. 邮寄填答法 邮寄填答法(信访法)是指调查员将调查问卷,通过邮寄的方式寄给已选定的调查对象,调查对象按要求填写后再寄回的方法。

该法的优点包括:① 调查地域范围广。② 调查费用低。③ 调查对象有充裕的时间完成问卷。④ 匿名性较好。⑤ 不受调查员主观影响。⑥ 无需对调查员进行专门的培训。

其缺点包括:① 回收率较低。② 信息反馈的时间较长。③ 对调查对象的素质要求高,填答中遇到问题,无人解答,容易产生差错。

2. 网络自填法 网络自填法是目前最受瞩目的调查方式,它是指在网络上发布调研信息,并在互联网上收集、记录、整理、分析和公布网民反馈信息的调查方法,并可将调查数据库导出,在线下进行进一步分析。它是传统调查方法在网络上的应用和发展。

该法的优点包括：① 简便易行。② 调查地域范围广。③ 调查费用低。④ 回收率高。⑤ 信息回馈的速度快。⑥ 不受调查员主观影响。

其缺点包括：① 真实性难以保证。② 调查对象难以确保代表总体。③ 无法深入调查。④ 受访对象难以限制，针对性不强。

（三）现场自填法

现场自填法又称集中填答法，是指先通过某种形式将调查对象集中在调查现场，每人发放一份问卷，由调查员统一讲解调查目的、要求、问卷填答的方法等事项，再请调查对象当场完成问卷，并由调查员统一收回的方法。

该法的优点包括：① 有调查员的当场解释说明，填答质量较高。② 短时间内，完成大量的调查。③ 回收率高。④ 节约经费。

其缺点包括：① 许多调查研究的样本难以实现集中。② 填答中容易受到群体压力或相互作用的影响。

第四节 问卷设计与评价

问卷（questionnaire）又称为调查表，是一组问题及其对应答案组成的表格，在定量调查中用于收集资料的一种工具。问卷设计的好坏直接影响所收集资料的信度和效度，从而影响调查结果。在问卷设计时应根据研究的目的和调查的方式，设计对应的调查表，以提高调查的质量。

一、问卷的类型与一般结构

（一）问卷的主要类型

根据收集资料的方法不同，问卷可分为访谈式问卷和自填式问卷。

1. 访谈式问卷 访谈式问卷是由调查者按照事先设计好的问卷向被调查者提问，然后根据被调查者的回答进行填写的问卷。填写说明可不列入调查表，调查问题也可以较复杂。

2. 自填式问卷 自填式问卷是指由调查者发给（或邮寄给）被调查者，由被调查者自己填写的问卷。一般要求有详细的填写说明，问题不宜太复杂。

（二）问卷的一般结构

在长期的调查实践中，人们逐渐总结出一套较为固定的问卷结构。问卷一般包括标题、封面信、指导语、问题和答案、编码和调查记录等。

1. 标题 问卷的标题是概括说明调查研究主题，使被调查者对将要回答的问题有总体的认识。问卷标题的设计，应简明扼要，易于激发调查对象的兴趣和责任感，如"医务人员工作满意度调查"。

2. 封面信 封面信是写给调查对象的短信，通常放在问卷的标题之后。封面信的内容包括问候语、调查目的、调查结果的用途、调查者的身份、恳求合作、表示感谢、说明隐私保护等。封面信要语言简洁、中肯，篇幅宜短，一般在 200 字左右。封面信是取得调查对象信任和合作的一个重要步骤。

3. 指导语   指导语又称填写说明,是对问卷填写的说明和某些概念的解释,以告知或提示调查对象正确填答问卷。如"凡符合您的情况和想法的项目,请在相应的括号中划'√';凡需要具体说明的项目,请在横线上填写文字"。

4. 问题和答案   这是问卷的主体,是问卷必不可少的部分。按问题测量的内容,可以将问题分为特征问题、行为问题和态度问题三类,特征和行为问题又称事实问题。特征问题用以测量调查对象的基本情况,如年龄、性别、职业等;行为问题用以测量调查对象过去至现在发生的某些行为,如吸烟行为等;态度问题用以测量调查对象对某问题或事件的观点、态度。研究员应根据研究目的设计调查问题的类型。

5. 编码   编码是将问卷中的每一个问题以及备选答案给予统一设计的代码,是将问卷中的信息数字化的工作过程。编码工作既可以在问卷设计的同时就设计好,也可以等调查工作完成以后再进行。前者称为预编码,后者称为后编码。在实际调查中,研究者一般采用预编码。

6. 调查记录   为了明确责任和便于查询、核实,在问卷的最后调查员需填写调查记录。一般包括调查员姓名、质控员姓名、调查时间、地点等。

二、问卷设计的原则与步骤

(一)问卷设计的原则

1. 目的性   调查的内容必须与本次研究的目的、主题相一致。所有问题目的明确、重点突出,避免可有可无。

2. 反向性   问卷的设计与研究步骤恰好相反,问卷中的问题是研究者根据调查目的反推出来的。运用这种反向原则,可以保证问卷中的每个问题都不偏离研究目的,并且已经充分考虑了统计分析方法,避免了资料分析阶段无法分析或处理的问题和答案。

3. 实用性   问卷设计要比较容易让调查对象接受,用词得当,容易理解,避免使用容易让人误解的词语,如俚语、俗语和专业术语。

(二)问卷设计的步骤

1. 明确研究目的   问卷是定量研究资料收集工具,是实现研究目的途径,问卷设计前,必须明确调查研究目的,并将研究目的和研究假设分解为一系列可测量的指标,以便用相应的问题条目来回答。如调查某高血压患者的生命质量,可以将生命质量分解为生理状态、心理状态、社会生活状态等一系列可测指标,再运用相应的问题条目进行具体的表达。

2. 建立问题库   问题的来源主要有两个途径:① 头脑风暴法,适用于首次测量的领域,或对现有的问卷进行修改,以适用于测量对象和测量目的的改变。先让与调查有关的人员组成研究小组,小组成员可以围绕研究的目的和基本内容,自由讨论,交换意见,然后再将提出的问题进行归类、合并、删除等处理。② 借鉴其他问卷条目,即从已有的问卷中根据研究目的筛选出符合要求的条目,是一种常用的问题来源。由于借鉴的条目已经过长时间、反复的应用和检测,通常具有较好的信度和效度。尽管如此,经筛选、组合后的问卷仍然需要进行信度与效度检验。若引用外文的问卷或条目,翻译后也需要做检验。如生命质量评价常用的 WHO 生存质量量表(WHOQOL)由中山大学卫生统计学教研室主持研制,开发了中文版 WHOQOL - 100 和 WHOQOL -BREF 量表。

3. 设计问卷初稿   根据研究目的和调查对象的特点,先从建立的问题库中选择适合的条目;

再对选择的问题进行规范化、标准化和量化处理;按照某种逻辑对问题的顺序进行合理的排列;形成结构完整的问卷初稿。

4. 试用和修改　通过预调查或该领域的专家发现问卷中存在的错误、缺陷,并做出针对性的修改。如果条件允许,可首先通过专家进行主观性评价,进行第一次修改,然而通过预调查进行客观评价,再次修改。

5. 检验信度和效度　问卷需要进行信度和效度检验,以衡量问卷设计的质量。经过信度和效度检验后,才能确定问卷的正式版本。

三、问题与答案的设计

（一）问题的设计

根据问题是否有备选答案,将问题分为以下3种类型:开放式、封闭式和混合式。

1. 开放式问题　提出问题时,没有拟定答案,被调查者可自由地发表意见,充分地表达自己的看法和理由,对调查对象的知识水平和文字表达能力有一定的要求,同时也会出现资料整理与分析的困难,适用于问题答案复杂、答案范围无法预知,或者想对问题进行深入探讨的情况下。

2. 封闭式问题　有备选答案的问题,备选答案固定,被调查者可以从备选答案中选择来快速作答。因为答案是已知的,所以便于调查对象回答,从而提高了问卷的回收率,但同时也会有答案罗列不全、难以察觉被调查者对问题的不正确理解,以及提供了猜答和随便选答的机会。封闭式问题适用于已知可能性答案的范围、答案的数量相对有限并且答案为事实性内容的情况。

3. 混合式问题　混合式问题是指在封闭式问题和答案的最后加上一项"其他",由调查对象自由发表与该问题相关、不在选项中的想法和意见。混合式问题是开放式问题和封闭式问题的有效结合,在克服了封闭式问题的缺陷的同时,充分发挥了开放式问题的优势。

（二）答案的设计

答案的设计一定要穷尽所有可能,即被调查者在备选答案中能够找到或者填写符合自己情况的答案。

1. 填空式　常用于封闭式问题中一些能定量回答的问题,例如,"您的年龄? ＿＿＿＿＿岁"。或者开放式问题及混合式问题。

2. 二项选择式　问题的答案分为"是"与"否",或"有"与"无"等两个相互排斥的答案,由被调查者选择其一。这种形式对于研究者和被调查者而言,简单易行,应用广泛。但是人为地合并了许多相关、但有程度差异的答案,例如,满意度调查中,答案仅有"满意"与"不满意",被调查者如果即非满意又非不满意,在选择答案时会无所适从,不知如何作答,无论选择"满意"与"不满意",均与实际情况不符。

3. 多项选择式　备选答案超过2个的形式,在问卷设计中应用最广,一般认为5~7个答案比较适宜,最多不宜超过10~15个。排列答案时,如果答案之间没有顺序,可以任意排列;如果有一定顺序关系,应按照顺序排列,以免逻辑混乱,影响被调查者选择答案。

4. 排序式　要求调查对象从所列的答案中,按照一定标准进行先后选择或者排序的方法。它比较适用于有一定先后次序、重要性或强弱程度的等级排序问题。例如,在青年学生性教育者选择中,提问"你最愿意接受的性教育,应由谁来开展? 请按照最愿意(5分)到最不愿意(0分)

进行排序。＿＿＿＿＿同年级同学，＿＿＿＿＿高年级同学，＿＿＿＿＿辅导员/班主任，＿＿＿＿＿任课教师，＿＿＿＿＿校外专业人士"。

5. 图表式　有些问题的答案可以用图表的方式列出,常用的形式有线性尺度、表格、矩阵、脸谱、梯形等,其中线性尺度和表格用得最多。线性尺度的通常做法：绘出一条10 cm长的刻度线,线的两个端点代表某种特征的两个极端情况,被调查者可依据自己的实际情况,可在线上的适当地方做标记回答,例如癌症患者生活功能指数(FLIC)的答案形式即为线性尺度。线性尺度操作起来比较困难,被调查者选择时有失误的可能,且极少有人选择线性尺度的极端。矩阵式是指将同一类型的若干个问题集中在一起,构成一个问题的表达方式,它节省了问卷的篇幅以及被调查者阅读和填写的时间。

（三）问题的排列

容易回答的问题(事实问题)放在前面,较难回答的问题(态度问题)放在中间,敏感性问题(如动机、隐私等问题)放在后面。封闭式问题放在前面,开放式问题放在后面。

问题排序应有一定的逻辑顺序,符合应答者的思维方式,以提高问题回答的效果。例如,如果涉及时间,应该按照顺序或者倒序均可,不能无序地排列时间,让调查对象对调查工具的科学性产生怀疑;如果需要对行为(如吸烟)的持续时间(如吸烟年限)、频率进行询问,应首先询问是否发生该行为(是否吸烟)。

检验信度的问题应分割开来。

（四）问题设计的注意事项

1. 避免一句多问,即在一句话中询问两个问题,或者一个问题的两方面。

2. 避免断定式问题,如"你不抽烟,对吗?"的正确提法应该为"你是否抽烟"。

3. 避免使用俚语、俗语和专业术语,如不使用"心悸"等专业术语。

4. 避免提过于笼统的问题,如"爱""幸福"等抽象的提问。

5. 避免使用不确定的词语。

6. 避免诱导性问题。

7. 避免存在过多计算。

8. 避免使用假设性问题。

四、随机应答技术

调查研究中,传统的问卷法或访问法虽然可以调查了解某些行为、态度和意愿等,但是难以避免一些调查误差(如礼貌误差、迎合误差和社会期望偏倚等)和获取某些确切信息(如个人隐私)。因此,美国社会学家沃纳(S. L. Warner)于1965年创造一种新的心理卫生调查研究方法,即随机应答技术(randomized response technique, RRT),又称为敏感问题的调查与统计处理技术,是指在调查过程中使用特定的随机化装置,除被调查者以外的所有人均不知道被调查者的回答是针对哪一个问题,以便保护被调查者的隐私,最后根据概率论的知识计算出敏感问题特征在人群中的真实分布情况的一种调查方法。该技术的宗旨就是最大限度地保证被调查者的隐私不会被泄漏,从而取得被调查者的信任,获得真实可靠的资料。如应用随机应答技术调查少女婚前性行为与人工流产等敏感问题。

知识链接：随机应答技术

随机应答是用于结构式访谈的研究方法。由沃纳(S. L. Warner)在1965年最早提出，格林伯格(B. G. Greenberg)于1969年对该技术进行了修订。该技术在保证机密性(confidentiality)的情况下，让调查对象针对敏感问题(如犯罪行为和性行为)进行回答。在调查员不知情的情况下，无论事实真相是什么，问题是否正确被回答，机遇是随机的。例如，社会学家曾使用此技术调查人们是否吸毒、是否非法持有电话、是否逃税。在人工流产合法之前，社会学家使用此技术调查女性是否堕过胎。

资料来源：Wikipedia

五、问卷的信度和效度

(一) 问卷的信度

信度(reliability)即可靠性或可信度，它是指采用同样的方法对同一对象重复测量时所得结果的一致性或稳定性程度，其目的是控制和减少随机误差的产生。信度指标多以信度系数表示，其基本类型主要有以下5种。

1. 复测信度(test-retest reliability)　复测信度是指用同样的问卷对同一组被调查者间隔一定时间重复施测，计算两次施测结果的相关系数。由于重测信度法需要对同一样本试测两次，被调查者容易受到各种事件、活动和他人的影响，所以重复测量的时间以2~4周为宜，因此在实施中有一定困难。复测信度系数越高，说明测量误差越少，测量结果的一致性和稳定性越高。一般来说，r≥0.70，即可认为该测量结果有足够的可信度。

2. 复本信度(alternate form reliability)　复本信度是指让同一组被调查者一次填答两份问卷复本，计算两个复本的相关系数，来评价两个问卷测量结果的相关性。其相关系数越大，说明两份问卷的信度越高。复本信度法要求两个复本除表述方式不同外，在内容、格式、难度和对应题项的提问方向等方面要完全一致，而在实际调查中，很难使调查问卷达到这种要求，因此采用这种方法者较少。

3. 折半信度(split-half reliability)　折半信度是指将调查项目分为两半，计算两半得分的相关系数，进而估计整个量表的信度。如果折半信度很高，说明这份问卷题目之间的难度系数相当，调查结果的信度越高。进行折半信度分析时，如果量表中含有反意题项，应先将反意题项的得分做逆向处理，以保证各题项得分方向的一致性，然后将全部题项按奇偶或前后分为尽可能相等的两半，计算二者的相关系数，最后用斯皮尔曼-布朗公式(Spearman–Brown formula)校正后，求出整个问卷的信度系数。

4. 内部一致性信度(internal consistent reliability)　内部一致性信度是指问卷对每个概念的测量往往都要用一系列的条目，因而根据这些条目之间的相关性可以评价信度。科让巴契(Cronbach)α信度系数是目前最常用的信度系数，它评价的是量表中各题项得分间的一致性，属于内在一致性系数，取值在0~1之间。一般来说，α系数在0.6以下，说明内部一致性信度不足；在0.7~0.8之间，说明问卷具有相当的信度；在0.8~0.9之间，说明问卷信度非常好。一般要求问卷的α系数大于0.8。

5. 评分者信度(inter-rater reliability) 有些问卷不是根据客观的记分系统记分,而是由调查者给被测者打分或评定等级,则这种测量的可靠性主要取决于调查者评分的一致性和稳定性。对于这种标准化程度较低的测量,就必须计算评分者信度,它分为两类:评分者间信度和评分者内信度。前者是用于度量不同调查者之间的一致性,后者是度量统一调查者在不同的场合下的一致性。两名调查者的评分间信度和测量两次的评分者内信度,可用皮尔森(Pearson)相关系数或肯多(Kendall)、斯皮尔曼(Spearman)等级相关系数表示。如果调查者在 3 人以上或同一调查者测量 3 次以上,可采用肯多(Kendall)和谐系数来评定评分者信度。

(二) 问卷的效度

效度(validity)即有效性,指测量工具或手段能够准确测出所需测量事物的程度,测量结果与要考察的内容越吻合,则效度越高;反之,则效度越低。其基本类型主要有以下 4 种。

1. 表面效度(face validity) 表面效度指从表面上看,测量结果与人们头脑中的印象或学术界形成的共识的吻合程度,如果吻合程度高,说明表面效度高。它属于专家评价的主观指标。

2. 结构效度(construct validity) 结构效度是指问卷所能衡量到理论上期望的特征的程度,即问卷所要测量的概念能显示出科学的意义并符合理论上的设想。它是通过与理论假设相比较来检验的,根据理论推测的"结构"与具体行为和现象间的关系,判断测量该"结构"的问卷,能否反映此种联系。它是用两个相关的可以相互取代的测量尺度对同一概念交互测量,如果取得相同结果,说明有结构效度,一般用相关分析、因子分析等方法评价结构效度。

3. 内容效度(content validity) 内容效度是指测量内容和适合性和相符性,即测量所选题目能在多大程度上符合研究目的所要求达到的多个领域,它属于主观指标。内容效度的评估方法主要包括专家判断法、统计分析法和经验推测法。

4. 准则效度(criterion validity) 又称效标效度,是指测量结果与一些能够精确表示被测概念的标准之间的一致性程度。该指标评价测量结果与标准测量的一致性,即准则测量间的接近程度,用相关分析即相关系数表达效度系数。

(三) 信度与效度的关系

信度反映的是问卷调查结果是否一致的可靠程度,而不能说明所得结果正确与否;效度则能说明问卷调查结果的有效性。二者之间的区别主要在于涉及的误差不同,信度反映的是随机误差的影响,而失败的效度则是一种系统误差。

总的来说,信度是效度的必要条件而非充分条件,即一个工具要有效度就必须具备信度,即效度高,信度一定高;不可信就不可能正确,即信度不高,效度也不会高;但有了信度不一定有效,即信度高,效度不一定也高。所以,有效的问卷必定是可信的问卷,但可信的问卷未必是有效的问卷。

本章小结

本章首先介绍了社会医学常用研究方法,然后分别介绍了定性研究和定量研究方法,并进行了两种类型方法的比较,具体介绍了观察法、深入访谈法、专题小组讨论、选题小组讨论和德尔菲法等定性研究方法,结构访谈法、自填问卷法和现场自填法等定量研究方法,最后详细介绍了问卷设计,包括问卷的类型与一般结构、问卷设计的原则与步骤、问题与答案的设计、随机应答技术,以及问卷的信度和效度。

练习题

1. 单项选择题

（1）社会医学最主要的研究方法是（　　）。

A. 文献研究　　　　　B. 评价研究　　　　　C. 调查研究　　　　　D. 实验研究

（2）以下属于定量研究的方法是（　　）。

A. 问卷调查　　　　　B. 专题小组讨论　　　C. 个别深入访谈　　　D. 观察法

（3）问卷的主体是（　　）。

A. 封面信　　　　　　B. 问题与答案　　　　C. 编码　　　　　　　D. 指导语

（4）问卷答案形式中最常见的是（　　）。

A. 填空式　　　　　　B. 二项选择式　　　　C. 多项选择式　　　　D. 图表式

（5）关于问卷的信度和效度的关系的说法错误的是（　　）。

A. 效度高，信度一定高　　　　　　　　B. 信度不高，效度也不会高

C. 有效的问卷必定是可信的问卷　　　　D. 可信的问卷一定是有效的问卷

2. 名词解释

（1）调查研究

（2）定性研究

（3）问卷

（4）观察法

3. 简答题

（1）社会医学的研究类型有哪些？

（2）社会医学常用的调查研究方法有哪些？

（3）问卷的结构主要包括哪几方面？

（4）问卷的设计包括哪些步骤？

思考题

如何开展一项社会医学调查研究，包括哪些基本步骤？

案例分析

在艾滋病防治研究中，依据"知信行"模式，个体若发生高危行为，多由于其不相信高危行为会导致其感染艾滋病，而其之所以不相信高危行为会导致其感染艾滋病，是由于其缺乏艾滋病防治相关知识，因此艾滋病健康教育往往针对文化程度较低的群体，如农民工等，并在实践中取得了一定效果。

截至 2014 年底，全球存活 HIV（human immunodeficiency virus）感染者和 AIDS（acquired immune deficiency syndrome）患者 3690 万，HIV 新发感染较 2000 年降低了 35%，其中青年人群 HIV 新发感染的减少得益于高危性行为发生率降低、安全套使用率提高。自 2006 年以来，中国青年学生艾滋病疫情却逐年上升，增长迅速，以性传播为主。各省问卷调查研究显示，青年学生艾滋病知识水平高，自报告性行为发生率不高，性行为者中存在临时性行为等高危性行为，安全套使用率低。

试分析：

（1）文化程度较高的青年学生，为什么存在知行不一致的情况？

（2）可通过什么方法来收集资料，可更为全面地反映青年学生感染艾滋病的风险？

推荐网站或资料

1. 问卷网（网络自填法可利用的网站）. https://www.wenjuan.net/

2. 问卷星（网络自填法可利用的网站）. https://www.sojump.com/

第六章 社会健康状况评价

学习目标

掌握 社会健康状况概念,常用的人群健康状况单一型评价指标及其意义。

熟悉 社会健康状况评价意义,人群健康状况及人群健康影响因素评价指标。

了解 社会健康状况评价程序,当前世界及我国面临的主要健康问题。

导引案例

中共中央、国务院日前印发了《"健康中国 2030"规划纲要》,2030 年中国的健康指数将有以下变化:① 延长寿命,减少死亡:2020 年,人均预期寿命达到 77.3 岁,2030 年达到 79 岁。婴儿死亡率、5 岁以下儿童死亡率、孕产妇死亡率分别从目前的 8.1‰、10.7‰和 20.1/10 万,下降至 2030 年的 5.0‰、6.0‰和 12/10 万。② 优化医疗资源:到 2030 年,优质高效的整合型医疗卫生服务体系全面建立。每千常住人口执业(助理)医师数达到 3.0 人,注册护士数达到 4.7 人。③ 医保成熟定型:到 2030 年,全民医保体系成熟定型。现代商业健康保险服务业进一步发展,商业健康保险赔付支出占卫生总费用比重显著提高。④ 改善健康环境:地级及以上城市空气质量优良天数比率在 2002 年超过 80%,到 2030 年持续改善。地表水质量达到或好于Ⅲ类水体比例在 2020 年超过 70%,到 2030 年持续改善。到 2030 年,食品安全风险监测与食源性疾病报告网络实现全覆盖。

资料来源:http://www.gov.cn/xinwen/2016 - 10/25/content_5124172. html

试回答:

(1) 上述材料中提及的社会健康状况评价指标有哪些?

(2) 根据上述材料分析影响我国人群健康状况的因素。

第一节 概 述

一、社会健康状况的概念与内容

社会健康状况(social health condition)是指人群的健康状况,以及影响人群健康的各种因素的状况。

WHO 提出:健康不仅是没有疾病或虚弱,而是一种身体、心理和社会的完好状态。这全面阐释了现代医学模式对健康的理解,同时表明人群健康状况不仅受生物遗传因素的影响,还受到自然和社会环境、心理因素、行为生活方式及卫生服务等因素的影响。

社会健康状况内涵广泛,主要包括人群的健康状况,与健康有关的社会、经济状况,卫生政策与体制,健康保障与公平性,卫生资源,卫生行为等。人群健康状况是自然因素与社会因素综合作用的反映,社会因素对人群健康的影响尤其重要。

二、社会健康状况评价的含义与意义

社会健康状况评价应该包括两方面:人群健康状况评价及与人群健康有关的影响因素评价。通过分析、研究人群的健康水平及其发展变化趋势,探讨人群存在的主要健康问题,筛选影响人群健康状况的主要因素,评估各种健康计划、方案、措施的效果。

社会健康状况评价有助于做出科学的"社会诊断",开出针对性的"社会处方"。其意义在于以下三方面。

1. 该评价是科学管理卫生事业的基础　通过分析人群健康状况,判断主要的社会卫生问题,识别重点保护人群及重点防治对象,有利于合理分配卫生资源,科学组织卫生服务,最大限度满足人民卫生服务需求,实现最好的社会效益。

2. 该评价为卫生政策与措施的制定提供依据　社会健康状况评价指标已成为 WHO 制定全球卫生战略、实现"人人享有卫生保健"目标的主要评价指标,为全面评估社会经济和卫生事业发展成效、制定卫生政策和全民健康策略、合理调整卫生服务工作重点和疾病预防控制策略及措施提供科学依据和基础数据。

3. 该评价是国家或地区卫生事业发展的重要卫生信息　比较、分析不同历史时期、不同国家、地区的社会健康状况,研究其差异、变化和发展趋势,可以有效地促进社会健康状况的改善。

三、社会健康状况评价的程序

（一）确定社会健康状况评价的内涵

对于人群健康状况的评价,应依据 WHO 提出的生物—心理—社会三维健康的概念,全面地评价,而不只是单纯评价躯体健康;对于健康影响因素,应侧重各种社会环境因素的评价。

（二）概念的具体化与范畴化

WHO 提出的健康状况评价应包括 3 个范畴:① 核心范畴,涉及听力、疼痛、认知能力、行动能力等十方面。② 核心边缘范畴,包括社会职能、交流能力等四方面。③ 健康相关范畴,如自理能力、人际关系、日常活动和角色三方面。

（三）构建评价指标体系

社会健康状况评价指标的选择一般有两个渠道,一个是专家咨询法(德尔菲法)或召开专家论证会,对指标进行筛选;另一个是文献研究,在有关文献当中寻找适宜的指标。指标应当具备有效、可靠、灵敏和特异四个特征,做到评价内容全面、结构合理,具有较强的科学性和可操作性。

（四）收集相关资料

根据选定的指标,制定收集资料工作计划,开展资料收集工作。资料的来源主要包括文献法和调查法。

（五）分析指标与结果

把来自调查和文献的资料加以整理,对指标进行归类,形成结果。通过对收集资料的综合分析,评价社会卫生状况,得出评价的结论。

四、社会健康状况评价的资料来源

社会健康状况评价的信息、资料来源主要包括文献资料和调查监测资料。

（一）文献资料

1. 生命统计资料　生命统计资料是一种重要的和基本的资料来源。包括出生、死亡等。我国可以从户籍登记机构(公安局)中获得相应地区的人口出生、死亡统计资料,在设立死因监测点与疾病监测点的地区内的医院保健科负责对居民死因的调查核实。

2. 人口普查资料　人口普查是指在国家统一规定的时间内,按照统一的方法、统一的项目、统一的调查表和统一的标准时点,对全国人口普遍地、逐户逐人地进行的一次性调查登记。人口普查资料是社会、经济和人口统计情报的重要来源。如性别年龄别人口数、死亡率、出生率、人口自然增长率、平均期望寿命等指标都可以从人口普查资料当中获得。人口普查常规为每10年进行一次,在此期间每年有1次5%或10%的抽样调查,以适应数据更新的要求。

3. 卫生服务常规登记　有关人群健康状况的指标,如疾病别发病率、死亡率、患病率,儿童生长发育指标和卫生服务供给指标等,可以通过查阅卫生服务常规登记资料获得。例如,我国婴儿死亡率、孕产妇死亡率、儿童系统管理率等指标可以从妇幼保健所(院)的日常登记资料获得;医疗机构提供的门诊、急诊、住院服务的工作量可以从医院的常规登记资料中获得;卫生经费的收入与支出情况、卫生设备和设施的情况可以从卫生和计划生育委员会的常规资料中获得。

卫生服务常规登记资料的好处是资料易于获得,费用低,信息量大,具有连续性,可以用来进行纵向分析。卫生服务常规登记资料缺点主要包括第二手资料所具有的缺点以及资料的完整性和准确性问题。第二手资料的缺点主要是在收集资料时没有针对要解决的具体问题或要完成的任务,在实际使用时常感到其不能满足需要。另外,由于填报资料的人员没有受过培训,或者责任心不强,造成了资料质量问题。在应用这些资料时必须首先考核资料的完整性和可靠性,并设法改善这种资料的可利用性,例如婴儿死亡率、孕产妇死亡率和法定传染病的发病率都存在漏报情况,必须在提交了漏报率的基础上才能够使用这些资料。

4. 疾病登记　疾病登记常常可以提供某个系统或某种疾病的发病、死亡、治疗和其他信息。例如一些专科医院对某些具有特殊意义的疾病如肿瘤、心血管疾病、地方病或传染病以及罕见疾病的发病和死亡情况制订专门的表格进行登记。

5. 相关部门资料　相关部门资料是指卫生部门以外的与健康相关的其他部门的资料,或者是非卫生专业人员协助搜集的资料。如气象、环保、民政、教育、社会保障等部门的资料。

（二）调查和监测资料

1. 调查资料　有些资料无法从常规登记资料当中获得,需要组织专题调查。例如对居民卫生服务需要和利用的了解(两周病伤率、慢性病患病率、就诊率、住院率等),就要通过卫生服务调查来获得;对居民亚健康状况的了解,就要通过症状功能评价来分析;对居民生活质量的评估,也要通过专门的家庭询问调查来完成。常用的现场调查方法有3种:家庭调查、机构调查和典型调查。

2. 监测资料　一些重点防控的传染病和慢性非传染性疾病,如结核、艾滋病、高血压、糖尿病等疾病的信息,需要建立疾病监测点,及时获得这些疾病的发生、流行情况,以制定有效的措施防治疾病的发生和发展。疾病和死亡的监测给各国制定卫生政策提供了重要的信息,计算机技术的发展和网络的应用,将会更加完善疾病监测系统的发展。

此外联合国、WHO等国际组织以及我国卫生和计划生育委员会等国家机构已有很多现成的文献资料可供我们使用。表6-1列出了一些相关资料名称和网址。

表6-1   世界和中国卫生状况的部分文献资料来源

资 料 名 称	出 版 机 构	网 址
The World Health Report	WHO	www.who.int
World Health Statistics	WHO	www.who.int
Demographic Yearbook	联合国	www.un.org
The State of the World's Children	联合国儿童基金会	www.unicef.org
The State of World Population	联合国人口基金会	www.unfpa.org
The World Development Report	世界银行	www.worldbank.org
中国统计年鉴	国家统计局	www.stats.gov.cn
中国卫生和计划生育统计年鉴	国家卫生和计划生育委员会	www.nhfpc.gov.cn
中国环境状况公报	环境保护部	www.mep.gov.cn

第二节   社会健康状况评价指标

社会健康状况评价指标由两部分组成,即人群健康状况指标和影响人群健康相关因素指标。人群健康状况是建立在个体健康状况的基础上,依据现代医学模式和健康观,对健康状况的评价,应从生物学、心理学、社会学三维角度进行综合评价,个体健康状况及其评价是基础医学和临床医学的重要研究内容,社会医学侧重于群体健康状况的评价。

一、指标选择原则

对群体健康状况指标体系结构的认识有助于对整体健康状况全貌的理解。但在具体应用时,不可能也没有必要把各方面的指标全都选入,而应遵循下列原则。

1. 目的原则   针对具体的问题选用相应的指标。如重点在于描述负向健康时,可以选用疾病和死亡指标;做大群体评价时,可以在每一方面选取有代表性的指标或设法把多方面的指标转换成一个或者少数几个综合指标;对身体健康状况做出评价时,可以选用反映身体健康的指标。

2. 可行性原则   所选用的指标要容易得到。许多指标是很好的健康指标,如慢性病发病率、人群智力结构、人群的行为能力等的确是很好的健康指标,但很难获得,其使用范围相应受到限制。相反,一些容易获得的间接指标,如人均国民收入、职业构成比、消费结构和消费水平等社会经济方面的指标和与死亡有关的指标应用得相当广泛。

3. 公认原则   健康状态评价一般应选用那些有科学依据、常被权威机构或专家使用的指标,即社会公认的指标。目前在不同地区、国家乃至世界范围内说明人群健康状况几乎都使用下列指标:平均期望寿命、总死亡率、婴儿死亡率、出生率、传染病发病率、慢性病患病率、成人识字率、儿童营养状况、安全用水普及率等。

4. 敏感性原则　选用的指标对健康状况的变化应具有一定的敏感度。如在死亡水平极低的情况下,再用死亡率作为群体健康状况指标时就不能充分说明健康水平的变化,而应选择其他指标,如健康寿命年等。

二、人群健康状况评价指标

人群健康状况评价指标全球尚未有统一标准,处于不断发展和完善中。目前常用的人群健康状况评价指标分为单一型和复合型两种。

（一）单一型评价指标

单一型评价指标是指从某一方面,如疾病、死亡、生长发育等测量健康。

1. 生长、发育统计指标　儿童生长发育状况是衡量营养状况和妇幼卫生工作的重要指标。主要包括低出生重量婴儿百分比、年龄别性别低身高百分比、年龄别性别低体重百分比等。如5岁以下儿童体重不足百分比被 WHO 列为千年发展目标实施情况的监测指标之一。世界各国儿童低体重百分比差异较大,据 2015 年世界卫生统计数据显示,2007~2014 年,5 岁以下儿童体重不足百分比,最低的为 0.2%,最高的 45.3%,我国 3.4%。

2. 疾病、伤残统计指标　疾病与伤残是反映居民健康状况的一个重要方面。不同的疾病、伤残统计指标,可以从不同角度说明疾病在人群中发生、分布的特征,以及对人群健康的损害程度。如反映疾病发生与频度的指标,发病率、患病率等,反映疾病构成与顺位的指标,疾病构成、疾病顺位等,反映疾病严重程度的指标,病死率、因病休工(学)天数、治愈率、生存率、残疾患病率等。

3. 死亡统计指标　死亡统计主要研究人群的死亡水平、死亡原因及其变动规律,反映了社会生活环境、医疗卫生服务质量、人口年龄结构等综合作用的状况,一般包括粗死亡率、年龄别死亡率、婴儿死亡率、新生儿死亡率、5 岁以下儿童死亡率、孕产妇死亡率、死因别死亡率、死因构成比和死因顺位、期望寿命等。

婴儿死亡率(infant mortality rate, IMR)是指某年活产儿中未满 1 周岁婴儿的死亡频率,婴幼儿时期,对社会经济、环境和卫生条件的变化比较敏感,婴儿的各个时期死亡率有明显的差异,通常出生一天之内死亡率最高,婴儿死亡率对期望寿命和人口增长影响很大且不受人口构成的影响,具有可比性,能综合反映社会经济、文化教育、卫生保健事业发展和妇幼卫生工作的情况,是衡量一个国家或地区婴儿保健工作和社会(人群)健康状况的较敏感的重要指标。

5 岁以下儿童死亡率(Under-five mortality rate)是指某地区一年内未满 5 岁儿童死亡人数与该地区年内活产婴儿数之比。孕产妇死亡率(maternal mortality rate, MMR)是指某地区一年内孕产妇死亡数与该地区当年活产数之比。它们与婴儿死亡率一起成为反映母婴安全的关键指标,也是衡量一个国家和地区社会经济发展和人群健康状况的重要指标,均被列为联合国千年发展目标。

期望寿命(life expectancy)是指同时出生的一代人活到某岁时,尚能生存的平均年数。是假想的同时出生的一代人寿命的"期望值"。它既能综合反映各个年龄组的死亡水平,又能说明人群的健康水平,是评价不同国家(地区)、不同时期社会健康状况的主要指标之一。

表 6-2　常用人群健康状况评价指标

指　　标	计　算　方　法	指　标　意　义
新生儿低体重百分比(%)	新生儿出生重量低于 2500 克的人数/同期活产婴儿总数	反映居民营养状况和妇幼保健工作水平的重要指标之一
5 岁以下儿童体重不足百分比(%)	5 岁以下儿童体重低于同年龄儿童体重标准的人数/同年龄儿童总数	反映自出生以来营养不良的累积作用,也可反映社区食物供应情况
发病率(%,‰,1/10 万)	一定时期内某人群中某病新病例数/同期该人群暴露人口数	疾病流行强度指标,反映疾病对人群健康影响的程度
患病率(%,‰,1/10 万)	某一时点(期间)某人群中某病新旧病例数/该时点(期间平均)人口数	表示病程较长的慢性病的发生或流行情况,用于估计某病对居民健康危害程度的严重程度
死亡率(‰)	某人群某年总死亡人数/该人群同年平均人口数	反映一个地区居民总死亡水平,衡量一个地区不同时期人群健康状况和卫生保健水平
病死率(%,‰,1/10 万)	某时期内因某病死亡人数/同期某病的患者数	反映疾病的严重程度,也可反映医疗诊治能力与水平
死因构成比(%)	同年某死因死亡数/同年内死亡总数	用于观察何种疾病是造成当地居民死亡的主要原因
婴儿死亡率(‰)	某地区一年内未满 1 岁婴儿死亡人数/该地区年内活产婴儿数	综合反映社会经济、文化教育、卫生保健事业发展和妇幼卫生工作的情况,是衡量国家或地区社会健康状况的敏感指标
5 岁以下儿童死亡率(‰)	指某地区一年内未满 5 岁儿童死亡人数与当年活产数之比	综合反映儿童健康水平和变化的主要指标
孕产妇死亡率(1/10 万)	某年因孕产而死亡产妇数/同年出生总数	是评价妇幼保健工作及人群健康状况重要指标
期望寿命(岁)	根据寿命表计算	综合地反映各个年龄组的死亡水平和人群的健康水平,是评价不同国家、地区社会健康状况的主要指标之一

知识链接：寿命表

　　寿命表分为现时寿命表和定群寿命表,较多使用的为现时寿命表,其数据由横断面观察而得。以获得的某年(或某一时期内)所有年龄组死亡率为已知数据,然后认为假定同时出生的一代人(一般有 10 万人),按照这些年龄组死亡率先后死去,直至死完为止,分别算出这一代人在不同年龄组的"死亡概率""死亡人数""尚存人数"及"期望寿命"等。

　　　　　　资料来源：方积乾.卫生统计学[M].第 7 版.北京：人民卫生出版社,2012

（二）复合型评价指标

随着社会经济的发展,疾病谱和死因谱的转变,单纯应用单一型评价指标评价人群健康状况敏感性和全面性有所降低,一些新型复合型评价指标应运而生。其中健康期望寿命(health expectancy)作为一种复合型指标,在期望寿命的基础上,可对人群健康状况进行更为科学合理的综合性评价。"健康期望寿命和伤残进程国际网络"将健康期望寿命指标归纳为两大指标群,即健康状态期望指标群(health state expectancy, HSE)和健康调整期望寿命指标群(health-adjusted life expectancy, HALE)。

1. 减寿人年数（potential years of life lost，PYLL）　也称潜在减寿年数。指某一人群一定

时期内(通常为一年)在目标生存年龄(通常为 70 岁或出生期望寿命)以内死亡所造成的寿命减少的总人年数。是"早死"的全体死者共损失的人年数,强调了"早死"对人群健康的损害。可用于衡量某死因对人群的危害程度,确定重点疾病,明确主要卫生问题;并适用于防治措施效果评价、卫生政策分析。

2. 无残疾期望寿命(disability-free life expectancy,DFLE;life expectancy free of disability,LEFD)　由美国学者苏里范(Sullivan)提出,以残疾作为观察终点,利用现时寿命表的计算原理,通过扣除处于残疾状态下所消耗的期望寿命,得到无残疾状态的期望寿命,是质量较高的生命过程。LEFD 综合了死亡率和残疾率两个指标,能更好地反映一个国家和地区社会经济和卫生状况的综合水平。

3. 活动期望寿命(activity life expectancy,ALE)　由美国学者卡兹(Katz)提出,以日常活动自理能力(ADL)的丧失代替普通寿命表中的死亡作为观察终点,计算的健康期望寿命,是指人们能维持良好的日常生活活动功能的年限。

4. 伤残调整期望寿命(disability-adjusted life expectancy,DALE)　为权重型指标,通过对不同健康状态期望寿命的权重调整,计算的等价于完全健康状态的理论生存年数。是扣除了死亡和伤残影响之后的期望寿命,它将人群的生存质量和死亡状况结合起来进行健康测量,能更加准确地衡量人群健康水平。WHO 在 2000 年世界卫生报告中将 DALE 作为卫生系统绩效评价指标之一;2001 年又改进了 DALE 的计算方法,应用更细的权重分类,并将其更名为 HALE,即健康期望寿命(healthy life expectancy,or health adjusted life expectancy,HALE),可理解为"完全健康期望寿命"。

5. 伤残调整生命年(disability adjusted life year,DALY)　是指从发病到死亡所损失的全部健康寿命年,包括因早死所致的寿命损失年(years of life lost,YLL)和疾病所致伤残引起的健康寿命损失年(years lived with disability,YLD)两部分。DALY 可以定量计算因各种疾病导致的早死和残疾对人群寿命所造成的损失,是测量疾病负担的主要指标之一;可用于评价地区间的卫生健康状况,确定不同病种的疾病负担,进行卫生经济学评价等。WHO 和一些国际机构仍在不断提高 DALY 计算方法的质量,并将其作为评价人口健康状况的重要指标。

6. 质量调整寿命年(quality adjusted life years,QALYs)　是卫生技术成本—效用分析的主要指标,用来测量一项治疗的健康收益时,QALYs 要看该项治疗能够在多大程度上增加患者的预期生命年数和提高患者的生活质量,患者获得的寿命年数与健康相关生命质量乘积即得相应的QALY。它同时考虑了健康干预措施给病患带来的生存质量与生存时间两方面影响,在卫生经济学与药物经济学中的效用分析中得到广泛的应用。

三、人群健康影响因素评价指标

健康影响因素的指标主要包括人口、自然和社会环境,卫生保健,健康素养与行为,健康公平性等方面,其中评价自然环境、居民健康素养与行为等方面的指标被列入"'健康中国 2030'主要健康指标"及"联合国可持续发展目标"。

(一)人口、自然、社会环境指标

人口学指标是评价社会健康状况时描述社会人口特征的一类指标,常用的如人口负担系数,老龄化指数等。自然环境包括自然形成的地理环境,以及受人类影响而形成的生活、生产、食物等环境,常用的自然环境指标有农村自来水普及率、卫生厕所普及率、人均公园绿地面积等。社会环境包括一系列与社会生产力、生产关系密切相关的因素,即以生产力发展水平为基础的经济状况、教育、科技等,和以生产关系为基础的社会制度、法律、家庭婚姻等制度。如人均国内生产总值、成人识字率、贫困率等均是描述社会环境状况的指标。具体常用指标及含义见下表6-3所示。

表6-3 常用人口、自然环境和社会环境指标

类 型	指标名称	指 标 含 义
人口学指标	人口自然增长率	指在一定时期内(通常为一年)人口自然增加数(出生人数减死亡人数)与该时期内平均人数(或期中人数)之比
	人口负担系数	指人口总体中非劳动年龄人口数与劳动年龄人口数之比
	老龄化指数	指同一人口总体中,老年人口数(65岁及以上)与少儿人口数(0~14岁)的相对比值
自然环境指标	农村自来水普及率	指农村饮用自来水人口数占当地农村人口总数的百分比
	卫生厕所普及率	指符合农村户厕卫生标准的累计卫生厕所数占当地农村总户数的百分比
	人均公园绿地面积	指城区内平均每人拥有的公园绿地面积
社会环境指标	贫困率	指全体居民中处于贫困线以下的人口比例
	人均国内生产总值	指一个国家或地区,在核算期内(通常为一年)实现的生产总值与所属范围内的常住人口的比值
	恩格尔系数	指居民家庭的食品支出金额在消费支出总金额中所占的比例
	成人识字率	15岁及以上识字人口占总人口的百分比

(二) 卫生保健指标

卫生保健指标包括卫生保健服务指标、卫生保健资源指标。卫生保健服务指标主要包括卫生服务需要指标、卫生服务利用指标和预防保健服务指标等,卫生保健资源指标主要包括卫生人力资源指标、卫生物质资源指标和卫生经济指标,反映在一定的社会经济条件下,国家、社会、个人对卫生保健综合投入的客观指标,主要指标见下表6-4所示。

表6-4 卫生保健指标

类 型		指 标 名 称
卫生保健服务指标	卫生服务需要指标	两周患病率
		慢性病患病率
		两周活动受限率
		残障率
	卫生服务利用指标	两周就诊率
		年住院率
		住院者平均住院天数
	预防保健服务指标	产前检查率
		住院分娩率
		1岁以下儿童疫苗接种率
卫生保健资源指标	人力资源指标	每万人口医生数
		每万人口护士数
		每万人口药剂师数
	物质资源指标	每万人口病床数
		每万人口医疗机构数
	财政投入指标	卫生总费用占国内生产总值百分比
		人均卫生费用

（三）健康素养与行为指标

2013 年 WHO 指出提高公众健康素养是公共卫生领域的当务之急。2009 年我国将健康素养作为国家基本公共服务健康教育项目的重要内容，2012 年"居民健康素养水平"指标被纳入《国家基本公共服务体系建设"十二五"规划》和《卫生事业发展"十二五"规划》，成为一项衡量国家基本公共服务水平和人民群众健康水平的重要指标，2016 年该指标被列为"健康中国 2030"的建设目标之一。健康素养是指个人获取和理解基本健康信息和服务，并运用这些信息和服务做出正确决策，以维护和促进自身健康的能力。居民健康素养水平，指具备基本健康素养的人在总人群中所占的比例。

健康行为指标有吸烟率、饮酒率、经常参加体育锻炼的人数等。根据 1996 年我国吸烟流行病学调查的指标定义：吸烟者指一生中连续或累积吸烟 6 个月及以上者；吸烟者在总人群中的百分比为吸烟率。被动吸烟者指吸入吸烟者呼出的烟雾，每天 15 min 以上，并且每周至少 1 d 者；被动吸烟者占不吸烟者的百分比为被动吸烟。以 2000 年 WHO《国际酒精消费和相关损害监测指南》推荐的系统综述作为标准，将不健康的饮酒行为划分为危险饮酒和有害饮酒：危险饮酒为男性饮酒者日均酒精摄入量≥41 g 且<61 g 的饮酒行为，女性饮酒者日均酒精摄入量≥21 g 且<41 g 的饮酒行为；有害饮酒定义为男性饮酒者日均酒精摄入量≥61 g，女性饮酒者日均酒精摄入量≥41 g 的饮酒行为。经常参加体育锻炼人数被列为"健康中国 2030"的建设目标，经常参加体育锻炼是指每周身体活动频度 3 次以上，每次身体活动 30 分钟以上，每次身体活动强度中度程度以上。

（四）健康公平指标

健康公平目前受到社会各界的广泛关注，WHO 指出，健康公平是健康的重大决定因素，包括不同国家之间、国家内部以及人群亚组间的健康公平性。常用的衡量健康公平性的指标有基尼系数（Gini coefficient）、差异指数（index of dissimilarity，ID）、集中指数（concentration index，CI）等。

1. 洛伦兹曲线（Lorenz curve）与基尼系数（Gini coefficient） 图 6-1 中的 OCL 曲线，称为洛伦兹曲线。它的横轴是人口百分比累计数，纵轴是收入百分比的累计值。在原点 O 到顶点 L 之间的对角线 OL 是绝对平均线，表示人口每增加 10%，收入就相应增加 10%，说明所有人的收入都是绝对均等的，但这只是一种理想状态。在实际情况下，人口每增加 10%，收入相应增加的

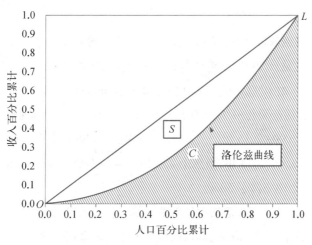

图 6-1 洛伦兹曲线

比例未必达到 10%，于是就出现了洛伦兹曲线。该曲线下凹的程度越大，就说明更多的人口享有相应更少的收入，也就是更加不平等；说明洛伦兹曲线偏离对角线越远，收入不公平的程度越高，此时洛伦兹曲线下的面积更小。为方便计算，将对角线与洛伦兹曲线之间的面积称为 S，将对角线下的面积称为 C，两面积之比就是基尼系数，即 $Gini = S/C$，该系数取值范围为 $(0,1)$，基尼系数越大，说明不公平程度越高。

2. 健康差异指数　反映不同社会经济特征（如收入、教育、职业等）人群的健康水平差异。其计算公式为：

$$ID = 1/2 \mid S_{jp} - S_{jh} \mid$$

其中，ID 表示健康差异指数，S_{jp} 代表某个社会经济特征第 j 个水平的人口比重，S_{jh} 代表某个社会经济特征第 j 个水平的患病比重。健康差异指数的取值范围为 $(0,1)$，值越大，说明不公平程度越高。

3. 集中指数　世界银行推荐的用于评估不同社会经济条件下健康和卫生服务不公平的指标，用来度量不同社会经济状况的地区间的区域公平性。其计算公式为：

$$CI = \frac{2}{n\bar{H}} \sum_{i=1}^{n} H_i R_i - 1$$

其中，CI 代表集中指数；H 代表健康变量；$\bar{H}$ 代表 H 的均值；R_i 代表第 i 个人的累积秩次；H_i 代表第 i 个人的健康变量。集中指数的取值范围为 $(-1,1)$，当健康变量在不同社会经济水平区域的分布没有差异时，集中指数等于 0，说明绝对公平；当健康变量集中在社会经济发展程度高的地区时，集中指数为正值，且越接近于 1，表明区域不公平程度越高；反之亦然。

第三节　当前社会健康状况

一、世界健康状况

（一）人群健康状况

1. 人群健康状况普遍改善且改善幅度较大　全球人口的平均期望寿命由 2000 年的 66 岁增至 2015 年的 71.4 岁，这是自 20 世纪 60 年代以来出现的最快增幅。儿童死亡率在世界范围内有大幅下降，新生儿死亡率由 1990 年的 36‰ 下降至 2015 年的 19‰，全球 5 岁以下儿童死亡率下降超过一半，从每 1000 名活产婴儿中 90 人死亡降至 43 人死亡，且年下降速度提高两倍，由 1990～2000 年间的 1.8% 增至 2000～2015 年间的 3.9%。全球孕产妇死亡率由 2000 年的 400/10 万降至 2015 年的 216/10 万。2000～2013 年，新感染艾滋病病毒的人数下降了约 40%，全球疟疾发病率下降了约 37%，疟疾死亡率下降了 58%。

2. 健康状况差异大，存在着普遍的不公平性　尽管 2000 年以来全球在期望寿命方面取得了显著进展，且最大增幅发生在 WHO 非洲区域，但在国家之内和国家之间依然存在较大的不平等情况。2015 年出生的儿童期望寿命，在 29 个国家为 80 岁或更高，且全部为高收入国家，而另外

22 个国家则低于 60 岁,且全部为撒哈拉以南非洲国家。

2015 年高收入国家的 5 岁以下儿童死亡率为 6.8‰,在中低收入国家为 52.8‰,而在低收入国家高达 76.1‰。婴儿死亡率在高收入国家为 5.8‰,中低收入国家为 40.0‰,在低收入国家达 53.1‰。2015 年,发展中国家的孕产妇死亡率是 239/10 万,而发达国家则为 12/10 万,所有孕产妇死亡有 99% 发生在发展中国家,且高收入妇女和低收入妇女之间以及城乡妇女间的差距很大,生活在农村及较贫困地区的妇女,孕产妇死亡率较高。

3. 疾病谱和死因谱发生重要改变　人类的主要死亡原因已经由过去的传染病、寄生虫病和营养缺乏性疾病逐渐转为非传染性疾病和意外伤害。在全球范围内,2012 年非传染性疾病导致死亡的比例达 68%,比 2000 年的 60% 有所上升。非传染性疾病引起的死亡在高收入国家达 87%,中高收入国家达 81%,在中低收入国家,非传染性疾病导致死亡数量的比例也在逐渐增大。4 种主要非传染性疾病为心血管疾病、癌症、糖尿病和慢性肺部疾病。传染性疾病、孕产妇、新生儿和营养疾患总共导致全球 23% 的死亡数,意外伤害引起的死亡占总数的 9%。

4. 健康问题的复杂性　在很多地区,降低传染病危害,对付传染病、寄生虫病和营养缺乏性疾病的任务仍然很艰巨。同时,曾经一度被控制的结核病、疟疾等传染病,由于耐药菌的出现又开始肆虐;新的传染病如艾滋病,正在全球呈明显的蔓延之势。与人类社会经济、人口城市化和老龄化、行为和生活方式有关的非传染性疾病又成为很多发达国家和发展中国家的主要健康威胁。旧的健康问题尚未解决,新的健康挑战已经出现。所以健康问题将成为继人口、环境之后,关系可持续发展的又一个全球性命题。

(二) 人群健康的影响因素状况

1. 人口和社会经济　伴随着期望寿命的不断提高和生育率的显著下降,世界人口的老龄化进程正在加速,估计从 2015 年至 2050 年,全世界的老年人比例将会翻番,从大约 12% 增加到 22%。从绝对数量看,预计超过 60 岁的人数将从 6.05 亿增加到 20 亿。人口老龄化是卫生需求增加及卫生费用增长的重要原因。

在过去的 20 多年间,随着全球社会经济的快速发展,按照国际日均生活费不足 1.90 美元衡量的贫困人口比例由 1990 年的 35% 下降到 2013 年的 11%,按照日均生活费不足 1.25 美元衡量的极端贫困率也显著下降,由 1990 年的 47% 下降到 2015 年的 14%,生活在极端贫困中的人数下降超过一半,从 1990 年的 19 亿下降至 2015 年的 8.36 亿,其中大多数进展是在 2000 年后取得的。人均国民总收入在 2000~2014 年间增长了 1 倍,由 2000 年的 5454 美元提高到 2013 年的 10760 美元。世界各地区的成人识字率从 1990 年的 76% 提高到 2010 年的 85%,15~24 岁的青年识字率从 83% 上升至 91%,且女性与男性的差距减小。

2. 环境和行为　全世界所有区域的人群健康都受到环境的影响,但是在低收入国家的人口受影响最大。全世界获得经改善的饮用水源人口比例由 1990 年的 76% 提高至 2012 年的 89%,获得经改良的卫生设施的人口比例,由 54% 提高至 68%。尽管实现了较大改善,但低等和中等收入国家每年有超过 84.2 万人因饮用水、环境卫生和个人卫生设施的缺乏而死亡。此外,低效的烹饪燃料和技术会造成高度室内空气污染,产生大量对健康有害的污染物,据 2012 年数据显示,每年有 430 万人过早死于因低效使用固体燃料烹饪产生的室内空气污染而导致的疾病,全球大约有 30 亿人使用固体燃料在家进行烹饪和取暖,大多数生活在低收入和中等收入国家。

一度被视为高收入国家问题的超重和肥胖,如今在低收入和中等收入国家,尤其是在城市环境中呈上升发展趋势。总体而言,在2014年全世界约有13%的成人肥胖,全球肥胖流行率在1980年和2014年之间翻了一倍以上。烟草每年使大约600万人失去生命,其中有500多万人缘于直接使用烟草,有60多万人属于接触二手烟雾的非吸烟者。在世界上10亿吸烟者中,几乎有80%生活在低收入和中等收入国家。WHO不同收入地区环境和行为相关指标见下表6-5所示。

表6-5   WHO各区域环境相关指标和行为指标

区　域	使用改良饮用水源的人口比例(%)(2012)	使用改良卫生设施的人口比例(%)(2012)	使用固体燃料人口的比例(%)(2013)	18岁及以上成人肥胖率(%)(2014)		15岁及以上成人吸烟率(%)(2012)	
				男	女	男	女
低收入国家	69	37	91	2.2	7.3	30.5	3.1
中低收入国家	88	48	56	5.1	10.4	32.4	2.9
中高收入国家	93	74	30	10.5	15.8	42.7	5.2
高收入国家	99	96	<5	22.6	24.3	32.8	17.8
全球	89	64	41	10.7	15.2	36.1	6.8

资料来源:WHO《2015世界卫生统计》

3. 卫生系统   为保证最基本的卫生服务覆盖,2006年WHO将卫生人力的最低临界点确定为每万人口22.8名医生、护士及助产士,目前世界范围内仍有83个国家的卫生人力低于此临界值。医生、护士及助产士短缺最严峻的地区仍是撒哈拉以南的非洲区域,而欧洲国家的医生密度最高。

全球卫生资源在精神卫生领域的投入很低。根据WHO发布的《2014年精神卫生地图集》,平均而言全世界每10万人拥有不到1位精神卫生工作者。低收入和中等收入国家中从事精神卫生专业的专科和一般卫生工作者人数严重不足,几乎有半数人口生活在一名精神病医生平均为20万或更多的人服务的国家,许多低收入国家每百万人口拥有的精神卫生专家尚不足一名,而在部分高收入国家每2000人就拥有1位精神科医生。且在高收入国家,每10万人拥有90张精神病院床位,远远高于低收入国家。世界不同收入国家卫生资源指标见下表6-6所示。

表6-6   世界不同收入国家的卫生资源指标

区　域	医生(1/10万)(2007~2013)	护士和助产士(1/10万)(2007~2013)	药剂师(1/10万)(2007~2013)	精神科医师(1/10万)(2014)	精神科床位(1/10万)(2014)
低收入国家	2.5	5.3	0.4	<0.05	2.1
中低收入国家	7.9	18.0	4.2	<0.05	3.6
中高收入高家	16.1	26.3	3.4	0.2	15.2
高收入国家	28.7	88.2	10.1	1.1	90.9
全球	13.9	28.6	4.5	0.2	22.9

资料来源:WHO《2015世界卫生统计》

4. 卫生经费 不同收入国家之间人均卫生费用差异显著。经济合作与发展组织成员国拥有的人口仅占全球的18%,但是卫生费用却占世界的86%,几乎所有经济合作与发展组织成员国国家每人每年的卫生费用都超过2900美元,而在收入水平的另一端,某些国家还在努力确保提供最基本的服务:低收入国家的人均卫生费用不足32美元。

几乎所有的国家都存在某种形式的患者直接支付费用,然而国家越贫穷,卫生总费用中个人支出比例越高,过分依赖个人支出来筹集卫生资金的国家最易发生灾难性卫生支出危机。从全球范围来看,每年有1亿人由于自费支付卫生服务而陷入贫困,1.5亿人遭遇经济灾难。从下表6-7可以看出不同收入国家人均卫生费用的明显差异,收入水平较高的国家,卫生投入相对较多,且高收入国家的卫生经费个人支出占比明显低于中低收入国家。

表6-7 2012年WHO各区域卫生经费指标

区 域	人均卫生费用（美元）	卫生总支出占GDP的比例(%)	卫生经费中政府支出比例(%)	卫生经费中个人支出比例(%)
低收入国家	32	5.1	38.8	61.1
中低收入国家	85	4.1	36.4	63.6
中高收入高家	446	6.0	56.2	43.8
高收入国家	4632	11.6	60.6	39.3
全球	1025	8.6	57.6	42.3

资料来源:WHO《2015世界卫生统计》

二、中国健康状况

（一）人群健康状况

1. 健康水平显著提高 我国取得了超越经济发展水平的卫生与健康发展成就,人群健康水平有了显著提高。新中国成立初期至2015年,我国人口出生期望寿命由35岁提高至76.34岁,婴儿死亡率由200‰降至8.1‰;1995~2015年间,5岁以下儿童死亡率由44.5‰降至10.7‰,孕产妇死亡率由61.9/10万下降至20.1/10万。在传染病控制方面,我国目前已消除由野毒株引起的脊髓灰质炎,控制了麻疹、白喉、百日咳、破伤风等疾病,传染病发病率大幅下降。我国健康指标总体优于中高收入国家平均水平,部分接近发达国家水平。

2. 人群健康状况存在明显差异和不公平 健康结果在城乡之间、不同人群之间和不同地区之间,存在着巨大差异。如北京、上海、天津和浙江的预期寿命和其他健康指标均已超过韩国和美国等高收入国家,但广西、贵州、青海、西藏和新疆等地的卫生指标却只相当于低收入国家;农村偏远地区的5岁以下儿童死亡率、孕产妇死亡率和传染病、营养不良和贫血发病率等健康指标远高于城市地区。

3. 多重疾病负担带来严峻挑战 首先需要面对传染病的挑战,包括原有的、新出现的以及在原来基础上变异的传染病,如艾滋病、流感、SARS及耐药性结核病等。其次,近年来我国人群疾病谱和死因谱发生明显改变,慢性病成为影响人群健康的主要威胁,居民慢性病患病率持续升高,且发病呈现年轻化趋势,慢性病死亡占中国居民总死亡构成的85%。另外,损伤、职业病等对人群健康造成明显危害,意外伤害造成的死亡在我国已成为第5位死因;职业病发病居高不下,职工健康监护覆盖水平较低,群体性事件时有发生,职业病防治也成为我国面临的重大公共卫生问题。

（二）人群健康影响社会因素状况

1. 社会经济状况　我国经济社会发展迅速，人类发展指数从 1980 年的 0.423 提升至 2013 年的 0.719，增长了 70%，使我国进入高人类发展指数国家之列，在 187 个国家和地区中位居第 91 名。全年人均国内生产总值由 1980 年的 468 元增加到 2014 年的 47203 元。城镇居民家庭恩格尔系数由 1995 年的 50.1% 下降至 2012 年的 36.2%，农村由 58.6% 下降至 39.3%。学龄儿童入学率由 1995 年的 98.5% 升至 2014 年的 99.8%，高中升学率由 49.9% 升至 90.2%。

2. 人口状况　改革开放以来，伴随经济的高速增长和城乡劳动力的自由流动，我国经历着人类历史上前所未有的大规模城镇化进程。1990 年居住在城市的人口占总人口数的比例为 21.1%，到 2015 年我国城镇人口比例达 56.1%，达到 7.7 亿，根据联合国的预测，在 21 世纪中期，中国的城市化率将会达到 75%。其次，我国人口老龄化进程远远快于很多中低收入和高收入国家，预计在以后的 25 年，我国 60 岁及以上老年人在全人口中的构成比预计将增加一倍以上，将从 2010 年的 12.4% 增长到 2040 年的 28%。相比之下，法国、瑞典和美国 60 岁以上人口的比例从 7% 翻番至 14% 分别用了 115 年、85 年和 69 年；与城市人口相比，老年人占农村人口比例更高，人口的城乡流动导致农村地区人口的迅速老龄化。随着人口老龄化程度加剧，与年龄密切相关的疾病，诸如缺血性心脏病、癌症、脑卒中、关节炎和老年痴呆症等慢性疾病所累及人口的绝对数字将持续增加，将对健康服务供给带来沉重的压力。

3. 卫生服务与医疗保障　新中国成立以来，特别是改革开放以来，我国的卫生机构、卫生人力数量增加迅速。2012 年每千人口拥有病床 4.24 张、卫生技术人员 4.94 人、医生 1.94 人。医疗保障覆盖范围在 21 世纪初，只覆盖不到三分之一的人口，而目前我国医疗保障覆盖率接近 100%。从卫生总费用的筹资结构来看，自 2003 年推出新型农村合作医疗以来，尤其是 2009 年深化医药卫生体制改革以来，筹资结构不断优化，政府卫生支出及社会卫生支出占卫生总费用比例逐年提高，个人卫生支出占比会逐年降低。卫生总费用在过去 20 年中增加了将近 40 倍，2014 卫生总费用占 GDP 的比值达到 5.56%，详见下表 6-8。尽管如此，我国人均卫生费用仍远远落后于发达国家，且在城乡之间、不同人群之间和不同地区之间人均卫生费用的差异很大。

表 6-8　全国卫生总费用测算数

项　　目	1995 年	2000 年	2005 年	2010 年	2014 年
卫生总费用（亿元）	2155.13	4586.63	8659.9	19980.3	35378.9
政府卫生支出占比（%）	18.0	15.5	17.9	28.7	29.9
社会卫生支出占比（%）	35.6	25.6	29.9	36.0	36.9
个人卫生支出占比（%）	46.4	59.0	52.2	35.3	33.2
卫生总费用占 GDP（%）	3.54	4.62	4.68	4.98	5.56
人均卫生总费用（元）	177.9	361.9	662.3	1490.1	2586.5

资料来源：中国卫生和计划生育统计年鉴（2013 年）

4. 人群的健康行为　世界上 10 亿吸烟者中，我国吸烟人数超过 3.16 亿，目前我国每年因烟草使用导致的死亡超过 100 万。根据《中国居民营养与慢性病状况报告（2015 年）》显示，2012 年我国 15 岁以上人群吸烟率为 28.1%,其中男性吸烟率高达 52.9%,非吸烟者中暴露于二手烟的比例为 72.4%。另外,报告显示,全国 18 岁及以上成人的人均年酒精摄入量为 3 升,饮酒者中有害饮酒率达 9.3%,其中男性为 11.1%。

近年来,随着膳食结构的改变,超重肥胖问题日益凸显。2012 年我国儿童青少年生长迟缓率和消瘦率分别为 3.2% 和 9.0%,比 2002 年降低 3.1% 和 4.4%,而全国 18 岁及以上成人超重率为 30.1%、肥胖率为 11.9%,比 2002 年上升 7.3% 和 4.8%,6~17 岁儿童青少年超重率为 9.6%、肥胖率为 6.4%,比 2002 年上升 5.1% 和 4.3%。

我国艾滋病患者呈快速增长之势,自我国在 1985 年出现第一例艾滋病病例,截至 2016 年,我国现存携带艾滋病病毒或艾滋病患者数 65.4 万例,累计死亡 20.1 万例,其中性传播逐渐成为 HIV 病毒感染的主要途径,尤其是青年人的男同群体成为艾滋病病毒感染高危人群。

我国城乡居民的健康素养总体仍处于较低水平,据《2013 年中国居民健康素养监测报告》数据显示,我国城乡居民健康素养水平 9.48%,意味着每 100 个 15~69 岁的人群中,仅有不足 10 人具备基本的健康素养。

本章小结

通过本章的学习,重点掌握社会健康状况概念、常用的人群健康状况单一型评价指标及其意义,熟悉社会健康状况评价意义、人群健康状况及人群健康影响因素评价指标,了解社会健康状况评价程序、当前世界及我国面临的主要健康问题。

练习题

1. 单项选择题

(1) 关于社会健康状况,错误的描述为(　　)。

A. 主要指人群健康状况和影响健康的各种因素的状况

B. 社会健康状况评价有益于发现重点保护人群和重点防治对象

C. 社会健康状况评价有利于科学制定卫生策略和措施

D. 社会健康状况评价是基于个体水平的健康水平评价

(2) 下列可以反映居民健康水平的单一型指标是(　　)。

A. 婴儿死亡率　　　　　　　　　　B. 5 岁以下儿童死亡率

C. 孕产妇死亡率　　　　　　　　　D. 以上都是

(3) 研究社会健康状况的实质是(　　)。

A. 进行社会诊断　　　　　　　　　B. 制定社会卫生措施

C. 健康教育与健康促进　　　　　　D. 研究社会因素的作用

(4) 评价人群健康状况的复合型健康评价指标,正确的描述是(　　)。

A. 减寿人年数是以时间为单位评价生命数量和生活质量的指标

B. 伤残调整生命年是疾病死亡损失健康生命年与疾病伤残损失健康生命年的综合指标

C. 健康期望寿命是扣除了死亡和伤残影响之后,造成的寿命减少的总人年数

D. 健康期望寿命可以理解为完全健康期望寿命

(5) 产前检查率、计划免疫覆盖率属于(　　)。

A. 卫生政策指标   B. 社会经济指标

C. 医疗保健服务指标   D. 健康状况指标

(6) 健康期望寿命是以(   )的丧失率为基础计算得到的。

A. 语言能力   B. 生活自理能力

C. 思维能力   D. 运动能力

(7) 老龄化指数反映老年人口与少年儿童人口比例关系,其计算方法是(   )。

A. 65 岁以上与 14 岁以下人口数之比   B. 14 岁以下与 65 岁以上人口数之比

C. 65 岁以上与 14 岁以下人口数之百分比   D. 14 岁以下与 65 岁以上人口数之百分比

(8) 能够直接反映死亡对寿命影响的实际水平的健康状况指数是(   )。

A. 社会发展指数   B. 人类发展指数

C. 潜在减寿年数   D. 生命素质指数

2. 名词解释

(1) 社会健康状况

(2) 社会健康状况评价

(3) 5 岁以下儿童死亡率

(4) 孕产妇死亡率

(5) 健康期望寿命

3. 简答题

(1) 简述社会健康状况评价的意义。

(2) 简述评价社会健康状况的指标分类。

(3) 简述我国的人群健康状况主要特点。

思考题

请用社会医学的理论和方法,结合我国医药卫生体制改革,分析我国现阶段面临的主要卫生问题,并提出改良方案。

案例分析

《"健康中国 2030"规划纲要》提出,到 2030 年,我国主要健康指标进入高收入国家行列,具体表现为人均期望寿命达到 79 岁,重大慢性病过早死亡率较 2015 年下降 30%,个人卫生支出占卫生总费用的比重降至 25% 左右,婴儿死亡率降低至 5‰,5 岁以下儿童死亡率降低至 6.0‰,孕产妇死亡率降低至 12/10 万,居民健康素养水平提高至 30%,经常参加体育锻炼的人数达到 5.3 亿人。

试分析:

(1) 上述指标分别属于何种类型的社会健康状况评价指标?

(2) 这些指标分别有何含义?

(3) 为何将以上指标列为"健康中国 2030 建设"的主要健康指标?

推荐网站或资料

1. 世界银行.http://data.worldbank.org.cn/indicator/

2. 世界卫生统计.World Health Statistics，2016. monitoring health for the SDGs.

3. Levels and Trends in Child Mortality Report 2015.

第七章 生命质量评价

学习目标

掌握 生命质量的概念、构成;生命质量评价的内容与方法。

熟悉 生命质量评价的步骤和常用的测量工具;健康良好状态指数评价、健康调查量表;WHO 生存质量测定量表;生命质量评价的应用。

了解 生命质量研究产生的背景、历史演进和发展;疾病影响量表、癌症患者生活功能指标量表、欧洲生存质量测定量表;生命质量评价的实用案例。

导引案例

1904 年 11 月 25 日到 2003 年 11 月 25 日,巴金走过一百年的岁月。

1989 年春,我曾到华东医院病房去探望巴老,目睹医务人员对他进行康复治疗。1995 年 6 月萧乾最后一次到华东医院去探视,巴金是躺在病床上接见老友的,从此成为永诀。由于健康原因,从 1999 年 2 月 8 日开始,巴金住进医院就再也没有出去过,巴金的生命力着实顽强(先是胸脊椎压缩性骨折,后患恶性间皮细胞瘤多年)。安乐死曾是他本人的意愿,但他身边所有爱他的人都希望他活着。

(文学界人士谈百岁巴金:http://www.sina.com.cn,2003 年 11 月 25 日)

试回答:

(1) 为什么巴金说:"长寿对我是一种惩罚。"

(2) "给岁月以生命,给生命以岁月"这句话的含义是什么?

第一节 生命质量概述

一、生命质量研究的历史

生命质量(quality of life, QOL),又称生活质量、生存质量。1933 年胡佛研究中心的奥格伯恩(Ogburn)主编的《近期美国动向》一书,针对经济复苏后的美国社会犯罪率增加,社会动荡的局面,开始了社会指标体系的研究,所以生命质量最初是一个社会学的概念。社会学意义上的 QOL 分为宏观、微观两个层次:宏观层次研究人口群体的生命质量,如世界、国家和地区人口的生命质量;微观层次研究个体和家庭的生命质量。

生命质量的研究主要经历了三个时期:一是研究早期:生命质量的研究起源于 20 世纪 30

年代的美国,最先是作为一个社会学指标来使用。二是成熟期:20 世纪 50~60 年代是生命质量研究的兴起期。代表人物是美国经济学家加尔布雷斯(Calbraith J. K.),他于 1958 年撰写了《富裕社会》一书,认为生命质量的本质是一种主观体验,个人对其人生际遇程度以及在社会中实现自我价值的体验等是生命质量的主要内容。1966 年波尔(Bauer)主编的《社会指标》论文集发表后,在社会学指标研究领域大致形成两大流派:其一是客观社会学指标派,主要用一些社会及环境的客观条件指标来反映社会发展水平。其二是主观生命质量派,强调个人对社会及环境的主观感受。其三是分化期,此期是生命质量在社会学领域研究的鼎盛时期,随着现代医学的发展和医学模式的转变,20 世纪 70 年代后期在医学领域备受瞩目,同时生命质量研究在社会学和医学的交叉学科社会医学领域得到了长足的发展,并逐渐形成了研究热潮。如生命质量测评已被广泛用于癌症、慢性病及某些特殊人群(如老年人)的测评,从而为治疗方法或干预措施的筛选、卫生资源分配的决策等提供综合依据。

总之,生命质量研究始于 20 世纪 30 年代的美国,兴起于 50~60 年代,70 年代末期后在医学领域备受瞩目,并在 80 年代后形成新的研究热潮。1992 年,出版了专门的生命质量研究杂志;1994 年,成立了国际性的研究协会 ISOQOL,召开一年一度的国际会议对有关问题进行探讨,并发行了相应的生命质量研究通讯。目前,生命质量研究广泛应用于医学、社会学、伦理学、经济学等领域。

二、生命质量的含义与特征

(一)生命质量的含义

1. 生命质量的概念 何谓 Quality of Life(QOL)?至今未有公认的定义。多年来,不少学者对其概念进行了探讨,但多从自己的专业角度出发,从而导致其多义性和复杂性,提出的概念数以百计。国外的一些学者就 QOL 的概念提出了自己的看法。按照 WHO 生命质量研究组的定义,生命质量是指不同的文化和价值体系中的个体对与他们的目标、期望、标准以及所关心的事情有关的生存状况的体验。

知识链接:QOL 的多元化定义

科力波(Cribb):对现实生活的满意程度。

斯吉帕(Schipper):患者对疾病与治疗产生的躯体、心理和社会反应的一种实用的、日常的功能描述。

坎贝尔(Campbell):个体从现实生活的总体验中引出的关于自身健康的主观体验。

沃尔克(Walker):生命质量是一个包括生理及心理特征及其受限程度的广泛概念,它描述个人执行功能并从中获得满足的能力。

霍恩奎斯特(Hornquist):对特定生存需要(外界标准和个体感觉)的满意程度。

卡尔曼(Calman):某一特定时点个体期望与其现时体验的差别或距离,这种差别可随时间而改变,并可为个人成长所修正。改进生命质量包括改进有缺陷的生存方面(如疼痛)以及调整个体期望,使之以客观现实更为接近。

勒威(Levi):生命质量是对个人或群体所感受到的身体、心理、社会各方面良好的适应状态的一种综合测量,是患者对生活环境的满意程度和对生活的全面评价,包括认知、情感、行为方面,而测得到的结果是用幸福感、满意感或满足感来表示的。

塞拉(Cella):生命质量是患者对现在的功能状态与其预期或认为可到达的功能状态相比时产生的赞同感和满足感。

课中案例:谁的生命质量更高?

有甲、乙、丙三个人,他们同一天诞生,都经历了婴儿期、少年期。到了青年期,生活能够自理了。接着他们进入了中年期,努力地学习和工作,并愉快地生活着,直至不同的某一天。甲是在 A 点突然直接跌至 E 点而死亡;乙是在 B 点慢慢地下滑至 E 点死亡;而丙则是先从 C 点比较突然地跌至 D 点,再从 D 点缓慢地拖延至 E 点而告死亡。十分巧合,甲、乙、丙三人最后死在了同一天(图 7-1)。

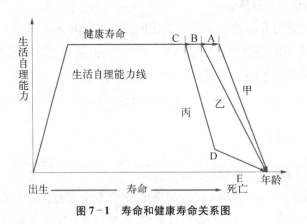

图 7-1　寿命和健康寿命关系图

试回答:甲乙丙三个人的寿命一样不一样? 三人中谁的生命质量更高?

---

2. 健康相关生命质量的概念　随着医学的进步和疾病谱的改变,健康观和医学模式也随之发生转变。WHO 认为健康不单纯指没有疾病和虚弱状态,而是身体、心理、社会适应能力的良好状态。医疗卫生服务的目的也不是单纯地治愈疾病和解除疾病造成的痛苦和伤害,而是使患者免除疾病带来的躯体疼痛,舒缓心理压力,具有基本的社会交往活动能力。随着疾病谱的改变,威胁人类生存的主要疾病已不是传染病,而是难以治愈的癌症和心脑血管病等慢性非传染性疾病。显然,对这些疾病很难用治愈率、症状好转率、死亡率、生存率等传统的评价指标来综合评价医疗卫生服务的效果,特别是心理和社会适应能力方面的治疗效果,因此,迫切需要从全新的角度进行综合评价的指标体系,健康相关生命质量(health related quality of life, HRQOL)的概念也正是顺应这种需要而提出来的。20 世纪 70 年代末,医学领域广泛开展了生命质量的研究工作,探索疾病及治疗对生命质量的影响,形成了 HRQOL 的范畴。

HRQOL 的提出与疾病谱的改变和对健康观的重新认识有关。随着疾病谱的改变,肿瘤和心脑血管疾病等慢性病成为威胁人类生存的主要疾病。尤其是像肿瘤这类疾病很难治愈,治疗手段对延长生命的效果并不十分肯定,治疗本身存在副作用,那么,如何评价其治疗的利弊? HRQOL 作为一种新的医疗结局评价技术,全面评价疾病及治疗对患者造成的生理、心理和社会生活等方面的影响。不仅关心患者的存活时间,而且关心患者的存活质量;不仅考虑客观的生理指标,而且强调患者的主观感受和功能状况;不仅用于指导临床治疗,而且还用于指导患者的康复和卫生决策。

知识链接：传统中医与生命质量的关系

中医理论体系的形成，源于《黄帝内经》，其基本内容包括三方面：强调整体观念，运用阴阳五行，重视脏腑经络。从《黄帝内经》开始，就把人体作为一个整体来研究，认为人体是一个有机的整体，"万物与我同体，天地与我为一""人与天地相参也，与日月相应也""人以天地之气生，四时之法成"。所以，中医诊治疾病，是把人体看成一个有机的整体，根据"四诊合参"所收集到的有关疾病的各种征象和体征，以辨证施治方法去认识和治疗疾病。而四诊合参的内容，已反映了包括患者的躯体功能、主观感受和自觉症状等生存质量所反映的内容。因此，可以说，现代医学所引用的生命质量指标，早已是中医学的基本内容之一，只是由于中西文化背景不同，表达方法不同而已，其实质和内涵是基本一致的。中西两种医学模式，随着时代的变迁和实践的检验，其距离正在逐渐缩小。

资料来源：http://www.qnr.cn/med/data/lcyxzk/zyx/201003/383333.html

---

1948 年卡莫夫斯基（Kamofsky）和伯舍罗尔（Burchenal）用功能状况量表测量癌症化疗患者的身体功能状况。1976 年普里斯特曼（Priestman）等人用线性模拟自我评估量表（IASA, linear analogue self-assessment）对乳腺癌患者化疗前后的健康感觉、情绪、活动水平、疼痛、恶心、食欲、家庭事务能力、社会活动和焦虑水平进行测定。HRQOL 的研究发展至 1977 年，IM（index medicus）第一次用"quality of life"作为医学主题词取代"philosophy"，收入 MeSH（medical subject headings）。美国药品与食品管理局（FDA）也于 1985 年开始在接受新药时要求同时递交药物对患者生存质量和生存时间影响的资料。1992 年，出版了专门的生命质量研究杂志（*Quality of Life Research*），1994 年，成立了国际生命质量研究协会（ISOQOL, International Society for Quality of Life Research）。HRQOL 评价的发展，是多因素作用的结果，包括卫生保健消费者地位的提升，要求医疗结局资料包括患者提供的信息；以及公共政策部门、卫生服务提供者和研究者对于卫生费用上涨的趋势、医疗技术发展超越改善生存时间的需要以及健康结局多角度测量等的兴趣。鉴于本教材所述的生命质量属于社会医学范畴，故主要指健康相关生命质量，本章以下所述生命质量都是指 HRQOL。

（二）生命质量的特性

QOL 是一个与医学有关的多维概念，是可测的，而且很有必要进行测评，是一种全新的综合的健康评价技术和指标体系，测评对象可以是患者，也可以是"健康人"，具体特性如下。

1. 综合性 QOL 是一个综合指标，包含了身体功能、生理状态、社会适应能力、信念和信仰等多方面的内容，即测量内容是一个多维资料。

2. 功能性 QOL 多采用功能或行为术语来说明，即应着重于具有某种状态的人的行为能力如何，注重疾病造成的后果，而不是临床诊断和实验室检查结果。

3. 自主性 在评价者方面，更多地采用自我评价，即由自己对自己的生命质量做出评价，这也强调了尊重被测试者心理反应，不忽视社会环境对其影响。

4. 主观性 反映 QOL 的指标常是主观指标。在评价 QOL 时，没有一个通用的客观的参考标准,同时受个体经济文化背景和价值观念的强烈影响,着重测评与个体生活事件有关的健康状态及其主观满意度。

5. 动态性   QOL具有时变性,即随时间的变化而变化。

第二节   生命质量评价内容与工具

一、生命质量评价的内容

根据HRQOL的基本概念和构成,生命质量评价是指具有一定生命数量的人在一定时点上的生命质量表现。健康或疾病是一个连续变动且不能截然区分的状态,生命质量随时间推移显示出平衡、改善和下降3种状态(图7-2)。

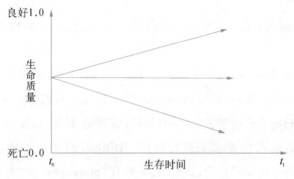

图7-2   生存时间与生命质量两者的关系

健康相关生命质量通常包括生理状态、心理状态、社会功能状态、主观判断与满意度,此外疾病特异量表还包括疾病症状等内容。生理、心理和社会功能状态是生命质量的重要内容。任何一种疾病或损伤,都会导致这三方面功能的改变;反之,这三方面功能的改变,能够大体地反映个体的生命质量状况。主观判断和满意度评价,反映了个人对健康状态的自我评判以及需求,或期望得到满足时所产生的主观认可程度,是生命质量的综合指标。

(一)生理状态

反映个人体能和活动能力的状态,通常包括活动受限、社会角色受限和体力适度三方面的内容。

1. 活动受限   活动受限是指身体的活动能力或任何一部位的活动由于某些原因而受到限制。常见的活动受限的原因有生理因素和心理因素。活动受限包括三个层次:① 躯体活动受限,如不能屈体、弯腰、行走困难等。② 迁移受限,如卧床、不能驱车、不能利用交通工具等。③ 自我照顾能力下降,如不能自行梳洗、穿衣和进食等。通常所说的基本日常生活活动能力(basic activities of daily living, BADL)是指穿衣、进食、洗澡、上厕所、室内走动5项指标,这是康复评价最常用的指标。

2. 社会角色受限   社会角色受限主要是角色社会活动的种类和数量受限、角色紧张、角色冲突等。不仅反映患者的生理状态,而且还受心理状态和社会生活状态的影响,因此是患者生命质量的一个综合性指标。

3. 体力适度   主要指个人在日常活动中所表现出的疲劳感、无力和虚弱感。许多疾病并不导致躯体活动受限,但通过降低患者的体力而使其角色功能下降。体力适度是一个相对概念,不同的社会角色在日常活动中所支付的体力是不同的,因此病中或病后所表现出的体力适度也是不同的。

（二）心理状态

所有的疾病都会给患者带来不同程度的心理变化,主要是情绪和意识。情绪反应和认知功能的测定是生命质量评价又一重要组成成分。

1. 情绪反应　当人们的情绪处在某种状态时,身体会发生各种不同的变化,称为情绪反应。情绪反应有不同的表现形式,如快乐时微笑、生气时皱眉、伤心时哭泣、恐惧时发抖。情绪反应是生命质量测量中最敏感的部分,不仅直接受疾病和治疗措施的影响,患者的生理状态和社会功能状态的变化,也会间接地从情绪反应中表现出来。

2. 认知功能　认知功能是指人脑加工、储存和提取信息的能力,即人们对事物的构成、性能与他物的关系、发展动力、发展方向,以及基本规律的把握能力。认知功能障碍包括感知、思维、注意、智能、自知能力的障碍。任何疾病的晚期,都伴有认知功能的障碍,包括机智、思维、注意力和记忆力的损失。由于认知功能的改变是渐进的,因此认知功能在生命质量测量中不是一个敏感的指标,是否纳入生命质量测量内容要根据研究目的和对象而定。

（三）社会功能状态

社会功能包含两个不同的概念:社会交往和社会资源。社会交往根据其深度,可分为三个层次:① 社会融合:社会融合可以确保具有风险和社会排斥的群体能够获得必要的机会和资源,通过这些资源和机会,他们能够全面参与经济、社会和文化生活以及享受正常的生活和在他们居住的社会,认为应该享受的正常社会福利,以保障人们更多地参与关于他们生活和基本权利的获得方面的决策。② 社会接触:指人与人之间,与社会之间发生交互作用的最初行为,即互动的初步。特别强调人际交往和社区参与,如亲友交往和参加集体活动等。③ 亲密关系:即指个人关系网中最具亲密感和信任感的关系,如夫妻关系。

社会资源不能被直接观察。社会资源的测量代表了个体对其人际关系充足度的评判,包括与能够倾听私人问题并提供实质性帮助和陪伴的亲友的联系。对社会资源感到满意的人们往往感觉与别人"连线"或"接合",感受到被关照、关爱和需要。社会资源的质量只能由个体来判断并通过向个体直接询问来进行测量。

（四）主观判断与满意度

1. 自身健康和生活判断　自身健康和生活判断是指个人对其健康状态、生活状况的自我评判,是生命质量的综合性指标。这类指标在生命质量评价中非常重要,它反映在疾病和治疗的影响下,患者生命质量的总变化,同时也反映患者对未来生活的期望与选择。

2. 满意度与幸福感　满意是一种心理状态。满意度是对待事件的满意程度,是个人的需求被满足后的愉悦感,是人的有意识的判断。而幸福感是对全部生活的综合感觉状态,产生自发的精神愉快和活力感。幸福感大致可从三方面来加以把握:① 首先是追求与满意感:个人的积极心态和基本需要是否得到了满足,最基本的是积极乐观,身心健康。② 协调现在和未来:真正的幸福应该是当下有意愿的快乐与未来的幸福协调一致,既活在当下,也期盼明天。③ 幸福感的来源:物质带来的幸福感短暂而且有可能有害;情感带来的幸福感持久且多多益善,如亲情、友情、爱情等人际关系;精神世界的丰富则更能带来幸福感的提高,如信念、信仰、自我实现、内心世界的丰富等。满意度和幸福感同属于当个人需求得到满足时的良好情绪反应。在生命质量评价中,满意度用来测定患者的需求满足程度,幸福感用来测定患者整个生命质量水平。

知识链接：患者看病是其价值观的体现

斯隆·凯德琳癌症纪念研究中心血液学部主任斯蒂芬·尼默(Stephen Nimer)说过:"患者做的选择必须与他们的生命哲学一致。"在有些患者的眼里,生命的质量并不重要,只有生命本身才重要,不管活着有多痛苦,他都要活下去;即使面对最可怕的放疗和化疗,也毫无退缩之意,他们的目标只有一个:把病治好,尽可能长地活下去! 还有些患者看来,有尊严地活着胜过毫无质量的延长生命,为了延续生命而接受的种种痛苦的治疗,无异于对生命的折磨,他们宁可选择放弃。虽然这些患者可能患有相同的疾病,但是,他们的生命哲学却大相径庭。每个患者意愿的不同,远远不止表现在对生命质量的考虑,可能还包括他们对待生活的态度,和家人之间的关系,治疗经济成本的承受力,等等。可以说,每个患者看病,都是他一种人生观、价值观的体现。

资料来源:https://www.zhihu.com/question/21706032

（五）其他内容

一些针对特殊人群或特定疾病的生命质量评价量表,常常包括反映特殊人群特征或症状等疾病特异的内容。评价内容应选择研究问题所涉及的目标,体现被评价对象的特征及其所关注的问题。如对艾滋病患者来说,社会歧视和自卑心理应纳入心理状态的测定。此外评价内容应敏感、操作性强。

二、生命质量评价的步骤

按照目的和内容不同,生命质量的测定可有不同的方法,常见的有访谈法、观察法、主观报告法、症状定式检查法、标准化的量表评价法。目前,标准化量表测定是主流。下面介绍 QOL 量表选择或构建的步骤。

（一）量表的选择或建立

量表是生命质量评价的主要工具,其来源于不外乎两种途径:一是利用现成的量表,二是重新制定新的量表。一般说来,针对某一研究需要如果存在适宜的外文量表,应将外文量表的规范引进作为首选,这样,研究成果便能和国际同类工作进行比较。

1. 选择现成的量表　QOL 量表的研究越来越成熟,值得我们直接使用。

（1）量表测量的目的　选择量表时需核实或检验相应的测量目的,以明确其能否满足应用要求。如目的是用于临床(如治疗效果的评价),可以选择特异性量表,如肺癌可用肺癌患者生存质量测定量表 FACT-L。

（2）量表评价的对象　对于不同的评价对象应该选用不同类型的量表。如普适性量表测定对象是一般人群或不同疾病或状况的人群,用于描述一般人群的生命质量状况和不同人群的生命质量的差异。如 WHOQOL-BREF 量表。相反,特异性量表包含很多与人群特征或疾病密切相关的内容,测定对象是特殊人群或特定疾病患者。如用于乳腺癌的 QLICP-BR 量表。

（3）量表的特性　好的量表应具有较好的测量学特性,如信度、效度、反应度、条目多少、计分是否简便等。信度是指测量结果反映出系统中偶然误差引起的变异程度,通常用信度系数来衡量。效度即量表的有效性和正确性,主要通过内容效度、结构效度和效标关联效度三方面来评价。反应度是指量表测出生命质量在时间上变化的能力和程度。

(4) 内容的文化适应性　将西方的 QOL 量表应用于中国不失为一条捷径,但需要进行适当的修订,使之成为适合中国文化背景的新的量表,并经过预试和性能测试后才能使用,这个过程即跨文化调适(cross-cultural adaptation)。生命质量量表的跨文化调适包括两个阶段:翻译和心理测评。其中翻译阶段包括四个环节:正向翻译、质量控制、预实验和国际协调;心理测评的要素为翻译次数、信度、效度和反应度。

2. 建立新的量表　如没有现成的、有针对性的生命质量评价量表,就需要自己建立。生命质量量表的制定方法是一个复杂的系统工程,包括概念及操作化定义的确立、条目的形成及筛选、量表的考评及修订等一系列过程中涉及的各种方法。其基本过程如下。

(1) 明确测量对象及目的　确定所测的人群,从而决定制定普适性量表还是特异性量表以及量表的使用目的。给出所测概念的操作化定义及构成。如所测生命质量指什么,包含哪些领域和维度及其含义。

(2) 提出条目并形成问题库　通常选取一定数量的与生命质量主题有关的人,如患者、临床医护人员、心理学学家、卫生管理人员、社区人群等组成专题讨论小组和核心工作组负责量表的制定与考评。其中,专题小组的成员来源较广泛,集思广益,负责条目的提出,核心小组一般由专业人员组成,将各人提出的条目收回并进行整理,包括归类、筛除和合并等,构成条目池。

(3) 确定条目的形式及回答选项　多半采用线性和等级记分法。线性记分法,一般给出一定长度(通常 0~10 cm)的线段,并定出两端的选项,适用于一些反映心理感受和社会功能状态的条目。等级记分法,主要根据状态的强度赋予一定的分值,各回答选项原则上通过反应尺度分析来确定,适用于测量客观功能状态和行为。

(4) 形成初始量表　对条目池中的各条目进行考察及必要的预试验,并根据结果的统计分析来进行条目的选择和改良,制定出初始量表,包括考察条目的困难度、反应分析、辨别力、代表性和独立性等。如用主观评价法考察条目的重要性,逐步判别分析考察条目的辨别力,相关系数法考察条目的独立性,考察代表性可使用相关系数法、因子分析法和聚类分析法。

(5) 预试与修改　初始量表一般在小样本调查对象中试用,主要检查量表内容是否与研究目的密切相关、文字描述是否清晰、被调查者理解量表有无困难、量表的问题和答案排列是否合理等问题,根据预试结果,去除具有诱导性或容易产生混淆的问题,以此来修改初始量表。

(6) 量表质量评价　量表的质量需要通过实践的检验。主要的评价指标有信度、效度和反应度等。常用的信度评价方法有复测信度、复本信度、折半信度和内部一致性信度。常用的效度评价方法有内容效度、结构效度和准则效度。反应度评价一般采用与某种外部标准相比较的方法。比如,用某普适性量表每次间隔一个月连续 3 次测量一批固定的人群之生命质量情况,其每次数据却发生较大变化,表明该量表信度不佳。

课中案例:具有中医特色的溃疡性结肠炎患者 QOL 量表的研制

通过文献回顾、理论分析、质性研究法初步形成量表条目池;应用德尔菲专家咨询法,选取全国 9 个省份的 22 名消化科医疗专家和护理专家进行两轮问卷咨询,拟定溃疡性结肠炎生命质量初始量表。根据中医整体观结合现代医学模式,该量表供包含生理、心理、独立性和社会四个维度。生理维度的权重系数是 0.412,表明生理因素对溃疡性结肠炎患者的生命质量的影响尤为重要。心理、独立性、社会维度的权重系数分别是 0.181、0.191、0.177。量表中 48 个条目池的权重系数范围是 0.018~0.025,表明各条目的权重值比较合理,在此基础上建立的具有中医特色的溃疡性结肠炎患者生命质量初始量表的研制具有较高的科学性和可靠性,可为适用于中国溃疡性结肠炎患者生命质量的评价提供参考依据。

该量表中加入了具有中医特色的内容,这样既可用于评估中医中药等干预措施对溃疡性结肠炎患者生命质量的影响,又可以将生命质量评价引入中医临床试验进行推广应用,改善中医药界临床疗效评定指标的构成。

资料来源:中国实用护理杂志,2016 年第 32 卷第 8 期

(二) 生命质量评价的实施

1. 样本含量　生命质量测量样本含量可遵循以下原则来估计。

(1) 测量目的与分层　如果测评目的是反映普通人群的健康状况,样本含量应大一些,这样结果比较稳定。如果测评目的是分析临床治疗前后差异,样本含量可小一些,只要能显示差异就可以了。值得注意的是分层分析需使每层都有足够的样本含量。尤其是按多个因素组合分层时要使得各个组合(如城市男性、城市女性等)的样本含量达到要求。

(2) 多变量分析的经验借鉴　生命质量资料包含多个领域、维度和条目,是多终点资料,可借鉴一般多变量分析的样本含量估计的经验和方法。一般认为至少是变量数的 5~10 倍。

2. 测量对象的依从性　指被测者按要求完成量表的程度。如果依从性太低,研究结果就会有偏倚。量表简短有效、从测量对象角度出发制定调查过程以及其亲友等相关人员的支持配合均有助于提高测量对象的依从性。

3. 测量对象的代理者　由于生命质量没有完全界定为自我的主观评判,因而产生了大量的代理评价的量表结果。所谓代理者是指代替患者进行生命质量测定的其他人,通常包括家庭成员、亲属、照料者、护士和医生等。当然,从生命质量的内涵界定来看,生命质量是不应该由代理者评价的。鉴于一些患者和特殊人群因为其特有的健康和文化原因不能自行填写量表,此时代理者的评价结果可以提供一定的参考依据。

(三) 生命质量资料的统计分析

1. 生命质量资料的预处理　生命质量的资料分析不同于一般客观指标的分析,因为生命质量资料属于不可直接观察的主观资料,其统计分析需要进行一些过渡性预处理,如量化记分、逆向指标的正向化处理等。

2. 生命质量资料的评价目的　根据生命质量资料的特点,其分析评价可分为三类:① 同一时点的横向分析:用于比较某个时点不同特征组的生命质量。② 不同时点的纵向分析:用于比较同一组人群不同时点的生命质量,揭示生命质量在时间上的变化规律;也可以比较两组或多组人群的生命质量在时间上的变化规律是否相同。③ 生命质量与客观指标的结合分析。将生命质量与一些客观指标结合分析,可以起到取长补短,综合衡量患者的健康状况的作用,尤其是与生存时间的结合分析具有重要意义。

3. 生命质量分值的意义　生命质量分值是一个没有单位的相对数字,它代表的意义要根据

正常人群分值的分布状态来解释。不同量表测量结果以及同一量表不同维度的得分值不能直接进行比较。

三、生命质量评价量表

（一）生命质量量表的分类

根据使用对象的不同,将量表分为三类:即普适性量表(generic scale)、疾病专用量表(disease specific scale)和领域专用量表(domain specific scale)。

1. 普适性量表　该量表主要用于一般人群,有病或无病均可的生命质量的测定,常用的此类量表有 MOSSF-36 和 WHOQOL-100、WHOQOL-BREF。

2. 疾病专用量表　该量表是针对特定人群某病种患者及某些特殊人群的专用工具。鉴于在使用不同量表测定多组患者时,测得的结果很难进行比较,还有一些量表在构成上不能得到公认,测得的是健康状态和症状而不是生活质量,因此,制定了一些疾病专用量表。常见的有西雅图心绞痛问卷 SAQ(Seattle angina questionnaire)、慢性呼吸性疾病问卷(CRDQ)、成人哮喘问卷。其他有疾病影响量表(SIP)、健康应用指数(HUI)、诺丁汉(Nottingham)健康量表、杜克(Duke)健康测量表等。

3. 领域专用量表　领域专用量表是用于测量生活质量构成各领域的专用量表。领域专用量表在研究某一领域是比较方便的,但其测定结果不能说明总的生存质量状况。它在估计 QALY 和成本效益分析时很有帮助。常用量表有日常生活独立活动指标(ADL)、侧重于疾病症状的治疗不良反应评价的 RCSL 量表、侧重于行为表现功能评定的 KPS 量表、精神状况指标、总健康评价指标(GHRI)。

（二）常用生命质量评价量表

生命质量评价最常用的方法就是采用评价量表,表7-1介绍了信度与效度较好并得到普遍使用的常用生命质量评价量表。

表 7-1　常用的生命质量评价量表

量 表 名 称	维 度 和 内 容	条目数
WHO 生命质量量表(WHOQOL-100)	6 个维度:生理领域、心理领域、独立性领域、社会关系领域、环境领域、精神支柱/宗教/个人信仰	100
WHO 生命质量量表简表(WHOQOL-100)	4 个维度:生理领域、心理领域、社会关系领域、环境领域	26
36 条目简明健康量表(SF-36)	躯体功能、因躯体问题所致的角色受限、社会功能、躯体疼痛、一般精神健康、因情感问题所致角色受限、生活、一般健康感知	36
诺丁汉健康量表(NHP)	6 个体验方面:疼痛、身体活动、睡眠、情感反应、精力、社会孤独感 7 个日常生活方面:职业、家务、个人关系、个人生活、性生活、嗜好、休假	45
良好适应状态指数评价量表(QWB)	三方面:移动、生理活动、社会活动综合性描述	22
一般心理完好指数(PGWBI)	六方面:躯体性疼痛、生活满意度、对生命的感觉、愉快和痛苦、轻松和焦虑、自我控制	22
一般健康评量指数(GHRI)	六方面:过去的、现在的、将来的健康感觉、对健康的关心与担心程度、对疾病的耐受力/敏感性、疾病态度	29
托仁斯(Torrance)健康状况分类系统	四方面:身体功能、角色功能、社会情感功能、健康问题	7

续表

量 表 名 称	维　度　和　内　容	条目数
McMaster 健康指数	身体：活动性、自我照料、交往和整体身体表现 社会：一般完好情况、工作/社会角色表现、社会支持和参与、整体社会功能 情感：自尊、个人关系、重要生活事件、整体情感功能	59
癌症患者生活功能指数（FILC）	生活能力、角色功能、社会交往能力、情绪状态、症状和主观感觉	22
疾病影响量表（SIP）	身体：行动性、活动性、自我照料 心理：社会作用、交往、机敏行为、情感行为 其他：睡眠/休闲、饮食、工作/家务、娱乐活动	136

生命质量测定是深深扎根于本民族文化土壤中的,带有明显的文化烙印。国外对宗教信仰、个人隐私、性生活等远较国人重视,而国人比较重视社会地位、饮食文化、家庭和职业稳定等。因此,研制和应用具有中国文化尤其是中医文化特色的生命质量评价量表是非常必要的。

第三节　生命质量评价的应用

近 30 年来,生命质量研究备受瞩目,形成国际性研究热点。QOL 评价已广泛应用于临床医学、预防医学、药学和卫生管理学等领域,研究对象包括各年龄和各种疾病人群。综合国内外 QOL 的应用情况,大致包括以下五方面。

一、人群健康状况的评定

一些普适性的生命质量测定量表并不针对某一种疾病患者,测评的目的在于了解一般人群的综合健康状况,或者作为一种综合的社会经济和医疗卫生指标,比较不同国家、不同地区、不同民族人群的生命质量和发展水平以及对其影响因素进行研究。SF－36 量表、WHOQOL 量表和 EQ－5D 量表都主要用于一般人群的生命质量评定。如 2001 年,瑞典克里斯蒂娜·伯思托（Kristina Burstrom）等运用 EQ－5D 量表开展瑞典人群的生命质量测量。此次研究尝试将先前调查的人群生存情况数据与 EQ－5D 量表五个维度反映的问题匹配起来,结果同样有效反映了不同年龄、不同社会经济学因素、不同疾病影响下的生命质量差异。生命质量的评定还可以限于某些特殊人群,用以了解其健康状况及其影响因素,并解决某些相关问题。如沃尔克（R.T. Volk）等研究发现,酒精依赖的患者 SF－36 量表每个维度分数心理健康总分较低,提示酒精依赖与下降的 QOL 可能以焦虑的共存作为中介。

实训操作：大学生生命质量评价

随着中国高等教育的蓬勃发展,大学生群体数量的增多,从生命质量的维度对该群体健康的关注,也是国内外公共卫生领域逐步引入的热点。

实训要求：学生 3 人一组（自由组合）,自己选择合适的 QOL 评价量表,调查对象至少 30 个。

实训目的：通过调查自己所在高校社区大学生生活质量状况,进行分析与讨论,为以后进行大学生生命质量干预研究及明确高校社区对在校大学生健康教育、学生管理重点提供科学依据。

二、疾病负担的评估

疾病负担是疾病、伤残和过早死亡对整个社会经济及健康的压力,包括流行病学负担和经济负担。由于肿瘤和慢性病病程长、较难治愈,因此给社会带来严重的疾病负担。因此,除了发病率、患病率、死亡率指标以外,QOL 不同维度情况以及质量调整生命年(quality-adjusted life years,QALYs)也是评价疾病负担的有效指标。

例如吉尔弗里·P·约斯(Geoffrey P. Joyce)等人通过对选定的慢性病的医疗支出的分布和在病程不同阶段的影响分析,使用微观分析模拟模型来估计 65 岁至死亡之间的慢性病状况对期望寿命和医疗支出的影响,使用 QALYs 研究一个患有严重慢性病的人比非慢性病患者每年在医疗方面多花 1000~2000 美元。

三、卫生服务效果评价

传统的健康状况指标如死亡率、期望寿命等是过去评价卫生服务效果的主要指标。近年来,除了传统意义上的医学终点,不同疗法或干预措施对于患者功能和良好适应的影响,正在越来越多地得到关注与评价。

纳卡(Nacca)等报道,对重度心功能不全患者进行持续性血液透析,12 个月后用明尼苏达心功能不全量表(Minnesota living with heart failure,MLHF)评价患者,结果较治疗前改善。日本学者神谷(Kamiya)等报道了冠状动脉介入或 CABG 后的 80 岁以上老年冠心病患者,术后 5 年用西雅图心绞痛量表(Seattle angina questionnaire,SAQ)对其 QOL 进行评价,结果显示满意。国内丰雷等用 SAQ 比较了心绞痛患者,服用冠心通脉胶囊后的各 QOL 积分,均有明显改善。

四、卫生服务方案的选择

长期以来,有关药物或治疗方法的选择都以医生的专业知识和经验判断为基础。HRQOL 可帮助医生判断具体治疗方案或预防康复措施的实施与否,会对患者今后的生活产生多大的影响。通过测定与评价患者在不同疗法或措施中的生命质量,为治疗和预防康复措施的比较与选择提供新的参考依据。

例如,为了预防高血压患者心、脑、肾等器官并发症的发生,对患者进行药物治疗是必要的。英国医学博士布尔皮特(C.J. Bullpitt)等人观察了 477 例高血压病患者采用不同的降压药治疗后的副作用。通过应用 QOL 自评量表,了解到各种降压药(甲基多巴、普萘洛尔、胍乙啶、利血平以及利尿剂)对患者体力和脑力方面的影响,了解同性能的药物具有不同的副作用,如记忆能力减退、思维能力降低、心情压抑、性功能失调、体力渐衰、睡眠失调和工作能力降低,从而帮助临床医生选用适宜药物。

又如,对于肢体肉瘤的治疗方法通常有两种:一是截肢;二是保留疗法并辅以大剂量的放射治疗。按传统的观点,认为能不截肢尽量不截肢。苏加贝克(P.H. Sugarbaker)等对 26 名肢体肉瘤患者开展了生命质量评价,其中 9 名截肢,17 名采取保留疗法。比较发现两组患者总的生命质量没有统计学差异(表 7-2),但在情绪行为、自我照顾和活动、性行为等方面出现了显著差异。保留疗法对患者的情绪行为、自我照顾和活动、性行为的损害较截肢疗法严重。由此苏加贝克(P.H. Sugarbaker)等得出这样的结论:从生命质量、减少复发的愿望出发,更应考虑截肢。

表7-2   肢体肉瘤患者截肢与保留疗法的生命质量比较

评价内容	截肢疗法	保留疗法	P 值
情绪行为	3.60	11.2	<0.05
自我照顾和活动	2.45	24.5	<0.01
性功能	0.40	3.5	<0.01

注：低分表示生命质量好。

五、卫生资源配置与利用决策

随着 QOL 量表信度和效度的不断完善,在制定政策中越来越多地得到使用。通过测量某一时期人口健康状况,以及不同时期人口健康的变化,从而评估与监测卫生服务的质量与效果,进一步为卫生资源的合理配置提供信息。

因而,优化卫生资源配置与利用决策分析的主要任务就是选择投资重点,合理分配与利用卫生资源并产生最大的收益。医疗卫生决策通常要考虑单位成本所带来的效用。我们可以用每拯救一个 QALYs 所需要的费用作为成本/效用指标(即 COST/QALY)。相同成本产生最大的 QALYs 就是医疗卫生决策的原则,如尿毒症治疗的成本效用分析(表7-3)。

表7-3   尿毒症治疗的成本效用分析

治疗技术	QALY/人	COST/人年	COST	COST/QALY
腹膜透析(4 年)	3.4	12886	45678	13433
血液透析(8 年)	6.1	8569	55354	9075
肾移植(近 10 年)	7.4	10452	10452	1413

注：表中的 COST 的单位均为美元。

实训操作：直肠癌治疗方案的成本效用分析

实训要求：学生自行组合,两人一组,根据表7-4、表7-5 的数据进行分析讨论,并选择出治疗效用较高的方案,为什么?

表7-4   两种治疗方案治疗直肠癌的成本效果分析

治疗技术	成本(万美元)	延长的寿命(年)
A	2	4.5
B	1	3.5

表7-5   两种治疗方案治疗直肠癌的成本效用分析

治疗技术	成本(万美元)	获得的 QALYs
A	2	4.05
B	1	1.75

总而言之,卫生资源的配置与利用的决策分析在卫生经济学中常通过成本—效益或成本—效果分析来实现,且常用期望寿命作为其综合的效果指标来衡量。随着 HRQOL 研究的广泛和深入,人们愈来愈倾向于用 QALYs 或 DALYs 等指标来综合反映卫生投资的效应。对于卫生部门来

说,任何一项卫生投资都希望以最小的投入获得最大的效益,而最大的效益就是给人们带来更多QALYs或DALYs等。通常以每获得一个QALY或DALY所需的成本来评价各种卫生方案或资源配置与利用的效益。

本章小结

生命质量(QOL)评价广泛应用于人群健康状况的评定、疾病负担的评估、卫生服务效果评价、卫生服务方案的选择、卫生资源配置与利用的决策、健康影响因素与防治重点的选择。QOL的测定可有不同的方法,目前标准化量表测定是主流,常用的QOL量表有良好适应状态指数、疾病影响量表、36条目简明健康量表、WHO生存质量测定量表、欧洲生存质量测定量表、癌症治疗功能评价系统、癌症患者生命质量测定量表EORTC QLQ系列等。

练习题

1. 单项选择题

(1) 生命质量评价主要应用于(　　)。

A. 传染病

B. 急性病

C. 老年人

D. 慢性病和其他有一定生命数量基础的人群

(2) 生命质量评价的主要指标是(　　)。

A. 灵敏度和特异度　　　　　　　　B. 重复性和真实性

C. 信度、效度、反应度等　　　　　　D. 可行性和偏倚大小

(3) 生命质量评价的主体是(　　)。

A. 流行病学专家　　　B. 医护人员　　　　C. 卫生管理人员　　　D. 被测量者

(4) 关于生命质量评价,下列说法不正确的是(　　)。

A. HRQOL是指在疾病、意外损伤与医疗干预的影响下,测定与个人生活事件相联系的客观健康状态和主观健康状态

B. QOL评价的健康状态是从生理、心理和社会生活三方面来测定个人功能

C. QOL评价量表主要有一般健康问卷、疾病专门化问卷、部位专门化问卷、治疗问卷

D. QOL评价的内容有生理状态、心理状态、社会功能状态、主观判断与满意度

(5) 生命质量评价的内容是(　　)。

A. 生理状态　　　　　　　　　　　B. 心理状态

C. 社会交往及主观满意度　　　　　D. 以上都包括

(6) 主要用于一般人群的生命质量测评的量表是(　　)。

A. WHO生命质量量表　　　　　　B. 西雅图心绞痛量表

C. 癌症患者生活功能指数　　　　　D. 疾病影响量表

(7) 疾病影响量表适合测量什么人的生命质量(　　)。

A. 患者　　　　　　　　　　　　　B. 健康者

C. 亚健康者　　　　　　　　　　　D. 老年人

（8）SF-36 量表属于（　　　）。

A. 普适性的简明健康问卷　　　　　　　　B. 癌症患者生活质量问卷

C. 疾病影响量表　　　　　　　　　　　　D. 抑郁症测量量表

2. 名词解释

（1）健康相关生命质量

（2）普适性量表

（3）SF-36

3. 简答题

（1）健康相关生命质量评价具备哪些特征?

（2）生命质量评价量表一般分为几类?

（3）SF-36 健康调查量表的 8 个维度指哪些?

思考题

1. 你如何理解健康相关生命质量的内涵?

2. 生命质量评价主要可以采取哪些方法?

3. 具有中医特色的生命质量量表应该如何体现中医理论?

案例分析

本次调查应用国际通用的健康相关生命质量量表 SF-36 和标准化的中医体质量表,采用横断面现场调查的方法,对香港地区一般人群中医体质因素对 HRQOL 的影响进行了初步探讨。

与平和质相比,气虚质在生理领域的 HRQOL 减损的相对危险度为 5.17,比其他 7 种偏颇体质高,主要表现在生理功能、躯体疼痛及一般健康维度,HRQOL 减损的相对危险度为最高。此外,气虚质在精力和情感功能的相对危险度分别是平和质的 4.71 倍和 3.23 倍,均是 HRQOL 降低的第一因素。

气郁质在心理领域 HRQOL 减损的相对危险度为 3.08,主要表现在情感功能和精神健康上,与气郁质特点相符。

痰湿质在生理功能及社会功能维度 HRQOL 减损的相对危险度分别是平和质的 2.58 倍和 4.37 倍,湿热质在心理领域减损的相对危险度为 4.76。调查结果显示,痰湿质对生理功能、躯体疼痛、一般健康状况是负面影响;湿热质对于一般健康状况、心理领域是负面影响。

综上所述,由于地理环境的屏风效应,湿热秽浊难以消散,生活习俗以及现代社会生存法则的综合影响,使香港地区形成了以气虚质、气郁质、痰湿质和湿热质为主的独特的中医体质类型。

资料来源:《中国中医药信息杂志》,2011 年 18 卷 5 期

试分析:

1. 一般人群中中医体质影响因素与 HRQOL 的密切关系。

2. 香港作为一个位于热带和亚热带的过渡区域,加上其自身特有的社会生活、饮食习惯,香港人群的中医体质与好发疾病有其相对特殊性。

推荐网站或资料

1. 广州中医药大学精品课程网.http://jpkc.gzucm.edu.cn/shyx/xitiji6. html

2. 华中科技大学社会医学精品课程网.http://course.jingpinke.com

3. 哈尔滨医科大学社会医学精品课程.http://www.icourses.cn/coursestatic

实践模拟训练

在临床实践中,对糖尿病患者治疗效果的评价主要集中于客观的生化指标,然而,社区糖尿病防治的目的不应仅仅是血糖水平的控制和并发症的减少,还应有生命质量的提高。

训练要求:应用 SF‐36 量表对某社区糖尿病管理患者生命质量进行调查,以了解糖尿病管理患者的生命质量情况及影响因素,为糖尿病患者治疗时生命质量的改善提供一定的依据。

第八章　健康危险因素评价与健康管理

学习目标

掌握　健康危险因素和健康管理的概念与步骤。

熟悉　健康危险因素和健康管理的特点。

了解　健康危险因素评价和健康管理的产生与发展。

导引案例

王某,27岁,男,某企业员工,有抽烟习惯,患有高血压,较少进行锻炼,其工作环境中存在一些危险因素。最近身体常出现不适症状,常伴随有头晕、胸闷症状,体征检查没有问题,但影响了生活和工作。因此,王某打电话求助某健康中心,希望健康中心尽快为其提供健康管理建议与服务。健康管理中心收到王某的求助后,第一时间请王某到中心做了一次健康危险因素评价。其评价结果显示,王某未来患冠心病的可能性是当地平均水平的3.1倍。

试回答:

(1)为什么健康管理中心能估计出王某未来患冠心病的可能性是当地平均水平的3.1倍?

(2)健康管理中心该如何解决好王先生的问题?

第一节　健康危险因素概述

在人类的生活环境中存在着许多复杂的健康危险因素,我们只有对健康危险因素进行精准认定和评价,才能有效地进行行为干预,规避疾病和死亡风险,提高个人与人群的健康水平和生命质量。

一、健康危险因素的概念

(一)健康危险因素的内涵

健康危险因素(health risk factors)是指可能使不良健康后果(疾病、死亡等)发生的概率增加的各种因素。包括环境、经济、社会、心理、行为等多方面的因素。有效的健康管理的前提与关键是精准认定、评价和控制健康危险因素。

（二）健康危险因素的种类

健康危险因素种类繁多,包含了非常丰富的内涵,概括分为以下六类,如图8-1所示。

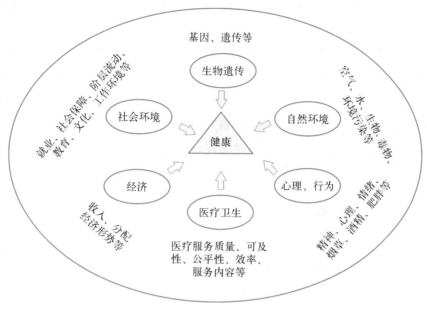

图 8-1 健康危险因素的种类

1. 生物遗传类 人类有许多的疾病,如血友病、精神性痴呆等直接与遗传因素有关。同时,遗传因素常常还和许多环境原因、行为因素等联合作用,影响着人们的健康,如一些心脑血管疾病、糖尿病等。

2. 自然环境类 自然环境中天然存在着许多有危害性的病毒、毒物和细菌等,他们往往是导致某些传染病、寄生虫病等疾病的主要原因。另外,当自然环境遭破坏、环境被污染、生态平衡被打破时,人类的健康将受到巨大威胁。而这些问题,正是现代社会的主要健康杀手。

3. 社会环境类 政治、经济、社会和文化等是社会环境的主要内容。社会的稳定发展、和谐发展,对我们的健康有重要影响。如果社会发展失衡,社会公平正义缺失,社会阶层固化和社会冲突,将直接影响人们的获得感、安全感和幸福感,尤其是弱势人群,在失衡的社会环境中往往更弱势,其健康面临的威胁也更大。

4. 经济类 经济类因素是社会环境因素的主要内容之一,但由于其在社会环境因素中的基础性作用,因此需要特别对其进行强调。经济因素包括了非常丰富的内涵,例如收入、职业、分配等。这些因素直接影响着人们的社会经济地位,影响着人们的生活环境和行为方式。已有很多研究显示,收入与健康有密切联系。

5. 心理、行为类 人是生物、心理和社会的统一体。良好的心理状态是健康的必要条件和构成要素。心理因素以情绪为中介,对人类的神经、内分泌和免疫系统产生直接影响。在持续的压力性因素的影响下,常常容易导致心理障碍,内分泌紊乱和免疫力下降等身心疾病。现代社会由于生活节奏不断加快、职业和生活压力也日趋紧张,往往使人们面临着持久过大的压力,也使心理健康成了目前的主要健康问题。

目前,慢性病占据了疾病谱和死亡谱的主要位置,是人类健康的主要威胁之一。而不良生活方式是慢性病的主要原因之一。研究显示,不良的生活方式与呼吸系统、消化系统和心脑血管疾病等有直接联系。中国疾病预防控制中心发布的《2015 中国成人烟草调查报告》显示,我国人群吸烟率为 27.7%,其中男性吸烟率为 52.1%。据推算,我国吸烟人数有可能高达 3.16 亿。巨大的吸烟人群,带来了非常严重的健康问题。中国每年因吸烟死亡的人数逾 100 万,超过结核病、艾滋病和疟疾导致的死亡人数之和。

6. 医疗卫生类   医疗卫生服务的主要功能是保护和促进健康。医疗卫生服务的可获得性、可及性、可接受性、经济上的可承担性、公平性和效率等是影响医疗卫生服务效果的重要维度与因素。当医疗卫生服务投入有限,人们无法获得;由于地理因素、组织管理等多方面原因,导致个人对医疗卫生服务不可及;当医疗卫生服务价格远远超过人们在经济上的承受能力;当医疗卫生服务公平与效率缺失时,医疗卫生服务将无法实现对健康的保护和促进,甚至更有可能危害个人与人群的健康。

二、健康危险因素的特点

1. 潜伏期长   危险因素暴露之后,往往要经过反复、长期的接触才会发病。一些慢性疾病,如心脑血管疾病,需要长年累月的不断积累。潜伏期延长使危险因素与疾病之间的因果联系不易确定,给预防带来一定困难,但同样也为干预提供了可能机会。

2. 特异性弱   危险因素对健康的作用,往往是一种危险因素与多种疾病有联系,也可能是多种危险因素引起一种慢性病,很少是单因单果。如吸烟是引起肺癌、支气管炎、心脑血管系统疾病等多种疾病的危险因素。冠心病发生又与高脂饮食、盐摄入量过多、吸烟、紧张和静坐作业方式和肥胖等多种因素有关。

3. 广泛存在   危险因素广泛存在于人们日常生活之中,但由于其潜在性、渐进性等原因,往往没有引起人们的足够重视。

4. 联合作用   导致疾病的原因往往是多重因素叠加影响。多种危险因素同时存在,可以明显增强致病危险性,以及疾病治疗的复杂性。如吸烟者同时接触石棉和其他有害金属粉尘,肺癌的发病概率要比单纯吸烟者增加几倍或十几倍。

三、健康危险因素的作用过程

健康危险因素对健康的影响往往需经过反复、长期的接触才会发病。了解健康危险因素的对健康危害的作用过程是我们及时有效预防、治疗和康复的前提。当健康危险因素处于低危状态之下,要及时进行预防;当尚无临床症状,但体内已发生某些病理改变时,要早发现、早诊断、早治疗;当疾病已经形成时,要及时治疗,防止恶化,促进功能恢复,减少残障。如图 8-2 所示,健康危险因素的作用过程可分为 6 个阶段。

1. 处于低危险状态   该阶段人们的生活环境中存在着一定的危险因素,但由于危险因素暴露时间短、程度较轻,对健康暂时没有明显的危害。

2. 进入疾病危险状态   随着危险因素的暴露时间和暴露程度的提升,其对人体健康的危害逐步增强,如果不及时进行预防,很可能使人体进入疾病状态。但由于疾病尚未形成,此阶段及时进行预防,可以有效防止疾病的发生。

3. 发生早期改变   此阶段指疾病已经形成,身体常出现不适症状,但体征检查有可能没有问题,需要早发现、早诊断、早治疗,及时进行干预。

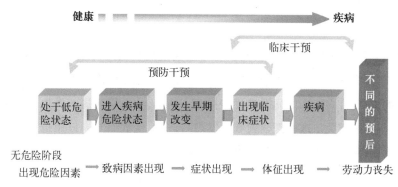

图 8-2　健康危险因素的作用过程

4. 出现临床症状　当出现症状时,有可能体征不明显。当出现临床症状时,即体征明显,身体发生了可逆的功能损害,需要及时阻止危险因素的进一步作用,使病程及时逆转。

5. 疾病　此阶段症状与体征都十分明显,需要及时就医,但相对"发生早期改变"阶段,病程逆转难度增大。需要积极进行治疗,改善症状与体征。

6. 不同预后　通过积极的治疗和康复等措施,有可能实现身体的康复,但也有可能由于症状加剧,导致劳动能力丧失。此阶段康复治疗是主要应对措施。

第二节　健康危险因素评价及其应用

一、健康危险因素评价的含义与意义

（一）健康危险因素评价的内涵

健康危险因素评价（health risk factors appraisal，HRA）是研究危险因素与慢性病发病及死亡之间数量依存关系及其规律的一种技术方法。它研究人们生活在有危险因素的环境中发生死亡的概率,以及当改变不良行为,消除或降低危险因素时,可能延长的寿命。

（二）健康危险因素评价的作用

1. 促进行为改变,养成良好生活习惯　健康危险因素评价能够快速对个体的健康和行为习惯进行评估,发现问题所在,并提出有针对性、个性化的健康教育和健康促进措施,能有效促进个体改变不良生活习惯。有研究显示,通过对大学生进行带有反馈机制的生活习惯调查分析,可以有效控制非吸烟学生染上吸烟恶习和改变吸烟者的吸烟行为。

2. 筛选危险人群,提高疾病早期干预率　应用健康危险因素评价从普通人群中找出高危险人群,并及时对高危人群进行相关的实验室检查,能够有效提高许多疾病的早期干预率。例如,学者潘晓平等筛选了北京、广东两地妇女罹患乳腺癌危险因素,制定出了适合我国国情的乳腺癌危险度评价模型,对于我国乳腺癌高风险人群的筛选具有重要参考价值。

3. 收集人群健康数据,优化卫生资源合理配置　健康危险因素评价不仅可以应用于个人,同时也可以应用于人群健康。通过健康危险因素评价可以大量收集人群的健康数据,能够为合理配置卫生资源提供重要的决策参考。

二、健康危险因素评价的产生与发展

健康危险因素评价（HRA）的产生和发展，与疾病谱由传染病为主逐渐转变为以慢性病为主、慢性病病因学研究的进展，以及人们对健康需求的不断提高有密切的关系。基于在流行病学研究方面取得的进展，许多疾病的病因被逐步揭晓。例如，心血管疾病的发生与吸烟、缺乏体力锻炼、体重超重等因素有关。这些医学领域的发现与进步，使我们开展健康危险因素评价，预测疾病的发生和发展存在了可能性。同时，由于目前许多慢性病暂时还难以完全治愈，提前预防是最经济、最有效的应对办法，而健康危险因素评价是我们能够针对性地、高效率地进行疾病预防的重要基础和前提。

健康危险因素评价最早于 20 世纪 40 年代提出。列维斯·罗宾兹（Lewis C. Robbins）医生首次提出健康风险评估的概念，他于 20 世纪 40 年代进行了大量的子宫颈癌和心脏疾病的预防实践工作，从中他总结了这样一个观点：医生应该记录患者的健康风险，用于指导疾病预防工作的有效开展。20 世纪 50 年代，列维斯·罗宾兹担任公共卫生部门在研究癌病控制方面的领导者，他主持制定了《十年期死亡风险表格》（Tables of 10-year Mortality Risk），并且在许多小型的示范教学项目中，以健康风险评估作为医学课程的教材及运用的模式。60 年代，列维斯·罗宾兹和霍尔（Hall）针对实习医生共同编写了《如何运用前瞻性医学手册》（*How to Practice Prospective Medicine*），提供了完整的健康风险评估工具包，包括了问卷表、风险计算以及反馈沟通方法等。70 年代生物统计学家哈维·杰勒（Harvey Geller）和健康保险学家诺曼·杰思纳（Norman Gesner）制定了《Geller-Gesner 危险分数转换表》。至此，为健康风险评估的大规模应用和研究发展奠定了基础。在随后的几十年里，健康危险评估技术得到了长足的发展。目前，健康危险评估广泛应用于预防医学、职业卫生和临床医学等领域。

我国健康风险评价技术发展起步较晚，20 世纪 80 年代才开始引入我国。开始阶段主要以介绍、应用和本土化国外的研究成果为主。但近年来，我国利用风险概念和分析方法对健康风险进行评价的应用研究取得较大进展。现在已进入以计算机、数学模型为工具，综合生态学、卫生学、毒理学、统计学、水文学、地理学、地质学、化学、物理学、社会学等几乎所有自然科学和部分社会科学有关的内容、成果、先进方法进行分析研究的阶段。另外，2000 年开始，国内陆续从国外引进了健康风险评估系统。因为中美两国在人种、流行病学、经济、社会环境等各方面存在着差异，所以引进这种系统之后，本土化非常重要。目前在国内比较成熟的健康管理系统有两个，一个是医博士（DrMed）健康自我管理系统，另外一个是中国国民健康风险评估（Chinese health risk appraisal, CHRA）系统。前者整合了国外多个健康管理系统；后者主要是美国密歇根大学健康管理系统的引进版。由于国内的健康风险评估刚刚起步，属于相对较新的领域，国人对其的了解还相对有限。

三、健康危险因素评价的步骤

健康危险因素评价包括了 3 项核心内容：信息收集、评价和教育。其具体实施过程包括至少 8 个步骤，如图 8-3 所示。

（一）收集当地年龄别、性别、疾病别发病率和死亡率资料

健康危险因素评价主要是阐述疾病危险因素与发病率及死亡率之间的数量关系。通过健康

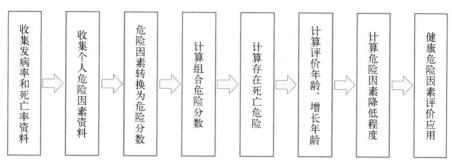

图 8－3　健康危险因素评价的步骤

危险因素评价，我们可以基于当地某种疾病的发病率及死亡率，而得到某人可能的患病率及死亡率。如，表 8－2 列举，某 41 岁男子患冠心病的死亡危险值是当地冠心病平均死亡率水平的 1.9 倍。因此，健康危险因素评价首先必须收集当地年龄别、性别、疾病别发病率和死亡率资料，了解各项疾病或死亡原因的发病率和死亡水平，收集、分析各种导致疾病与死亡的影响因素。同时，运用相关统计方法，如 Logistic 回归分析等方法筛选出主要的危险因素。

由于目前仍有许多疾病无法确定其主要危险因素，在进行健康危险因素评价时，应该以当地主要的疾病，且有明确危险因素的疾病作为研究对象。如，阿尔茨海默病的病因目前还存在着一些争议，其致病原因并未完全明确，所以不宜选择。另外，还必须选择一种疾病，而不是一类疾病。如高血压，而不是心脑血管疾病。上述这些资料可以通过死因登记报告、疾病检测等途径获得，也可以通过回顾性调查获得。

（二）收集个人危险因素资料

当我们完成了步骤 1，即收集到了当地主要疾病和死亡原因的相关资料后。就可以基于这些死亡疾病和死亡原因的主要危险因素，并将其作为个人危险因素信息收集表的主要框架和内容。例如，假设冠心病是某地 40~44 岁人群的主要死亡原因之一，我们要评价当地某 41 岁男子患冠心病的死亡危险值，就可围绕冠心病的主要诱发因素：血压、胆固醇、糖尿病史、运动情况、家庭史、吸烟、体重等，进行表格设计。然后，运用问卷调查、体检和生物医学测量等方式，收集个人的危险因素情况，以便后期进行数量分析。另外，也可根据健康影响因素设计调查表，广泛收集相关危险因素信息。

（三）将危险因素转换为危险分数

健康危险因素评价是研究危险因素与疾病发病及死亡之间数量依存关系及其规律的一种技术方法。因此，将危险因素转换为危险分数是健康危险因素评价的关键环节。危险因素转换为危险分数，需要以当地平均水平为基数。当个体的危险因素相当于人群平均水平时，危险分数为 1.0，即个体发生某病死亡的概率大致相当于当地死亡率的平均水平。当个体危险因素超过平均水平时，危险分数大于 1.0，即个体发生某病死亡的概率大于当地死亡率的平均水平。危险分数小于 1.0，则个体发生某病的死亡率小于当地死亡概率的平均水平。危险分数越高，则死亡率越大。具体转换方法主要有如下 3 种。

1. 运用数理统计模型计算

$$F_i = \frac{RR_i}{\sum_i^n RR_i \times P_i}$$

F_i：某一暴露水平的危险分数；

RR_i：暴露于这一危险因素的相对危险程度；

P_i：人群中暴露于这一水平危险因素的个体占总人口的比例。

知识链接：相对危险程度（RR）

相对危险程度（RR）是指队列研究中分析暴露因素与发病的关联程度。队列是选择暴露与未暴露于某一因素的两组人群。追踪其各自的发病结局，比较两组发病结局的差异，从而判定暴露因素与疾病有无关联及关联大小的一种观察性研究。通常，暴露可以指危险因素，如吸烟、高血压，也可指服用某种药物。而事件可以是疾病发生，比如肺癌、心血管病，也可指服药后的治疗效果。

相对危险程度（RR）＝暴露组的发病率或死亡率／非暴露组的发病率或死亡率

资料来源：http://www.nzhb.com/newsinfo.asp? articleid=35

---

2. 采用经验指标法　由相关专业的专家参照病因学与流行病学研究的最新成果，结合危险因素与死亡率之间联系的密切程度，将不同水平的危险因素转换成各个危险分数。具体操作过程，可结合相关教材学习德尔菲法、层次分析法等，本章不详细介绍。

3. 查询危险分数转换表　目前国内学者进行健康危险因素转换，主要是利用 20 世纪 70 年代生物统计学家哈维·杰勒（Harvey Geller）和健康保险学家诺曼·杰思纳（Norman Gesner），根据美国白人中产阶层的死亡率和流行病学资料，采用多元回归分析等多种方法制作的《Geller-Gesner 危险分数转换表》。由于国情的区别，此表可能不完全适合我国的健康危险因素评价。因此，建议只作为教学使用。此章教学以"表 8-1　冠心病危险因素转换表（男性 40~44 岁组）"为例。具体方法见下文"危险分数转换表"操作案例。

表 8-1　冠心病危险因素转换表（男性 40~44 岁组）

危 险 指 标	测 量 值	危 险 分 数
收缩压 kPa（mmHg）	26.6（200）	3.2
	23.9（180）	2.2
	21.3（160）	1.4
	18.6（140）	0.8
	16.0（120）	0.4
舒张压 kPa（mmHg）	14.1（106）	3.7
	13.3（100）	2.0
	12.5（94）	1.3
	11.7（88）	0.8
	10.9（82）	0.4
胆固醇（mg/dl）	280	1.5
	220	1.0
	180	0.5
糖尿病史	有	3.0
	已控制	2.5
	无	1.0

续表

危 险 指 标	测 量 值	危 险 分 数
运动情况	坐着工作和娱乐	2.5
	有些活动的工作	1.0
	中度锻炼	0.6
	较强度锻炼	0.5
	坐着工作,有定期锻炼	1.0
	其他工作,有定期锻炼	0.5
家庭史	父母均 60 岁以前死于冠心病	1.4
	父母 60 岁以前死于冠心病	1.2
	父或母健在(<60 岁)	1.0
	父母健在(≥60 岁)	0.9
吸烟	≥10 支/日	1.5
	<10 支/日	1.1
	吸雪茄或烟斗	1.0
	戒烟(不足 10 年)	0.7
	不吸或戒烟 10 年以上	0.5
体重	超重75%	2.5
	超重50%	1.5
	超重15%	1.0
	超重 10% 以下	0.8
	降到平均体重	1.0

课中案例:"危险分数转换表"操作

假设,通过调查获得41岁男子的冠心病危险因素测量值,收缩压为 180 mmHg,对照表 8-1,他的危险分数为 2.2。但当收缩压测量值为 195 mmHg 时,他的危险分数为多少? 当遇到这种情况时,即转换表中没有对应测量值时,可以运用内插法进行取值。内插法计算危险分数步骤请见下图 8-4 所示:

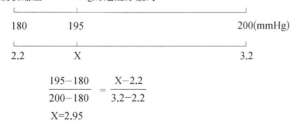

设收缩压195 mmHg的危险分数为X

$$\frac{195-180}{200-180} = \frac{X-2.2}{3.2-2.2}$$

$$X=2.95$$

图 8-4　内插法计算危险分数

(四) 计算组合危险分数

计算组合危险分数主要是反映疾病的联合作用。现实生活中,某项死因往往是因为多项危险因素联合作用而导致。流行病学调查结果也证明,多种危险因素的联合作用对疾病的影响程

表 8-2 某 41 岁男性健康危险因素评价表

疾病名称	10万人口×死亡数	危险指标	测量结果	危险分数 x	危险分数 +	组合危险分数	存在死亡危险	医生建议改变危险因素	新危险分数 x	新危险分数 +	新组合危险分数	新存在死亡危险
1	2	3	4	5	6	7	8	9	10	11	12	13
冠心病	1877	收缩压	120/70	0.4		1.9	3566.3	—	0.4		0.108	202.716
		胆固醇	5.0	0.6				—	0.6			
		糖尿病史	无	1.0				—	1.0			
		体力活动	坐着工作	2.5	1.5			定期锻炼	1.0			
		家族史	无	0.9				—	0.9			
		吸烟	不吸	0.5				—	0.5			
		体重	超重30%	1.3	0.3			降至平均体重	1.0			
车祸	285	饮酒	不饮	0.5		1.9	490.	—	0.5		1.9	490
		驾驶里程	25000	2.5	1.5			—	2.5			
		安全带使用	90%	0.8				100%	0.8			
自杀	264	抑郁	经常	2.5	1.5	2.5	660	治疗抑郁	1.5		1.5	396
		家族史	无	1.0				—	1.0			
肝硬化	222	饮酒	不饮	0.1		0.1	22.2	—	0.1		0.1	22.2
脑血管病	222	收缩压	120/70	0.4		0.21	46.62	—	0.4			42.624
		胆固醇	5.0	0.6				—	0.6			
		糖尿病史	无	1.0				—	1.0			
		吸烟	不吸	0.5				—	0.8			

续表

疾病名称	10万人口×死亡数	危险指标	测量结果	危险分数 x	危险分数 +	组合危险分数	存在死亡危险	医生建议改变危险因素	新危险分数 x	新危险分数 +	新组合危险分数	新存在死亡危险
1	2	3	4	5	6	7	8	9	10	11	12	13
肺癌	202	吸烟	不吸	0.2		0.2	40.4	—	0.2				40.4
慢性风湿性心脏病	167	心脏杂音	无	1.0		0.1	18.7	—	1.0				18.7
		风湿热	无	1.0				—	1.0				
		症状体征	无	0.1				—	0.1				
肺炎	111	饮酒	不饮	1.0		1	111	—	1.0				111
		肺气肿	无	1.0				—	1.0				
		吸烟	不吸	1.0				—	1.0				
肠癌	111	肠息肉	无	1.0		1	111	—	1.0				111
		出血	无	1.0				—	1.0				
		肠炎	无	1.0				—	1.0				
		直肠镜检	无	1.0				每年检查一次	0.3				
高血压心脏病	56	血压	120/70	0.4		0.7	39.2		0.4				22.4
		体重	超重30%	1.3	0.3			降至平均体重	1.0				
肺结核	56	X线检查	阴性	0.2		0.2	11.2	—	0.2				11.2
		结核活跃	无	1.0				—	1.0				
其他	1987			1.0		1.0	1987		1.0				1987
合计	5560						7118.836					3455.24

度,比单一因素要更强烈。因此,多项危险分数应进行合并计算。

1. 只有一项危险因素时的组合危险分数计算   组合危险分数即为该危险因素分数。如,41岁男子冠心病危险因素收缩压为 180 mmHg,危险分数为 2.2,其组合危险分数也为 2.2。

2. 有多项危险因素时组合危险分数的计算   计算方法为三步:

第一,将危险分数大于 1.0 的各项分别减去 1.0,每项的剩余值相加(假设得到 A 值)。

第二,将小于等于 1.0 的每项危险分数相乘(假设得到 B 值)。

第三,将上述两者相加即为组合危险分数(假设为 C),即 C＝A+B。

课中案例:组合危险分数的计算

例如:某 41 岁男子冠心病各项危险因素测量值为:收缩压(195 mmHg)、舒张压(94 mmHg)、胆固醇(180 mg/L)、糖尿病(无)、运动情况(中度锻炼)、家族史(父母健在(≥60 岁)、吸烟(<10 支/日)、体重(超重 50%)。

对照"表 8-1",该 41 岁男子的冠心病各项危险因素的危险分数分别为:2.95、1.3、0.5、1.0、0.6、0.9、1.1、1.5。

A＝(2.95-1.0)+(1.3-1.0)+(1.1-1.0)+(1.5-1.0)＝2.85

B＝0.5×0.6×0.9×1.0＝0.27

组合危险分数 C＝A+B＝2.85+0.27＝3.12

(五)计算存在死亡危险

存在死亡危险是指在某一种组合危险分数下,因某种疾病死亡的可能危险性。其计算公式为:存在死亡危险=疾病平均死亡率×该疾病的组合危险分数。

例如,40~44 岁男女冠心病平均死亡率为 1877/10 万人口。根据上文"示例"中,某 41 岁男子冠心病组合危险分数为 3.12。可以得到该男子冠心病存在死亡危险值＝1877＊3.12＝5856.24/10 万人口。即该男子患冠心病死亡的危险概率为 5856.24/10 万,是当地平均水平的 3.12 倍。

(六)计算评价年龄、增长年龄

1. 评价年龄   依据年龄与死亡率之间的函数关系,从"存在死亡危险"水平推算出的年龄称为评价年龄。其计算方法是基于组合危险分数,计算出存在死亡危险值,然后根据存在死亡危险值,查询"表 8-3 健康评价年龄表"(具体操作步骤如实践练习)。

实践练习:计算评价年龄

"我实际年龄是 41 岁,评价年龄是 43.5 岁,我怎么变老了?"

假设如表 8-2 中所示,某 41 岁男性存在死亡危险值为 7118.836/10 万人口。其评价年龄为多少?

步骤一:查询存在死亡危险值所在位置对应的评价年龄。男性查看"男性死亡危险值",发现健康评价年龄表,左边一列中无此数值,而是介于 6830 和 7570 之间。两个死亡危险值对应的评价年龄有 5 组,分别为:42、43;43、44;44、45;45、46;46、47。

步骤二:查询实际年龄最末一位数对应的评价年龄。该男性是 41 岁,实际年龄最

末一位数为1。1所在列对应的评价年龄与死亡危险值6830和7570对应的评价年龄，
交叉于"43岁与44岁"。

步骤三：计算评价年龄。由于7118.836中评价表无直接对应的数值，而是介于43
岁与44岁之间。因此取二者的平均数，即得出该男性的评价年龄为43.5岁。

表8－3　健康评价年龄表

男性存在死亡危险	实际年龄最末一位数					女性存在死亡危险	男性存在死亡危险	实际年龄最末一位数					女性存在死亡危险
	0	1	2	3	4			0	1	2	3	4	
	5	6	7	8	9			5	6	7	8	9	
530	5	6	7	8	9	350	4510	38	39	40	41	42	2550
570	6	7	8	9	10	350	5010	39	40	41	42	43	2780
630	7	8	9	10	11	350	5560	40	41	42	43	44	3020
710	8	9	10	11	12	360	6160	41	42	43	44	45	3280
790	9	10	11	12	13	380	6830	42	43	44	45	46	3560
880	10	11	12	13	14	410	7570	43	44	45	46	47	3870
990	11	12	13	14	15	430	8380	44	45	46	47	48	4220
1110	12	13	14	15	16	460	9260	45	46	47	48	49	4600
1230	13	14	15	16	17	490	10190	46	47	48	49	50	5000
1350	14	15	16	17	18	520	11160	47	48	49	50	51	5420
1440	15	16	17	18	19	550	12170	48	49	50	51	52	5860
1500	16	17	18	19	20	570	13230	49	50	51	52	53	6330
1540	17	18	19	20	21	600	14340	50	51	52	53	54	6850
1560	18	19	20	21	22	620	15530	51	52	53	54	55	7440
1570	19	20	21	22	23	640	16830	52	53	54	55	56	8110
1580	20	21	22	23	24	660	18260	53	54	55	56	57	8870
1590	21	22	23	24	25	690	19820	54	55	56	57	58	9730
1590	22	23	24	25	26	720	21490	55	56	57	58	59	10680
1590	23	24	25	26	27	750	23260	56	57	58	59	60	11720
1600	24	25	26	27	28	790	25140	57	58	59	60	61	12860
1620	25	26	27	28	29	840	27120	58	59	60	61	62	14100
1660	26	27	28	29	30	900	29210	59	60	61	62	63	15450
1730	27	28	29	30	31	970	31420	60	61	62	63	64	16930
1830	28	29	30	31	32	1040	33760	61	62	63	64	65	18560
1960	29	30	31	32	33	1130	36220	62	63	64	65	66	20360
2120	30	31	32	33	34	1220	38810	63	64	65	66	67	22340
2310	31	32	33	34	35	1330	41540	64	65	66	67	68	24520
2520	32	33	34	35	36	1460	44410	65	66	67	68	69	26920
2760	33	34	35	36	37	1600	47440	66	67	68	69	70	29560
3030	34	35	36	37	38	1760	50650	67	68	69	70	71	32470
3330	35	36	37	38	39	1930	54070	68	69	70	71	72	35690
3670	36	37	38	39	40	2120	57720	69	70	71	72	73	39250
4060	37	38	39	40	41	2330	61640	70	71	72	73	74	43200

2. 增长年龄　增长年龄指通过努力降低危险因素后可能达到的预期寿命。其计算方法为，首先将可以改变的一些危险因素通过行为改变进行消除。如表8-2中所示，将坐着工作变成定期锻炼，或者说是将危险因素调整到人群平均水平时，即危险分数由大于1.0变为1.0。对不可能改变的危险因素，如家族史，其危险分数不做调整。然后，基于调整后的危险分数，重新计算组合危险分数，再计算存在死亡危险值，最后按照上文中评价年龄的查询方法，计算出增长年龄（具体操作步骤如实践练习）。

实践练习：计算增长年龄

"我实际年龄是41岁，增长年龄是36岁，我还有得救？"

步骤一：调整危险分数。如表8-2所示，该男子实际年龄为41岁，如果该男子遵循医生的建议，改变一些危险行为。即将其可以改变的一些大于1.0的危险因素的危险分数调整为1.0，即将体力活动（坐着工作，调整为定期锻炼）、体重（超重30%、降至平均体重）、安全带使用（90%，调整为100%）、抑郁（经常、调整为治疗抑郁）、直肠镜检（无检查，调整为每年检查一次）。

步骤二：重新计算组合危险分数与死亡危险值。如表8-2所示，其死亡危险值3430.3510/10万人口。

步骤三：根据死亡危险值与实际年龄查询"表8-3　健康评价年龄表"，获得增长年龄36岁（查询方法与评价年龄查询方法一致）。

（七）计算危险因素降低程度

危险因素降低程度是指如果根据医生建议改变现有的危险因素，健康危险能够降低的程度，用存在死亡危险降低百分比表示。

计算公式：

$$危险因素降低程度 = (某项死因存在死亡危险值 - 某项死因新的存在死亡危险值 / 总的存在死亡危险值) \times 100\%。$$

四、健康危险因素评价的应用

通过上述的系统评价过程，我们可以最终为个体、人群健康状况的改善，提供个性化的健康教育与健康促进信息。按照健康危险因素应用的对象与范围的差异，可以分为两大类：个体评价与群体评价。

（一）个体评价

个体评价主要通过实际年龄、评价年龄和增长年龄三者之间的比较，获得个体的健康评价类型，从而根据不同的健康类型，采取针对性的改善措施，延长寿命，提高健康水平。个体评价方法详见表8-4。

表8-4　个体评价类型表

健康类型	评价标准	示例	备注
健康型	评价年龄<实际年龄	实际年龄为47岁，评价年龄为43岁	说明被评价个体危险因素低于平均水平

续表

健康类型	评价标准	示 例	备 注
自创性危险因素型	评价年龄>实际年龄;评价年龄与增长年龄的差值>1岁	实际年龄为41岁,评价年龄为43.5岁,增长年龄为36岁,评价年龄与增长年龄的差值7.5岁(>1岁)	说明被评价个体危险因素高于平均水平。该个体危险因素多是自创性的,通过纠正行为,可以较大程度地延长预期寿命
难以改变的危险因素型	评价年龄>实际年龄;评价年龄与增长年龄的差值≤1岁	实际年龄为41岁,评价年龄为47岁,增长年龄为46岁,评价年龄与增长年龄的差值=1岁	说明被评价个体危险因素高于平均水平,危险因素主要来自既往疾病或遗传因素,不易改变
一般性危险型	评价年龄接近实际年龄	实际年龄为41岁,评价年龄41.5岁	说明被评价个体的危险因素接近平均水平

（二）群体评价

个体评价是群体评价实施的基础,具体实施是通过抽样调查或体检等方式,先对个体进行评价,当积累一定的样本数量后,就可以开展群体评价。关于群体评价一般开展以下几类分析。

1. 比较不同人群的危险程度,筛选出高危人群　基于个体评价,将人群划分为健康型组、自创性危险因素型组、难以改变的危险因素型组和一般性危险型组,从而在此基础上确定不同人群的危险程度,并将其作为重点干预对象。

2. 对危险因素属性分析,重点干预不良健康行为　健康危险因素评价可以将人群划分为自创性危险因素型组、难以改变的危险因素型组等。其中,自创性危险因素型说明主要是由于行为因素造成,从而帮助我们有针对性地对不良健康行为进行干预。

3. 分析危险因素的危险程度,确定主要危险因素　单项危险因素的危险程度=危险强度×危险频度。分项分析危险因素对健康的影响程度的计算过程为:首先将某一单项危险因素去除后,然后计算人群增长年龄与评价年龄之差的平均数,将其作为危险强度。再以该项危险因素在评价人群中所占比例作为危险频度,将危险强度乘以危险频度作为危险程度指标,来表示该危险因素对健康可能造成的影响。

五、健康危险因素评价的局限

健康危险因素评价是预测危险因素与疾病或死亡之间的量化关系,但这种预测受到多方面因素的影响,在一定程度上容易导致预测结果与实际情况存在一定的差距。

1. 对于医学、人口学资料的收集常常是通过概率抽样获得,完整的、可靠的统计资料往往难以获得。因此,有可能出现一些抽样误差,容易导致对疾病与死亡的主要危险因素判断不够完整与准确。

2. 由于科学技术水平的局限,目前人类社会仍有许多疾病没有完全了解其致病机制和原因。

3. 危险因素与疾病、死亡之间存在着复杂的直接、间接和调节效应,目前更多的是应用线性分析去建立危险因素与疾病、死亡之间的联系,可能无法清晰阐明二者之间的关系。

第三节　健康管理与健康服务业

一、健康管理的兴起与发展

健康管理的思想源远流长,我国和西方古代医学文献中都蕴含有积极的健康管理思想。我国两千多年前的《黄帝内经》就有"圣人不治已病治未病"。《难经》拓展了治未病的概念："治未病者，见肝之病，则知肝当传之于脾，故先实其脾气，无令其受肝之邪，故曰治未病。"治未病包括未病先防、既病防病和病后康复三方面的积极措施。古罗马时代，盖仑认为："与自身行为有关的六大因素影响着人的健康与疾病，即空气、运动和休息、睡眠和觉醒、食物和饮水、满足和撤离、情绪性兴奋。"

现代健康管理最早出现于20世纪50年代的美国，美国保险业最先提出"健康管理"的概念。保险公司根据客户的健康状况进行分类，分别由不同的健康或疾病管理中心采用健康管理与评价等手段指导患者自我保健及对他们进行日常管理，以促进健康，降低医疗费用及减少赔付。西方的健康管理经过几十年的快速发展，成效显著且日趋完善。与国外相比，我国健康管理发展相对滞后，2001年国内才注册成立第一家健康管理公司。随着国家《关于深化医药卫生体制改革的意见》（2008年）、《全民健康科技行动方案》（2008年）、《关于促进健康服务业发展的若干意见》（2013年）、《健康中国2030规划纲要》（2016年）等文件规划中对健康管理做出了具体规定和要求。我国健康管理发展获得了难得的机遇，无论在机构数量还是在服务对象和服务内容上，都有了长足的进步。据不完全统计，截至2015年，我国各级各类健康管理与服务相关机构7000多家，年服务人次3.5亿，从事服务的人员（包括非医学人员）数十万人。同时，探索出了一系列健康管理模式，如"健康管理与保险公司结合模式、依附大型公立及私立医疗机构开展健康管理模式、社区健康管理模式、健康管理公司模式"。经过10多年的发展，虽然随着医学技术的进步和人们对健康的进一步重视，健康管理的被关注度越来越高。但由于国内法律法规、政策支持、市场管理等还很不完善，制约了健康管理的发展。

近年来，随着医学研究、互联网+和健康大数据技术的发展和进步，人类进一步深化了健康危险因素与疾病和死亡之间的因果联系，以此为基础的健康管理也正朝个性化和智慧化的道路迈进。例如，我们可以通过"可穿戴设备"或其他终端持续实时、连续监测人体健康状态，自动传入云端，进行数据分析，及时识别个人健康风险，并由专业人员在此基础上给出诊断或康复建议，实现对个人和人群健康进行全生命周期管理和个性化、精准化的预防与健康管理。另外，基于海量的人群健康数据，应用大数据分析技术更好地发现人体医学规律，大幅提升人类社会防病、治病及预后推测的技术水平。

知识链接：KYN 健康管理项目

KYN是近年来国内外推崇的健康管理项目。KYN是英文"know your number"的缩写，即"知道你的数字"，这里的数字就是指与个人健康相关的医学信息，包括身高、体重、年龄、性别、血压、血糖、血脂以及生活方式、心理状态，如饮食习惯、运动习惯、烟酒嗜好、心情等。KYN健康管理就是收集这些信息，通过特定的计算机系统，对人类健康的头号杀手——冠心病、脑卒中、糖尿病、肿瘤、高血压等进行危险评价，预测其患大病以及可能发生并发症的危险性，并按危险程度分级进行预防性管理以及针对个体存在的危险因素进行健康促进管理。简而言之，KYN健康管理就是针对个人和群体健康所进行的"健康信息管理、健康评价管理、健康指导管理"的健康促进三部曲过程，而HRA（健康危险因素评价）在这个过程中无疑扮演着十分重要的角色。

资料来源：苗菁.浅谈健康危险因素评价[J].医学与哲学，2006,27(5)：50-51

二、健康管理的界定

（一）健康管理的概念

狭义的健康管理即对个体或群体的健康危险因素进行全面的监测、分析、评估、预测，并通过提供咨询和指导对疾病进行预防和维护的全过程。其宗旨是更好地调动和整合个人、集体和社会的健康管理资源和行动，通过有效管理活动来获得最大的健康效果。

广义的健康管理是以现代健康观为指导，运用医学、管理学、政治学、经济和社会学等手段，整合全社会各方面、各层次的健康管理资源，协调行动，实现对健康危险因素的监测、评估和干预，实现在所有环境中促进和改善公众健康的目标。

（二）健康管理的目标

健康管理旨在通过预防医学和临床医学结合，调动一切积极因素，促进人体健康，减少疾病发生，提高生活质量，同时减少医疗费用支出，促进社会发展。

（三）健康管理的对象

由于健康管理的内容不仅是针对某项疾病，更多的是提高生命质量。因此，健康管理对象覆盖了全人群，既包括高危人群（降低风险）、患病人群（专业服务）、亚健康人群（疾病预警），也针对健康人群（减少疾病、促进健康）。

（四）健康管理的特点

1. 主动性　与传统医疗服务模式相比，健康管理更加主动和积极。既包括服务提供实时化、主动化，也包括服务对象参与的主动性。

2. 个性化　健康管理通过持续实时、连续监测人体健康状态，对个人健康状况进行全面、综合的评价，有利于实现个性化的健康教育与健康促进措施和计划。个性化的管理与服务体现的是一种分类管理思想，即对不同个体、不同类型的群体分别采取针对性的健康管理服务。

3. 预防性　健康管理是一种事前管理，是在危险因素出现之前，就及时给予健康干预的一种管理。

4. 连续性　健康管理是对个体或群体健康状况及影响健康的危险因素进行全面连续的检测、评估和干预的过程，它覆盖了个人和群体的全生命周期。

5. 综合性　健康管理的内容不仅针对生理，还包括心理和社会因素。健康管理不仅针对疾病，更关注健康。健康管理的服务人群不仅是疾病人群，还覆盖健康人群、亚健康人群。健康管理的手段不仅是医学、公共卫生手段，还包括社会、经济、文化、政策等综合干预手段。

三、健康管理的基本步骤

健康管理包括至少三个重要步骤。

1. 健康问题与健康信息收集　主要指收集个人和群体的健康问题、危险因素。健康信息主要包括个人基本情况（性别、年龄等）、目前健康状况和疾病家族史、生活方式（膳食、体力活动、吸烟、饮酒等）、体格检查（身高、体重、血压等）和血、尿实验室检查（血脂、血糖等）等。其获得健康信息的方式往往强调实时性监测，以便获得动态的、连续的健康相关信息。

2. 健康风险评价　在收集到个人健康信息之后，利用健康危险因素评价技术，对个人的疾病和死亡风险进行预测（详见上文健康危险因素评价）。其主要目的是通过评估和预测，使健康管理对象能够充分认识到可能的健康风险,并在此基础上制订出干预计划。健康风险评价是健康管理的核心环节。

3. 健康干预   健康干预包括实施健康风险干预计划,并对其效果进行评估。在实施健康干预的过程中,不仅充分调动个人的积极性,还将协调、整合家庭、社区等多方资源,创造出支持性环境。同时,综合运用心理干预、膳食指导、生活方式干预、健康促进等手段来实现改善健康水平的目的。另外,在健康管理实现过程中及结束后,都积极进行效果追踪,及时完善和优化健康管理计划。

健康管理的三个环节是一个长期的、连续不断的、螺旋式上升的过程(如图 8-5 所示)。健康管理不是一蹴而就,需要长期的坚持。

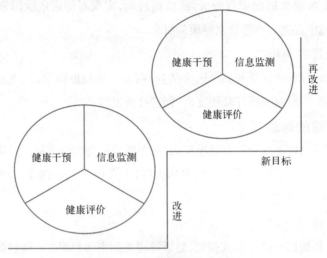

图 8-5   健康管理的递进性

四、健康管理的内容

WHO 在《渥太华宪章》中提出,应重视人们居住、工作和生活场所的健康管理,因为它与人们的健康密切相关。随着多层次健康社会决定因素理论的提出,人们逐步认识到,如图 8-6 所示,个体与人群健康除受个人因素影响外,还与家庭、社区、中观、宏观层面的社会因素有密切的关系。

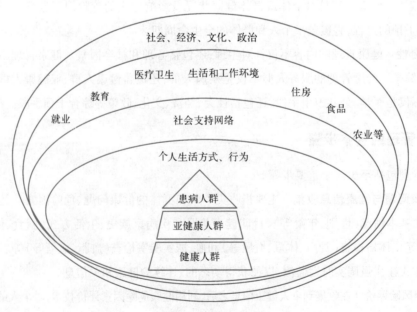

图 8-6   健康管理内容

随着现代健康观内涵的不断扩大,健康管理的内容也随之不断延伸和拓展,其对象包括健康人群、亚健康人群、患病人群,其领域也拓展到社区、工作和生活场所、城市乃至国家和全球。

五、健康服务业及其发展

现代意义上的健康服务业兴起于 20 世纪 70 年代的美国,是在控制医疗支出、保障医疗健康服务质量、提升健康水平的矛盾中发展起来的新兴服务产业。目前在美国、英国、日本等发达国家,健康服务业已经上升至国家战略规划的层面,健康产业早已成为发达国家的支柱产业。以日本为例,日本大约在 20 世纪 70 年代初提出"健康产业"的概念,到了 20 世纪 90 年代,日本将"健康产业"修改为"健康服务业",并制定了行业服务标准和管理条例。如今,健康服务业已经成为日本政府优先发展和重点扶持的行业,每年增速保持在两位数,产业链条也越来越宽,相关产业涉及农业、旅游、食品、机械、电子、建筑、金融和教育等行业,而且推动一些传统产业向新的领域发展。

相对于发达国家,我国的健康服务业还处于起步阶段,存在产业规模相对较小、服务供给不足,服务体系不够完善,观念相对滞后等问题。为了改变我国健康服务业发展的不利局面,规范和促进健康服务业的快速发展。2013 年,国务院出台了《关于促进健康服务业发展的若干意见》(以下简称"意见")。《意见》明确了健康服务业的内涵:健康服务业以维护和促进人民群众身心健康为目标,主要包括医疗服务、健康管理与促进、健康保险以及相关服务,涉及药品、医疗器械、保健用品、保健食品、健身产品等支撑产业,覆盖面广,产业链长。同时还提出了明确的发展目标:到 2020 年,基本建立覆盖全生命周期、内涵丰富、结构合理的健康服务业体系,打造一批知名品牌和良性循环的健康服务产业集群,并形成一定的国际竞争力,基本满足广大人民群众的健康服务需求。健康服务业总规模达到 8 万亿元以上,成为推动经济社会持续发展的重要力量。2016 年,我国《健康中国 2030 规划纲要》,进一步提出,到 2030 年健康服务业总规模将达到 16 万亿元。同时指出要积极促进健康与养老、旅游、互联网、健身休闲、食品融合,催生健康新产业、新业态、新模式。发展基于互联网的健康服务,鼓励发展健康体检、咨询等健康服务,促进个性化健康管理服务发展,培育一批有特色的健康管理服务产业,探索推进可穿戴设备、智能健康电子产品和健康医疗移动应用服务等发展。培育健康文化产业和体育医疗康复产业。制定健康医疗旅游行业标准、规范,打造具有国际竞争力的健康医疗旅游目的地。大力发展中医药健康旅游。

2013 年以来,在资本、政策、居民健康需求与日俱增长等多重因素的影响之下,我国大健康产业市场规模持续快速增长,2014 年我国健康服务产业达到了 4.5 万亿元,但相对于美国健康服务业规模占其国内生产总值比例超过 17%,其他发达国家一般达到 10% 左右。我国健康服务业的规模仍然相对较小,仍有巨大的提高空间。

本章小结

本章在明确界定健康危险因素、健康危险因素评价、健康管理等基本概念的基础上,介绍了健康危险因素评价与健康管理的产生与发展、作用与意义等,并在此基础上详细分析了健康危险因素评价实施过程与应用,以及健康管理的内容与步骤。

练习题

1. 单项选择题

(1) 下列不属于健康危险因素特点的是(   )。

A. 潜伏期长   B. 敏感性弱

C. 联合作用   D. 广泛存在

(2) 下列不属于健康危险因素评价核心内容的是(   )。

A. 信息收集   B. 评价

C. 教育   D. 服务

(3) 当评价年龄大于实际年龄,评价年龄与增长年龄的差值大于 1 岁时,个体的健康类型是(   )。

A. 健康型   B. 自创性危险因素型

C. 难以改变的危险因素型   D. 一般性危险型

(4) 下列不属于健康管理的特点的是(   )。

A. 主动性   B. 连续性

C. 经济性   D. 综合性

(5) 健康管理的核心环节是(   )。

A. 健康风险评价   B. 效果评估

C. 健康干预   D. 健康问题和健康信息收集

2. 名词解释

(1) 健康危险因素

(2) 健康危险因素评价

(3) 健康管理

(4) 评价年龄

(5) 增长年龄

3. 简答题

(1) 简述健康危险因素评价的作用。

(2) 简述健康危险因素评价的步骤。

(3) 简述自创性危险因素型的评价标准。

(4) 简述健康管理的基本步骤。

(5) 简述健康管理的特点。

思考题

1. 进行健康危险因素评价时,为什么要收集当地年龄别性别的疾病死亡资料? 这些资料如何获得?

2. 健康危险因素评价在群体评价方面的主要应用是什么?

案例分析

下表为某社区男性健康各项危险因素对整个社区人群健康状况的危险程度:

危险因素	危险强度（岁）	危险频度（%）	危险程度（岁）
吸烟	0.84	60.70	0.51
血压高	0.34	11.44	0.04
饮酒	1.73	44.78	0.77
缺乏锻炼	0.07	43.28	0.03

试分析：

1. 危险程度的计算过程分为哪些步骤？

2. 试结合上表内容，回答确定某一项危险因素对健康危险程度有何意义？它对我们卫生政策的制度和健康干预措施的设计有何帮助？

推荐网站或资料

1. 中央政府门户网站（国务院关于促进健康服务业发展的若干意见国发〔2013〕40 号）. http://www.gov.cn/zwgk/2013 - 10/14/content_2506399. html.

2. 医博士（Dr Med）健康自我管理系统.http://www.drmed.cn/.

第九章 卫生服务研究

学习目标

　　掌握　卫生服务要求、需要、需求、供给和利用的概念；卫生服务需要与利用的测量和分析；卫生服务综合评价内容的主要特征。

　　熟悉　卫生服务研究的含义；卫生服务研究分类；卫生费用的含义和主要评价指标；卫生人力的主要评价指标；国际上和我国卫生服务研究的进展。

　　了解　卫生服务研究的意义与目的。

导引案例

　　2013 年，国家卫生计生委在全国范围内开展了第五次国家卫生服务调查。调查发现：① 2013 年两周患病人次数达 3.28 亿，比 2008 年增加 0.74 亿。2013 年两周就诊或医生指导下的治疗例数达到 72.3 亿，比 2008 年增加 44%。② 2013 年住院率为 9%，比 2008 年增加近 1/3。③ 慢病患病率增加至 33.1%，健康危险因素未有效控制。④ 新农合实际报销比提高近 1 倍，医疗费用高是患者不满意的首因。⑤ 超九成居民 20 分钟可达医疗机构，基本公共卫生服务均等化取得成效。

　　试回答：

　　(1) 在第五次国家卫生服务调查发布的结果中，反映卫生服务需要、利用的指标数据有哪些？

　　(2) 结合国家医药卫生体制改革的社会大背景，谈谈对第五次国家卫生服务调查结果的理解。

第一节　概　　述

一、卫生服务研究的含义与意义

(一) 卫生服务研究的含义

　　卫生服务研究是从卫生服务的供方、需方和第三方及其相互之间的关系出发，研究卫生系统为一定的目的合理使用卫生资源，向居民提供预防、保健、医疗、康复、健康促进等卫生服务的过程。

　　美国医学研究所对其的定义为：研究各种影响服务提供的因素以及与居民健康状况之间的关系，以达到改善卫生服务功能与提高卫生资源效益的目的。

（二）卫生服务研究的意义和目的

在当今卫生服务研究领域中,世界各国普遍关注三个问题:"公平""效益""质量"。并以这三个维度作为研究卫生服务实现的标准。公平是指提高卫生服务的普及程度和居民接受卫生服务的能力。效益是指卫生服务机构以较少的资源投入取得较大的产出,提高卫生服务的社会效益和经济效益。质量是衡量改进卫生服务质量,提高人群接受卫生服务之后居民健康水平和生活质量的变化。

WHO列举卫生服务研究的具体目的为:① 改进医疗卫生系统工作,提高卫生事业的效益及效果。② 促进多学科、多部门协作,强调运用社会科学知识促进生物医学知识的应用,使生物医学知识充分发挥应有的作用。③ 广泛应用比较的研究方法进行调查研究。④ 提供制订卫生计划及决策的基本程序和方法。⑤ 为各级卫生机构提供制订卫生计划的基本原则和方法。⑥ 卫生服务研究以实现人人享有卫生保健,加强国家卫生系统的职能为目标,为制定卫生政策、策略和措施提供科学依据。

二、卫生服务研究分类

国内外卫生服务研究按照其研究的对象不同,主要分为以下四类。

（一）卫生系统研究

卫生系统研究以卫生系统本身为研究对象。是从系统论的基本观点出发,运用系统分析的基本原理和方法。探讨卫生系统中人群的卫生服务需要、卫生资源投入及卫生服务利用的水平,综合分析人群卫生服务需要量是否得到满足,卫生资源配置是否适度,卫生资源的利用是否充分、过度或不足等,从而提出卫生服务的方向与重点,提出合理分配与使用卫生资源的原则与方法等。

（二）卫生工作研究

卫生工作研究是针对卫生工作的各方面和环节所开展的研究,包括卫生工作计划、组织、指导、实施、监督、激励和评价等环节,可分为工作开发研究和目标评价研究两类。工作开发研究是指对卫生工作过程和计划的进展情况进行的评价研究,通过这种评价研究,可以了解卫生工作的成效及某些卫生工作新项目、新技术、新方法的推广应用情况。目标评价研究是指针对卫生工作的实际目标与计划预期目标之间的接近程度所进行的比较评价研究,其目的是了解预期计划目标的执行情况与完成情况。

（三）防治效果评价研究

防治效果评价研究是指对疾病防治效果所进行的评价研究。卫生服务研究可以帮助促进生物医学成就应用于卫生领域,如临床试验疗效考核,新技术、新方法推广应用对居民健康的影响,预防措施效果评价,以及居民在利用这些新技术、新方法方面存在差异的评价等,都属于防治效果评价研究。

（四）行为医学研究

行为医学研究是指行为心理因素对卫生服务的影响。其研究对象和内容包括患者的行为心理特征、患者家属及健康者的行为心理特征、医务人员的行医行为与心理、医患关系、医护关系、全科医疗与专科医疗的关系及协调发展等。

三、卫生服务研究相关概念

（一）卫生服务要求

卫生服务要求是反映居民要求预防保健、增进健康、摆脱疾病、减少致残的主观愿望,不完全是由自身的实际健康状况所决定。居民的卫生服务要求可以从两方面体现。

一是公众对政府卫生计生、环保、人社、财政、发改等相关部门和机构的希望、要求和建议等。例如在报刊杂志、网络、广播电视节目中经常看到和听到的公众对改进社会卫生工作的呼声、反映和关注的焦点问题。

二是专项健康询问调查中收集的居民卫生服务要求。例如，在一项省级卫生服务调查所收集到的意见中，33%的居民认为看病费用在逐年上涨，超出自己的支付能力范围；22.8%的居民希望提高就医的方便程度；15%的患者要求提高医务人员的医德医风素养；23.5%的门诊患者和32.8%的住院患者要求提高医疗机构的总体服务质量。

（二）卫生服务需要

卫生服务需要主要取决于居民的自身健康状况，是依据人们的实际健康状况与"理想健康状况"之间存在的差距而提出的对医疗、预防、保健、康复等卫生服务的客观需要。包括个人认识到的需要，由医疗卫生专业人员判定的需要以及个人未认识到的需要。

（三）卫生服务需求

卫生服务需求是指在一定时期内一定价格水平下，人们愿意并且有能力消费的卫生服务量。卫生服务需求包括两个部分。

一是由需要转化而来的需求。在现实生活中人们的卫生服务需要一般不可能全部转化为卫生需求。能否转化为需求取决于三方面的因素：① 取决于居民本身是否察觉到异常或患病。② 取决于患者经济水平、社会地位、交通便利程度、风俗习惯、婚姻、家庭、气候地理条件等因素。③ 取决于患者享有的医疗保健制度、卫生机构提供服务的质量和态度等。居民的卫生服务需要只有转化为需求，才能谈得上医疗卫生服务的利用。

二是没有需要的需求。没有需要的需求一般是由不良的就医行为和不良的行医行为所造成的。不良的就医行为来源于患者，他们有时提出的"卫生服务需求"，可能在医学专家按服务规范判定后认为是不必要的或过分的需求，即"求非所需"。不良的行医行为来源于医疗卫生服务人员，受经济利益的驱使，少数医务人员给患者做一些大检查，开一些大处方，即"供非所求"。这两种情况都会导致没有需要的需求量增加，具有这种需求的人又常常与真正有卫生服务需要的人竞争有限的卫生资源，造成卫生资源的浪费和短缺。

（四）卫生服务供给

卫生服务供给是指根据居民卫生服务需要，医疗卫生服务部门向居民提供服务的过程。它反映服务提供者的愿望和可能提供卫生服务的能力，应与居民卫生服务需要相一致，只有供需平衡才能使卫生资源得到有效利用。

（五）卫生服务利用

卫生服务利用是需求者实际利用卫生服务的数量，是人群卫生服务需求量和卫生服务供给量相互制约的结果，直接反映了卫生系统为人群和个人提供的卫生服务的数量和工作效率，间接反映了卫生系统通过卫生服务对居民健康状况的影响。人群卫生服务利用数量的大小受卫生服务需求量和卫生服务供给量的制约，不能直接用于评价卫生服务的效果。

供给与利用之间，可能出现3种情况：一是供大于求，当供给量大于需求量时，需求将会得到满足，但往往会导致卫生资源利用不足，引起资源闲置造成的利用效率低下。二是供不应求，当供给量小于需求量时，需求得不到全部的满足，就会出现等待就诊、等待住院以及得不到规范服务的现象。三是供求平衡,这是公众最希望看到的情况,卫生服务的供给量刚好满足卫生服务的需求量,但在现实中这种情况很难出现,往往是在前两种情况间波动。

知识链接:影响卫生服务需要、需求和利用的因素

1. 人口、年龄、性别　在其他因素不变的情况下,服务的人口数量越多,卫生服务需要量、需求量和利用量就越大。在年龄因素方面,呈"U"字形变化,老年人和儿童的患病率高,卫生服务的利用量也大。在性别因素方面,女性对卫生服务的需要和利用量都要多于男性。

2. 社会经济因素　随着社会经济及文化发展、生活水平的提高,人们对卫生服务的需要量和利用量也会明显增加。

3. 文化教育因素　受教育程度高者的预防保健意识、疾病自我认识能力及有病早治的愿望要强于受教育程度低者。这种情况,短期会增加卫生服务需要,但最终将会降低卫生服务的需要和利用。

4. 卫生服务质量和设施　良好的医疗卫生服务质量和全面的预防保健服务可以从不同角度改善人群的健康水平和降低人群发病率,从而对医疗服务需要量产生影响。

5. 医疗保健制度　享受不同的医疗保健制度,会有不同程度的医药费减免政策,在利用医疗卫生机构级别及其利用量方面会存在明显差别。

6. 气候地理因素　某些疾病的好发往往具有明显的季节性和地域性,从而影响居民的卫生服务需要和利用。

7. 婚姻与家庭　家庭人口多、家庭关系和睦、能从家里得到精心照顾,可以缩短住院天数,减少医疗服务需要量。有配偶者对医疗需求少于独身、鳏寡及离婚者。

8. 行为心理因素　各种不良行为和生活方式如紧张、压抑、重大生活事件等,对慢性病的发生、发展和转归都有明显的作用。其中吸烟和饮酒是两个最为突出的实例。

四、卫生服务研究进展

(一)国际卫生服务研究进展

1991 年 WHO 发布《国家卫生研究纲要》(essential national health research, ENHR)是应用卫生服务研究的原理和方法科学分析卫生服务的现状、存在的卫生问题以及提出问题的策略。内容上包括 7 个组成要素:① 促进与倡导。② 建立机制。③ 确立工作重点。④ 能力开发。⑤ 建立网络。⑥ 财务支持。⑦ 评价。详见表 9-1。

表 9-1　国家卫生研究纲要主要要素和评价指标

要　素	过　程　指　标	产　出　指　标
促进与倡导	相关组织参与交流,确定研究项目并列为国家的重点	政策支持 ENHR,建立相应组织并开展活动
建立机制	有关组织参与,参与组织具有代表性与权威性	运行系统付诸实施,发布正式文件

续表

要　素	过　程　指　标	产　出　指　标
确立工作重点	客观分析国内重点需要研究的主体和确定研究力量	公布研究重点,公布重点研究项目的计划,公布研究信息
能力开发	采取实际措施,加强机构建设与人员能力培养	投资建立机构,培训招募人员,发表研究成果,列举研究成果对政策的影响
建立网络	各研究组功能是否加强	研究报告、杂志、研讨会、培训与联合研究资源共享程度
财务支持	支持力度与支持项目的数量和经费来源	国家卫生经费预算中支持 ENHR 的比例,国内、国际、公立、私立机构支持 ENHR 的力度
评价	建立专家评审机制,评价研究工作对政策的影响力度	研究成果发布和研究成果采用,并取得成效

20 世纪后期以来,随着全球化在世界范围内的不断纵深发展,人员、物资的流动日益频繁,传染性疾病在全球范围扩散,卫生问题日益全球化已经是一个不争的事实,全球卫生越来越成为专家与学者们关注的热点。这一趋势使得原有的治理方式和体系难以应对,因此出现了对全球卫生治理的倡导。

全球卫生治理(global health governance,GHG)是指在不同层次,通过不同形式的机构和行为体的互动关系,集体解决卫生问题的机制。其核心要素归纳为:① 强调卫生问题的去国界化,处理跨越国界的健康决定因素。② 主张用跨部门和跨领域的视角来看待和应对卫生问题,加强与贸易、经济、外交、环境、农业等部门和领域的合作。③ 通过正式或非正式的途径,囊括更多的行为体和参与者,尤其是活跃在卫生领域的非国家行为体这些不同于国际卫生治理的特性,使得全球卫生治理能更好地应对全球卫生行动中存在的问题。WHO 政策研究与合作司司长 Tikki Pang 等 2008 年提出了相对全面和完善的全球卫生治理框架。(图 9-1)

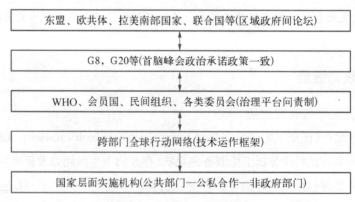

图 9-1　卫生全球治理架构图

人物档案:**Tikki Pang**

现任新加坡国立大学公共政策(卫生)访问教授,曾任 WHO 政策研究与合作司司长。主要研究领域全球卫生治理、全球公共卫生。

资料来源:http://theconversation.com/profiles/tikki-pang-pangestu-180140

（二）中国卫生服务研究进展

我国较系统的卫生服务研究开始于 1981 年。中美合作在上海市上海县进行了卫生服务描述性研究，系统考察了上海县的医疗制度、居民健康状况和社会卫生状况等指标，并与美国华盛顿县进行了比较分析。1986 年，卫生部医政司组织了全国农村卫生服务调查，1987 年，卫生部医政司和卫生部统计信息中心联合开展了全国城市医疗服务研究。从 1993 年开始每五年一次开展全国卫生服务总调查，截至 2013 年已经开展了 5 次。（表 9 - 2）2013 年开展的第五次国家卫生服务总调查内容包括家庭健康询问调查和卫生机构调查，调查方式包括定量调查和小规模定性调查。

表 9 - 2　历次全国性卫生服务调查设计概况

名　称	年份	组织单位	抽样方法	样本数	调 查 内 容
农村卫生服务调查	1986	卫生部医政司	整群分层随机抽样	9 省 45 县 28 万人口	疾病、就诊、住院、经费、县乡村卫生机构队伍、能力及装备
城市医疗服务研究	1987	卫生部医政司、卫生部统计信息中心	整群分层随机抽样	9 省 27 县 9.7 万人口	两周患病、慢性病、休工（学）、卧床、门急诊、住院、孕产妇保健及一日门诊调查
第一次国家卫生服务总调查	1993	卫生部统计信息中心	多阶段分层整群分层随机抽样	92 个市县 21.6 万人口	儿童、妇女、老年保健、县（市）医疗机构现状及资源利用；乡、村卫生机构资源及服务；医疗、预防、保健机构资源及服务
第二次国家卫生服务总调查	1998	卫生部统计信息中心	多阶段分层整群分层随机抽样	95 个市县 21 万人口	内容同上
第三次国家卫生服务总调查	2003	卫生部统计信息中心	多阶段分层整群分层随机抽样	95 个市县 21 万人口	增加城乡卫生改革定性调查
第四次国家卫生服务总调查	2008	卫生部统计信息中心	多阶段分层整群分层随机抽样	94 个市县 18 万人口	增加社会医疗保险、重大健康问题、重点人群调查
第五次国家卫生服务总调查	2013	国家卫生计生委统计信息中心	多阶段分层整群分层随机抽样	156 个市县 27 万人口	增加与医改相关内容

第二节　卫生服务评价

一、卫生服务需要的测量与分析

反映人群卫生服务需要的指标有死亡指标和疾病指标。死亡指标中，婴儿死亡率、孕产妇死亡率和平均期望寿命是反映一个国家或地区居民卫生服务需要量的三个常用指标。死亡指标可以通过常规登记报告或死因监测系统收集。比较稳定、可靠，但死亡指标反映居民健康状况不敏感，因为死亡是疾病或损伤对健康影响最严重的结局。疾病指标可以弥补这一不足。疾病指标包括疾病的频率（度）和疾病严重程度两类指标。

（一）疾病频率（度）指标

家庭健康询问调查所定义的"患病"是从居民的卫生服务需要角度考虑，并非严格意义上的"患病"，主要依据被调查者的自身感受和经培训的调查员的客观判断综合确定。常用的指标有以下 3 种。

1. 两周患病率 两周患病率=调查前两周内患病人(次)数/调查人数×100%

我国卫生服务总调查将"患病"的概念定义为：① 自觉身体不适,曾去医疗卫生单位就诊、治疗。② 自觉身体不适,未去医疗卫生单位诊治,但采取了自服药物或一些辅助疗法,如推拿、按摩等。③ 自觉身体不适,未去就诊治疗,也未采取任何自服药物或辅助疗法,但因身体不适休工、休学或卧床 1 天及以上者;上述 3 种情况有其一者即为"患病"。

2. 慢性病患病率 慢性病患病率=调查前半年内患慢性病患者人(次)数/调查人数×100%

"慢性病"的概念被定义为：① 被调查者在调查的前半年内,经医务人员明确诊断有慢性病。② 半年以前经医生诊断有慢性病,在调查的前半年内时有发作,并采取了治疗措施,如服药、理疗或者一直在治疗以控制慢性病的发作等;两者有其一者为患"慢性病"。调查对象为 15 岁及以上人口。过去曾有过慢性病,目前已经痊愈,或在前半年内无发作或无症状体征者,不计为患"慢性病",如果在前两周内有慢性病的发作或服药治疗,要同时计入两周患病。

3. 健康者占总人口百分比 即每百调查人口中健康者所占的百分比。

健康者是指在调查期间无急、慢性疾病,无外伤和心理障碍,无因病卧床及正常活动受限制,无眼病和牙病者等。

从第四次国家卫生服务总调查开始,在居民健康自我评价中开始采用欧洲五维健康量表(EQ-5D),该量表是国际上广泛应用的、标准化的测量健康相关生命质量的量表,适用于大规模人群调查。EQ-5D 测量了健康的 5 个维度：行动、自我照顾、日常活动、疼痛/不适、焦虑/抑郁。每个维度分为 3 个层次,即没有问题、中度问题和重度问题;应用直观式测量表(visual analogue scale/score, VAS)评价健康总体状况,0 代表最差、100 代表最好健康状况。

（二）疾病严重程度指标

居民的医疗服务需要不仅反映在患病频率的高低,同时还表现在所患疾病的严重程度上。通常家庭健康询问调查了解的疾病严重程度不是临床医学上的概念,而是通过询问被调查者在过去的某一个时期内病伤持续天数和因病伤卧床、休工、休学天数来间接了解疾病的严重程度、对劳动生产力的影响以及推算因病伤所造成的经济损失。常用指标如下。

1. 两周卧床率 两周卧床率=调查前两周内卧床人(次)数/调查人数×100%

2. 两周活动受限率 两周活动受限率=调查前两周内正常活动受限人(次)数/调查人数×100%

3. 两周休工(学)率 两周休工(学)率=调查前两周因病休工(学)人(次)数/调查人数×100%

4. 两周患病天数 两周患病天数=调查前两周内患病总天数/调查人数。

此外,还有失能率、残障率以及两周卧床天数、休工天数、休学天数等。

5 次国家卫生服务总调查结果显示,20 年来,两周患病率持续增加,但近 5 年的增长明显快于前 15 年。城市居民两周患病率高于农村,并且差异在增大。按患病例数计算慢性病患病率为 33.1%。城市、农村分别为 36.7% 和 29.5%。近 5 年城乡居民慢性病患病率快速上升,农村增长幅度大于城市。城市地区与农村地区慢性病患病率差距缩小。虽然居民两周患病率增加,但是反映疾病严重程度的休工和休学天数均有所下降。患病天数和卧床天数的增长幅度低于疾病频率指标的增长幅度(表 9-3)。

表 9-3 我国城乡居民患病情况

指 标	1993 年		1998 年		2003 年		2008 年		2013 年	
	农村	城市	农村	城市	农村	城市	农村	城市	农村	城市
两周患病率(%)	12.8	17.5	13.7	18.7	14.0	15.3	17.7	22.2	20.2	28.2
慢性病患病率(%)	16.5	31.5	15.5	32.1	15.3	27.7	21.0	32.0	29.5	36.7
每千人患病天数(天)	1162	1496	1125	1646	1043	1238	1428	1842	1865	2628
每千人休工天数(天)	196	173	347	153	218	84	97	59	177	94
每千人休学天数(天)	91	117	95	68	54	35	48	29	29	19
每千人卧床天数(天)	105	124	119	95	169	175	193	164	181	156

注：慢性病患病率以病例数计算。

城乡居民 EQ-5D 各维度有问题的比例总体上以疼痛/不适维度最高,其次是行动维度,自我照顾维度有问题的比例最低。2013 年疼痛/不适维度有问题较 2008 年明显增高,达到了12.6%,增加了近 3.4 个百分点,行动维度有问题比例略有上升,其他均较 2008 年有所下降。2013 年城乡居民在疼痛/不适维度均出现较大幅度增加,以城市居民增加幅度更大,城乡差距缩小。其他各维度的变化相对较小。比较 2008 与 2013 年城乡居民 VAS 评分发现,2013 年较 2008年略有上升,城乡基本同步上升(表 9-4)。

表 9-4 我国城乡居民自我健康评价情况

EQ-5D 维度	2008 年		2013 年	
	农 村	城 市	农 村	城 市
行动	5.3	4.7	6.0	5.7
自己照顾自己	3.5	2.8	3.3	2.8
日常活动	5.2	3.9	5.0	4.3
疼痛/不适	9.8	7.8	12.8	12.5
焦虑/抑郁	7.0	5.0	5.6	5.0
VAS 评分	80.4	79.3	81.2	80.6

二、卫生服务利用的测量与分析

卫生服务利用的资料主要来源于常规的卫生工作登记及报表。这类资料通常较易收集且经长期积累、系统观察获得,但由于一个地区的居民常常在不同地点利用卫生服务,仅仅根据卫生部门登记报告资料不易判断人群利用卫生服务的全貌。对家庭进行抽样询问调查可以比较全面地掌握人群健康和卫生服务利用的状况。现阶段,卫生服务要取得满意的效果除了需要全社会经济大环境的改善以外,还需要依靠医疗卫生人员和群众两方面的主动性。医疗服务的主动性主要在于群众,预防保健服务的主动性主要在于卫生人员。

卫生服务利用可分为医疗服务、预防保健服务和康复服务利用等几类。医疗服务包括门诊服务和住院服务。

(一) 门诊服务利用

居民门诊服务利用的指标主要有两周就诊率、两周患者就诊率、两周患者未就诊率等,被用来反映居民对门诊服务的需求水平和满足程度。

1. 两周就诊率 两周就诊率=调查前两周内就诊人(次)数/调查人数×100%

2. 两周患者就诊率　两周患者就诊率=调查前两周内患者就诊人（次）数/两周患者总人数×100%

3. 两周患者未就诊率　两周患者未就诊率=调查前两周内患者未就诊人（次）数/两周患者总人数×100%

（二）住院服务利用

反映住院服务利用的指标主要有住院率、人均住院天数及未住院率，可用于了解居民对住院服务的利用程度，还可以进一步分析住院原因、住院医疗机构与科别、辅助诊断利用、病房陪住率以及需住院而未住院的原因等，从而为确定医疗卫生机构布局、制订相应的病床发展和卫生人力规划提供依据。

1. 住院率　住院率=调查前一年内住院人（次）数/调查人数×100%

2. 人均住院天数　人均住院天数=总住院天数/总住院人（次）数

3. 需住院而未住院率　需住院而未住院率=需住院而未住院患者数/需住院患者数×100%

从 5 次国家卫生服务总调查的结果来看，居民卫生服务利用水平提高，两周患者未就诊率和因病需住院而未住院率的比例均有明显降低，年住院率明显增加（表 9-5）。

表 9-5　我国城乡居民卫生服务利用情况

指　　标	1993 年		1998 年		2003 年		2008 年		2013 年	
	农村	城市	农村	城市	农村	城市	农村	城市	农村	城市
两周患者就诊率(%)	16.0	19.9	16.5	16.2	13.9	11.8	15.2	12.7	12.8	13.3
两周患者未就诊率(%)	33.7	42.2	33.2	49.9	45.8	57.0	37.8	37.3	22.0	32.9
年住院率(%)	3.1	5.0	3.1	4.8	3.4	4.2	6.8	7.1	9.0	9.1
需住院而未住院率(%)	40.6	26.2	35.5	29.5	30.3	27.8	24.7	26.0	16.7	17.6

（三）预防保健服务利用

预防保健服务包括计划免疫、健康教育、传染病控制、妇幼保健等。与医疗服务相比，测量预防保健服务利用比较复杂困难。预防保健服务利用常常发生在现场，资料登记收集有一定困难。有些预防保健服务利用率低，且又有一定的季节性，对少数人群进行一次性横断面调查常常不易获得满意的结果。而采取卫生机构登记报告和家庭询问调查相结合的方法收集资料，可通过比较居民实际接受的服务与按计划目标应提供的服务量进行测量和评价。

从 5 次国家卫生服务总调查的结果来看，孕产期保健情况在过去 20 年有较大程度的提高。与过去 4 次卫生服务调查的结果相比，调查城市地区和农村地区孕产妇产前检查率、住院分娩率均有增加的趋势，尤其在农村地区这种趋势更为明显，近 5 年农村地区的住院分娩率已达到城市地区水平。免疫规划工作进步明显，预防接种建卡率大幅上升，农村地区提高最明显（表9-6）。

表 9-6　我国城乡妇幼保健服务利用情况

指　　标	1993 年		1998 年		2003 年		2008 年		2013 年	
	农村	城市	农村	城市	农村	城市	农村	城市	农村	城市
产前检查率(%)	60.3	95.6	77.6	86.8	85.6	96.4	93.7	97.7	97.3	98.4
平均产前检查次数（次）	1.6	6.3	3.2	6.4	3.8	7.8	4.5	8.1	5.4	7.4

续表

指　　标	1993 年		1998 年		2003 年		2008 年		2013 年	
	农村	城市	农村	城市	农村	城市	农村	城市	农村	城市
住院分娩率(%)	21.7	87.3	41.4	92.2	62.0	92.6	87.1	95.1	96.8	95.7
妇女病查治率(%)	16.4	47.7	—	—	29.8	48.9	43.3	56.6	42.8	51.4
婴儿出生体重(g)	3180	3214	3270	3318	3293	3345	3284	3366	3313	3322
低出生体重儿比例(%)	3.3	3.8	3.7	3.4	3.8	3.1	2.9	2.1	3.3	3.4
儿童计免接种卡(%)	56.0	89.2	91.8	97.3	87.3	94.7	97.8	98.4	99.4	99.4

三、卫生服务资源的测量与分析

卫生服务资源主要包括人力、经费、设施、装备、药品、信息、知识和技术等。一个国家拥有的卫生服务资源总是有限的,社会可能提供的卫生服务资源与居民的医疗卫生服务需要总是存在一定的、有时甚至是很大的差距。

（一）卫生人力

卫生人力是卫生资源中最重要且具有活力的一种。卫生人力是指经过专业培训,在卫生系统工作,提供卫生服务的人员,包括已在卫生部门工作和正在接受培训的人员。卫生人力资源研究主要研究卫生人力的数量、结构和分布。

1. 数量　数量可用绝对数、相对数表示。绝对数表示卫生人力的实际拥有量;相对数表示不同时期、不同地区卫生人力的相对水平。一般卫生人力的单位采用每千人口拥有卫生人员数。

2. 结构　人力结构可反映卫生人力的质量,说明人力结构的合理性。合理结构应关注以下三方面。

（1）年龄结构　年龄是衡量人力资源工作能力、技能和效率的最常用指标。合理的年龄结构有助于发挥不同年龄层次的长处,保持卫生人力的延续性和稳定性。

（2）专业结构　不同专业人员提供不同的服务。我国卫生专门人才中,医学专业占 70% 左右,中医中药专业占 5%,药学专业占 5%,预防医学专业占 4% 左右,口腔、儿科、营养、检验、放射、卫生、生物医学工程、卫生管理的高级人才严重不足,护理专业人员缺乏。我国医生与护士的比例为 1:1.4,而大多数国家医护比为 1:2;护士与人口数之比为 1:454,多数发达国家为 1:(140~320)。

（3）职称结构　职称反映一定的技术水平。在一个人才群中,只有一种类型人才,即使水平很高,效率也不一定很好。不同职称人员应有合适比例。我国高、中、初三级卫生技术人员比例为 1:3:8,而 WHO 在中等发达国家制定的标准为 1:3:1。

3. 分布　从卫生人员的地理分布来看,发达国家与发展中国家之间卫生人力存在严重不平衡状况。发达国家每 10 万人口有 1000 名卫生技术人员,而发展中国家只有 200 名。在一个国家内部,卫生技术人员的地理分布也存在不平衡状况,大多数国家集中在城市,广大农村普遍缺少卫生技术人员。我国每 10 万人口拥有 560 名卫生技术人员。城乡卫生人力分布仍有差距,城市每 10 万人口拥有卫生技术人员 970 名,农村每 10 万人口拥有卫生技术人员 380 名。

（二）卫生费用

卫生费用是卫生服务资源的重要组成部分。卫生费用是指一定时期内为提供卫生服务直接消耗的资源,以货币来计量。卫生费用研究主要包括卫生费用的来源、分类、评价指标等。

1. 卫生费用的来源 按筹资来源法,卫生费用的来源有政府卫生支出、社会卫生支出和居民个人现金卫生支出三个渠道。

2. 卫生费用的分类 政府卫生支出是指各级政府用于医疗卫生服务、医疗保障补助、卫生和医疗保险行政管理事务、人口与计划生育事务支出等各项事业的经费。反映政府各部门对卫生工作的支持程度和投入力度,体现政府在卫生领域的职能和重要作用。社会卫生支出指政府支出外的社会各界对卫生事业的资金投入。在卫生总费用中占主体地位且增长较快。包括社会医疗保障支出、商业保险费、社会办医支出、社会捐赠援助、行政事业性收费收入等。是衡量社会各界对卫生服务贡献程度的重要指标,反映多渠道筹集卫生资金的作用程度。个人现金卫生支出是指城乡居民在接受各类医疗卫生服务时的现金支付,包括享受各种医疗保险制度的居民就医时自付的费用。

3. 卫生费用评价指标

(1) 卫生总费用占 GDP 比重 该指标说明一个国家或地区投入卫生费用的数量是否适应当地经济发展水平,在多大程度上提供了必要的资源来保证卫生事业与社会经济协调发展。

(2) 人均卫生费用 说明一个国家或地区卫生费用的人均水平,是消除人口数量影响因素可以进行地区间比较的一个重要指标。

(3) 个人现金卫生支出占卫生总费用比重 该指标说明在卫生总费用总量中个人在其中负担的程度,是衡量城乡居民个人对医疗卫生费用负担程度的评价指标,各地区不同人群对医疗卫生费的自付率反映了不同地区不同人群享受卫生服务的公平程度(表 9 - 7)。

表 9 - 7 我国卫生总费用主要评价指标

年份	卫生总费用（亿元）	卫生总费用占GDP比重(%)	人均卫生总费用(元)	卫生总费用构成		
				政府卫生支出(%)	社会卫生支出(%)	个人现金卫生支出(%)
2010	19980.39	4.89	1490.06	28.69	36.02	35.29
2011	24345.91	5.03	1806.95	30.66	34.57	34.77
2012	28119.00	5.26	2076.67	29.99	35.67	34.34
2013	31668.95	5.39	2327.37	30.14	35.98	33.88
2014	35312.40	5.55	2581.66	29.96	38.05	31.99

四、卫生服务综合评价

1976 年,WHO 对美国、加拿大、阿根廷、英国、荷兰、芬兰、南斯拉夫 7 国 12 个地区的卫生服务进行了综合评价,并提出了一个值得借鉴的综合评价模式。这种综合评价模式基本思路是将人群健康需要、卫生服务利用和卫生资源供给三方面有机地联系起来,以人群健康需要量、卫生服务利用量和卫生资源供给量三类指标的平均数作为划分高低的标准。组成 8 种组合,以此对一个国家或地区的卫生服务状况进行综合评价,为制订卫生服务发展规划、合理配置卫生资源提供参考依据(表 9 - 8)。

表9-8 卫生服务综合评价模式

卫生服务利用	卫生服务高需要		卫生服务低需要	
	高资源	低资源	高资源	低资源
高	A型(平衡型):资源分配适宜	B型:资源利用率高	E型:过度利用	F型:资源利用率高
低	C型:资源利用率低	D型:资源投入低	G型:资源投入过度	H型(平衡型):资源分配适宜

A型:人群卫生服务需要量大,卫生资源投入充足,卫生服务利用良好,三者之间保持相对平衡状态。

B型:人群卫生服务需要量大,但卫生资源投入不足,卫生服务利用率高,低资源与高需要之间不相适应。由于资源利用紧张,短期内可通过提高利用率保持平衡,但不能持久,应向A型转化。

C型:人群卫生服务需要量大,卫生资源投入充分,但卫生服务利用率低,需研究卫生及服务利用的障碍因素,提高卫生服务的效益,应向A型转化。

D型:人群卫生服务需要量大,卫生资源投入不足,卫生服务利用率低,不能充分满足人群卫生服务需要,应增加卫生资源投入,提高卫生服务利用率,以适应人群卫生服务需要,向A型转化。

E型:人群卫生服务需要量低,卫生资源投入充分,卫生服务利用也充分,很可能存在个别人群过度利用卫生服务、浪费卫生资源的情况,应避免这种浪费,向H型转化。

F型:卫生资源投入不足,卫生服务利用高,虽是服务效益良好的标志,但是低资源与人群的低卫生服务需要相适应。

G型:人群卫生服务需要量低,卫生资源投入充分,卫生服务利用低,卫生资源投入过度,应向H型转化。

H型:人群卫生服务需要量低,卫生资源投入不足,卫生服务利用率低,三者之间在低水平状态下保持平衡。

本章小结

本章通过介绍人群卫生服务需要、需求、供给、利用和卫生服务资源等相关概念,相互之间的关系,介绍卫生服务研究常用的评价指标体系和框架,卫生服务研究的进展情况,为卫生计划的实施和评价提供科学依据。通过卫生服务研究的学习,改善卫生服务的可及性,实现公平、效益和质量三者的协调,为卫生改革及现代管理提供指导。

练习题

1. 单项选择题

(1)测量卫生服务利用的常用指标有(　　)。

A. 两周患病率   B. 慢性病患病率

C. 两周患者就诊率   D. 两周患病天数

(2)测量卫生服务需要的常用指标有(　　)。

A. 两周患病率   B. 两周患者未就诊率

C. 两周就诊率   D. 住院率

(3) 关于卫生服务需要、需求、利用,下列叙述正确的是(   )。

A. 卫生服务需要都能转化成卫生服务需求

B. 卫生服务利用不能直接用于评价卫生服务的效果

C. 卫生服务利用主要取决于卫生服务需求

D. 卫生服务需要主要反映居民对健康的一种主观愿望

(4) 关于就诊率,下列叙述正确的是(   )。

A. 两周就诊率是反映居民对医疗卫生服务利用情况的指标

B. 两周就诊率是指调查前两周内就诊人(次)数与患病人数的比率

C. 两周患者就诊率是指调查前两周内就诊人(次)数与调查人数的比率

D. 两周患者未就诊率是指调查前两周内未就诊人(次)数与调查人数的比率

(5) 下列(   )是卫生费用的评价指标。

A. 医疗保险支出

B. 人均卫生费用

C. 免疫接种支出

D. 医疗部门的人力费用

2. 名词解释

(1) 卫生服务研究

(2) 卫生服务需要

(3) 卫生服务需求

(4) 卫生服务利用

3. 简答题

(1) 简述影响卫生服务需要、需求和利用的因素有哪些?

(2) 简述可用于测量卫生服务需要和利用的指标有哪些?

(3) 简述卫生服务需要、需求和利用及其相互关系。

思考题

1. 谈谈未来中国在全球卫生治理中将扮演的角色和发挥的作用。

2. 通过 5 次卫生服务调查结果,谈谈我国城乡卫生服务需要与利用存在的差异何在?

案例分析

卫生费用是卫生服务资源的重要组成部分。卫生费用是指一定时期内为提供卫生服务直接消耗的资源,以货币来计量。按筹资来源法,卫生费用的来源包括政府卫生支出、社会卫生支出和居民个人现金卫生支出三个渠道。

表 9-9 列出我国 1980~2014 年卫生总费用测算政府卫生支出、社会卫生支出和个人现金卫生支出在总费用所占比重的数据。

表 9－9　我国卫生总费用筹资构成(%)

年　份	合　计	政府卫生支出	社会卫生支出	个人现金卫生支出
1980	100.00	36.24	42.57	21.19
1985	100.00	38.58	32.96	28.46
1990	100.00	25.06	39.22	35.73
1995	100.00	17.97	35.63	46.40
2000	100.00	15.47	25.55	58.98
2005	100.00	17.93	29.87	52.21
2010	100.00	28.69	36.02	35.29
2014	100.00	29.96	38.05	31.99

试分析:

(1) 我国卫生总费用筹资构成三个渠道所占比例有何特点?

(2) 我国卫生总费用筹资构成的发展趋势是什么?

推荐网站或资料

1. 世界卫生组织.http://www.who.int/en/

2. 国家卫生计生委统计信息中心. http://www. nhfpc. gov. cn/zwgkzt/pzsdw04/200804/16302. shtml

策略篇

第十章 社会卫生策略

学习目标

掌握 社会卫生策略的概念、制定程序,全球主要策略,我国主要卫生策略。

熟悉 个体干预策略与群体干预策略;我国的医药卫生体制改革。

了解 西方国家医药卫生体制改革。

导引案例

数据显示,2015 年,我国二三级医院入院人数占全部医疗卫生机构的 2/3;医院、基层医疗卫生机构的病床使用率分别是 85.4%、59.1%;医院执业(助理)医师人均负担入院患者数分别为 95.03、36.63 个。但是,不同层级医院医药费用差异明显:2015 年,三级、二级、一级医院门诊患者次均医药费分别为 283.7 元、184.1 元、132.9 元,住院患者则分别为 12599.3元、5358.2 元、3844.5 元。若任由患者涌向大医院,势必增加患者就诊费用,阻碍"看病贵"问题的解决;增加基层医疗卫生机构的空转,降低卫生资源的利用效率。而有研究显示:有县市级医院患者的病种与基层医疗机构存在 50%~80% 的重叠性。

试回答:

(1)上述问题为何会出现?

(2)如何应对?

第一节 概 述

一、社会卫生策略的概念

1. 策略(strategy) 策略是行为主体在一定时期为实现特定的目标所采用的一系列方针政策、条例办法、目标体系、评价指标和具体措施的总称。

2. 社会卫生策略(social health strategy) 社会卫生策略是指卫生发展的战略与策略、政策、目标与指标、对策与措施,是维护和促进人群健康的行动方针和方法。包括卫生领域内的策略,如初级卫生保健、社区卫生服务等,也包括卫生相关领域的策略,即与保护人群健康相适应的政治、经济、法律、文化等。

二、社会卫生策略的制定程序

(一)发现健康问题

这是制定正确的策略的前提,即保证策略具有针对性。发现健康问题的根本途径是对人群健康状况进行评价(见第六章)。具体包括以下三方面。

1. 群体不健康状况评价　评价的是负向的、躯体的健康,或是明显的躯体不健康状态,评价目标主要是患病和死亡,使用死亡率、患病率、减寿人年数等指标衡量。

2. 群体亚健康状况评价　评价目标是找出这种临床前期状态,及时进行预防;可以使用症状功能评价、日常生活活动能力评价、情绪/认知状况测量等指数衡量。

3. 群体健康状况评价　目标是测量被评者躯体、功能、心理、精神支持和社会方面的健康程度。主要评价方法有生命质量评价、健康危险因素评价、社会交往/社会支持等指数。

(二)寻找健康问题的原因

其实质是分析不同社会因素影响健康的机制(见第三、第四章)。一方面要寻找健康问题的直接原因,比如结核病的直接原因主要是传染源、传播途径、易感人群,相对比较容易找到。另一方面是透过表面,寻找根本的原因,比如体制、政策、经济方面的原因,这也是问题的产生根源。

(三)确定需要优先解决的问题

发现的健康问题可能很多,但是组织/社会卫生资源有限,因此必须确定某一时期优先要解决的问题。确定优先解决的卫生问题必须考虑三个原则:一是符合客观实际,通常应该优先解决专家和群众认可的热点问题;二是有解决的可能性,也就是环境允许,资源能够提供;三是符合政治规律,即卫生策略要与国家发展方向、内外环境、大政方针保持一致。

(四)制定社会卫生策略

1. 卫生目标的确定　卫生目标是政策制订者要实现的一种理想状态和衡量目标实现的一系列指标。它既是方案设计和择优的基础,也是执行的指导方针,还是评价的基本标准。目标需要具备具体性(目标应该具体明确)、针对性(针对所要解决的特定问题)、可行性(目标在政治上和社会上的可接受性及其实现可能性)、协调性(多个目标间协调一致)四个特征。

2. 卫生策略方案的拟定　包括设计、论证和合法化三个阶段。

(1)设计　包括设想、分析、初选、评定、淘汰等环节,通常会使用头脑风暴法等方法。

(2)可行性论证　就是围绕目标,运用定性和定量的分析方法,对所选择的方案是否可行的问题进行深入系统的分析研究。

(3)合法化　合法化通常采用法律化、权力机关批准、有关部门审查 3 种最常见的方法实现,包括内容合法化和过程合法化两方面。内容的合法化主要指最后的选择在内容上不能与既定的法律、法规相抵触;过程合法化是指方案上升为法律或获得合法地位的过程,由国家有关政权机关依据法定权限和程序所实施的一系列立法活动与审查活动所构成。

三、个体与群体干预策略

从防治疾病、保护健康的角度看,干预和促进健康的策略主要分为两类。

（一）个体干预策略

个体干预策略(高危策略)是建立在直接危险因素理论上、针对部分群体的干预策略。

1. 个体干预策略的基础

（1）理论基础　个体干预策略主要以一些行为改变与矫正的理论(见第四章)为基础,如知—信—行模式(knowledge, attitude, belief, practice, KABP)、健康信念模式(the health belief model, HBM)、行为转变分阶段理论(The transtheoretical model, TTM)等。

（2）社会基础　一是个体具有某种健康危险因素或面临某种疾病困扰时,更容易产生转变知识、态度和行为的动机。二是个体干预策略更加形象,更能够唤起他人的兴趣或同情。三是个体干预策略更符合医生惯常的行为,容易获得医生的支持。

2. 优缺点

（1）优点　一是医患双方都有强烈的动机。二是不会对非高危人群产生太多干扰。三是具有现成的思维和组织。四是成本—效益比、危险—效益比高。

（2）缺点　一是对控制整个健康问题的贡献小。二是没有消除社会中存在的健康问题根源,只是一种暂时的成功,在控制手段消除后个体能否坚持并不确定。

（二）群体干预策略

群体干预策略(社会干预策略)是针对社区全人群的干预策略,致力于降低整个人群危险因素的负担。主要是通过开展健康教育和健康促进,建立健康危险因素监测体系,达到建立健康生活方式、减少或避免危险因素、提高健康水平的目标。

1. 群体干预策略的基础

（1）理论基础　主要包括创新扩散理论、社区组织和建设理论等。

知识链接：创新扩散理论

创新扩散包括形成、传播、采纳、实施、维持五个阶段,并且传播过程呈"S"形曲线,扩散早期进展速度很慢,后进展加快,在接近饱和点时又会减缓。社区组织和建设理论包括增权(增加个人、人际或政治权力,以便个人、家庭或社区可以采取行动改善他们的处境)、社区能力(在特定社区中,使社区解决集体问题和改善/保持社区健康和幸福的人力资本、组织资本和社会资本及其相互作用)、问题选择、参与、社区联盟等要点。

（2）社会基础　群体干预的社会学基础是健康的行为生活方式仅通过个人是难以实现的。用韦伯的生活方式理论可以解释为:一个人的生活方式取决于生活行为和生活机会。生活行为是人们希望选择的生活方式,而生活机会则是获得特定生活方式的可能性,取决于社会环境。所以,要改变个人的生活方式,仅仅让个人有强烈的改变动机是不够的,还需要社会环境的支持。只有改变了社会,才能够给个人更多的选择。

（3）医学基础　群体策略致力于降低整个人群危险因素的负担,也就是使全人群的危险因素发生改变(在统计图上表现为位置发生漂移),降低发病率。

2. 优缺点

（1）优点　群体干预策略从根本上消除导致危险行为和不健康生活方式的社会环境,因而更具有根本性,其效果也更加有力,并能充分体现健康面前人人平等的原则。

(2)缺点 一是普遍可接受性低,尤其是对表面健康的一般人群,不太容易接受干预措施。二是需要多部门合作,而且因覆盖面广导致成本较高,存在更多安全风险,因此具有一定难度。

第二节 全球卫生策略

一、全球主要卫生策略

(一)人人享有卫生保健

1. 人人享有卫生保健的含义 1977 年,第 30 届世界卫生大会上通过了 WHO·30·43 号决议,提出"到 2000 年,使世界上所有的人都达到在社会和经济生活两方面富有成效的那样一种健康水平",即"2000 年人人享有卫生保健"(Health for all by the year 2000, HFA 2000)。1998 年,第 51 届世界卫生大会发表了题为"21 世纪人人享有卫生保健"的宣言。

知识链接:世界卫生大会

世界卫生大会是 WHO 的最高决策机构,主要职能是决定 WHO 组织的政策、任命总干事、监督财政政策以及审查和批准规划预算方案。一般于每年 5 月在日内瓦举行会议,WHO 所有会员国派代表团参加大会,并集中于执行委员会准备的特定卫生议程。

第一届世界卫生大会于 1948 年 6 月 24 日在日内瓦召开。在历届会议上,与会代表除审议 WHO 年度世界健康状况报告和财务预算外,曾先后讨论了艾滋病、结核病、麻风病等传染病的预防与控制,改进公共卫生系统以及食品安全、疾病医疗、个人和家庭健康、婴幼儿喂养全球战略等方面的问题,先后通过了消灭疟疾、根除骨髓灰质炎和天花病毒、建立联合国防治艾滋病规划、世界卫生事业发展、国际烟草控制战略、新出现和重新出现的传染病预防和控制等一系列决议。

资料来源:WHO 官方网站(http://www.who.int)

人人享有卫生保健策略以初级卫生保健策略(primary health care, PHC)为基础,以提高健康水平与健康公平性、确保生活质量为基本目标,旨在让全世界人民都能获得健康和福祉。按照前 WHO 总干事马勒(Mahler)1981 年的界定,人人享有卫生保健意味着任何国家每个人都应该得到健康。2003 年,WHO 总干事李钟郁(Lee Jong-wook)在世界卫生报告中重申了这一概念:每个人都需要、也应该获得最大可能标准的健康。

人物链接:哈夫丹·马勒

哈夫丹·马勒(Halfdan T. Mahler, 1923—2016)。1951 年加入 WHO,并于 1973 年、1978 年、1983 年 3 次当选为 WHO 总干事。进入 WHO 后,曾作为 WHO 的高级官员(Senior WHO Officer),花费近 10 年时间,在印度推进国家结核病计划。1976 年,在世界卫生大会上发表演讲,提出推动 2000 年人人享有卫生保健的目标。在马勒的带领下,

《阿拉木图宣言》获得通过,2000 年人人享有卫生保健战略得以启动。

资料来源 : https://en.wikipedia.org/wiki/Halfdan_T._Mahler

2. 2000 年人人享有卫生保健策略

（1）含义　2000 年人人享有卫生保健是指到 2000 年时,卫生资源在不同国家、不同地区及人群间均匀分配,使每家每户每个人能积极参与并得到初级卫生保健;而不是到 2000 年不再有人生病,也不是 2000 年时医护人员治好全部患者的已患疾病。这就要求,从家庭、学校及工厂等基层做起,使用切实可行的卫生措施去预防疾病、减轻患者及伤残者的痛苦,能通过更好的途径使儿童、青年人、成年人到老年人顺利地过一生。

（2）产生背景　一是社会经济和卫生状况不令人满意;二是现代医学模式、可持续发展理论和政府对人民健康负责的理念日益被熟知、认可;三是中国卫生保健的成功经验。

3. 21 世纪人人享有卫生保健

（1）主要内容　"21 世纪人人享有卫生保健"是一个理想,即在人们的生存机会中,最大限度地实现每个人的健康。它重申健康是每个公民的基本人权,每个公民都有相同的权利、义务和责任,来获得最大可能的健康;人类健康水平的提高和幸福,是社会经济发展的终极目标。

（2）社会基础　承认享有最大可能健康是一项基本人权;重视政策、研究和服务提供过程的伦理方面;消除个人之间和群体之间的不公平、不合理现象;消除性别歧视,强调性别平等。

（3）政策基础　以健康为中心和可持续发展是 21 世纪人人享有卫生保健的政策基础。

（4）总目标　一是增加期望寿命的同时提高生活质量;二是在国家内部和国家之间改善健康的公平程度;三是卫生系统可持续发展,保证人民利用这一系统所提供的服务。

（5）具体目标　到 2005 年：在各国和国家间确定并实施健康公平性评估;各成员国制定具体的行动计划,并开始实施和评估。到 2010 年：消灭麻风病;个体居民获得终身的综合、基本、优质的卫生服务;建立适宜的卫生信息系统;实施政策研究和体制研究的机制。到 2020 年：达到确定的孕产妇死亡率、婴儿死亡率、5 岁以下儿童死亡率和平均期望寿命目标;全球负担大大减轻,与结核病、艾滋病、烟草、暴力相关的发病和残疾上升趋势得到控制;消灭麻疹、丝虫病和沙眼;部门间行动的协调加强,重点在安全饮用水、环境卫生、营养和食品卫生以及住房环境方面;社区建立综合健康行为促进计划并予以实施。

（6）具体行动　WHO 建议的四大行动包括：① 与贫困做斗争,不仅仅是为贫困人口提供他们赖以生存所必需的物质,更重要的是寻找一种机制让他们能够通过自救改变生存的环境。采取卫生干预措施,打破贫困和不健康的恶性循环。② 在所有的环境中促进健康,包括生活、工作、娱乐和学习所需的环境。通过社会行动促进健康,通过媒体形象倡导健康。③ 部门间的协调、协商和互利。卫生部门要敏感地意识到各个部门的动机,以便与之协调,实现在促进人类健康目标上的一致性。④ 将卫生列入可持续发展规划。

（二）初级卫生保健

1976 年,第 29 届世界卫生大会上前苏联代表提议重点讨论发展中国家初级卫生保健的方法。1978 年,WHO 和联合国儿童基金会在前苏联的阿拉木图召开了国际初级卫生保健大会,大会上发表了《阿拉木图宣言》,明确 PHC 是实现 HFA 的关键和基本途径。1979 年,联合国大会通过"关于卫生是社会发展的一个组成部分的决议"。1980 年,PHC 得到联合国的认可。

1. 初级卫生保健的概念   初级卫生保健是一种基本的卫生保健,它依靠切实可行、学术上可靠又为社会所接受的方式和技术,是社区的个人与家庭通过积极参与普遍能够享受的,费用也是社区或国家在发展的各个时期本着自力更生及自决精神能够负担得起的,它既是国家卫生系统的一个组成部分、功能中心和活动的焦点,也是社会整个经济发展的一个组成部分。它是个人、家庭、群众与国家卫生系统接触的第一环,能使卫生保健尽可能接近于人民居住及工作的场所,它还是卫生保健持续进程的起始一级。简言之,PHC 在内容上是每个人必不可少的;在利用上是每个人都能够得到的;在费用上是居民、社区、国家都能负担得起的一种卫生保健服务。

2. 初级卫生保健的基本原则

(1) 社会公正   通过合理布局,使得人们接受卫生服务的机会均等,体现健康公平观。

(2) 社区参与   在改善人民健康过程中,充分发挥社区和人民群众的作用,依靠群众参与改变不良卫生习惯和生活方式,提高自我保健能力。

(3) 成本效果和成本效益   必须以最低的成本产生最大的效益为原则进行资源配置,资源配置的重点应该投向社区和基础卫生工作。

(4) 部门间协作行动   不能只依靠卫生部门,还要与其他部门共同行动,协调一致。

(5) 预防为主   卫生保健重点放在预防和促进健康而不是治疗工作,以寻求和消除各种致病因素为核心,重视综合性致病因素对人民群众生命和健康的影响。

3. 初级卫生保健的基本内容

(1) 四大基本任务   一是促进健康;二是预防;三是治疗;四是康复。

(2) 八大基本要素   ① 促进食品和合理的营养,安全水供应的保障,并采取基本的公共卫生措施。② 开展包括计划生育在内的妇幼保健工作。③ 主要传染病的预防接种。④ 地方病的预防和控制。⑤ 常见病和外伤的恰当处理。⑥ 保护精神健康。⑦ 保证基本药物的供应。⑧ 就重要的卫生保健问题及其预防控制方法进行健康教育。

(三) 卫生可持续发展战略

可持续发展(sustainable development)是 20 世纪 80 年代提出的一个新的发展观和资源利用模式,目的在于满足当前需要的同时又不削弱子孙后代满足其需要的能力。可持续发展意味着维护、合理使用并且提高自然资源基础;意味着在发展计划和政策中纳入对环境的关注与考虑。当前,健康状况越来越受到人们的重视,成为可持续发展的重要内容;而且健康状况的改善,也可以使其他方面的发展更具有可持续性。而所谓卫生可持续发展,就是在不损害后代满足其健康需要能力的前提下,满足当代人的健康需要,其目的就是维护当代和后代人民的健康。其实质也是一种卫生资源计划和利用模式,即卫生资源的使用不能仅考虑当代人,还要考虑后世。而卫生资源不外乎卫生人力、卫生物资与资金、卫生信息等。

1. 卫生人力与可持续发展战略   在各种卫生资源中,卫生人力资源与可持续发展关系最为密切。从现实的角度看,追求可持续发展的卫生人力资源政策,需要考虑:从数量、结构、质量三个层面出发,培养和教育有利于可持续发展的卫生人力;招募和留住优秀的卫生技术人员,促进卫生服务机构的持久发展;通过合理激励措施促使卫生人力创造面向未来的、良好工作绩效;通过各种方式,使卫生工作者不断提高战略技能、合作技能、引领技能等关键技能。

2. 卫生物资、资金与可持续发展   其中最核心的是卫生服务筹资的可持续问题。对我国而言,特别需要关注三个问题:一是卫生费用的持续、快速上涨,有占有未来资源的风险;二是在公益性背景下,卫生费用上涨带来政府卫生财政支出的大幅增加,是否有危及财政可持续发展的问题;三是卫生费用的上涨导致卫生服务支出高于 GDP 增长速度或在其中占有更高的比例,势必会影响到其他支出的比例,是否有带来失衡的风险。

3. 卫生信息系统与可持续发展　卫生可持续发展和卫生服务供需的平衡,需要建立可持续发展的卫生信息系统。这就要求卫生信息系统要具备灵敏捕捉信息的能力,具有开放兼容的特点,拥有强大的信息分析团队与能力,能够与决策系统友好结合。

4. 卫生服务供给的可持续发展　卫生可持续发展,最终体现在卫生服务供给的可持续性上。这种可持续性要求从多个层面上满足当前和未来的卫生服务需求,包括健康的卫生环境、基本的卫生服务、必要的医学服务、增强的健康服务。

二、西方国家卫生保健制度改革

（一）英国的卫生保健体制及其改革

1. 英国的卫生保健制度　英国奉行国家卫生制度(National Health Service, NHS)。该制度坚持三个核心精神:广覆盖,即医疗卫生服务覆盖每个英国公民;免费服务,即卫生服务经费全部或大部分从国家税收中支出,提供的医疗服务基本免费;综合性,即提供包括初级卫生保健、公共卫生及二级医疗卫生服务在内的广泛医疗服务内容。

（1）卫生服务组织体系　NHS 包括两个层级医疗体系:第一层(初级医疗)是以社区为主的初级保健服务,核心是社区卫生服务,由全科医生(general practitioner, GP)和护士等负责。第二层为医院服务通常指由医院提供的专科和急诊服务。英国实行严格的分级诊疗制度,居民在患病时,必须首先找自己的家庭医生或 GP,只有经 GP 确定无法处理并开具证明才能转诊。

（2）卫生服务筹资与补偿体系　在英国,卫生服务资金几乎全部来自国家税收和社会保险基金,包括中央和地方的卫生费用,营利与非营利的自愿保险,某些基金会、财团、宗教组织等慈善捐赠,也有少量来自卫生服务的直接费用(主要是处方费、牙科和眼科医药费等)。

2. 英国的医改　20 世纪 70 年代中期石油危机爆发,英国政府公共财政资金大幅下降。撒切尔政府上台后,推行国有企业私有化、减税和压缩政府支出的政策,NHS 预算资金增速放缓。通过一系列旨在提高资金使用效率的政策,确定了把市场竞争原则应用到 NHS 中的思路。

1997 年布莱尔政府上台后保留了内部市场体制,在 1997~2002 年间强调供方和支付方共同合作为居民提供医疗服务,在 2002~2007 年间转向进一步充分发挥市场竞争的作用。布莱尔政府保留了供方和支付方相互分离、NHS 信托医院管理权分散化等制度。布莱尔政府也强调合作,用签订长期合同代替年度合同,以减少签订年度合同产生的文书工作和官僚主义;同时,大力推动医院合并,1997 年 50% 的普通医院卷入了 1997~2003 年间的合并浪潮。

2010 年上台的卡梅伦政府在上任政府的基础上,发布了《公平和卓越:解放 NHS》白皮书(Equity and Excellence: Liberating the NHS),以进一步发挥市场竞争的作用。

总体上,英国医改的重点放在了如何引入市场竞争机制,提高 NHS 效率,降低患者等待时间,促使医院提高管理水平和医疗服务质量,改善地区间医疗服务获取的公平度。

（二）美国的卫生保健体制及其改革

1. 美国的卫生保健体制　美国的卫生保健制度建立在高度自由的市场经济基础之上,主要依赖私人方式筹集卫生经费、购买和提供卫生服务。美国实行管理保健网络模式(Managed Care

Network)的卫生保健模式,通过基金管理组织、卫生计划组织及提供者组织三方合作,有计划地为预付保险费的居民提供必需的卫生服务。

（1）卫生服务组织体系及其监管　在美国,私营性质的医院为90%,教会医院、公立医院、退伍军人医院等非营利性的医院只有10%。美国的医疗服务业竞争较强,政府不直接管理医院。但对该行业,美国仍实施严格的监管,包括医院的规划设置、医务人员准入、医院质量的监督检查、医院安全防护、医院的改造、医疗费用的控制、服务利用的控制等。

（2）医疗保障体系及其管理　美国实行私营健康保险计划与政府健康保险计划相混合的制度。其中,联邦政府主要是向老年人和残疾人、穷人实施强制性医疗保障计划,大约覆盖30%的人口。私营健康保险大约覆盖60%的人口。管理医疗保健组织（Managed Care Organizations）是一种以控制医疗费用为目的的医疗保障模式,包括两种主要组织形式:一是健康维持组织（Health Maintain Organization,HMO）及其发展出的新形式——独有提供者组织（Exclusive Provider Organization, EPO）和点服务计划（Point of Service Plan, POS）;二是优先提供者组织（Preferred Provider Organization, PPO）。

2. 美国的医改　美国医改的首倡者是两任总统西奥多·罗斯福及其之后的富兰克林·罗斯福、杜鲁门、肯尼迪先后提出全民医疗保险制度（或老年人医疗保险）的设想。但直至1965年,通过约翰逊总统的努力,国会通过了《社会保障法》修正案,决定设立服务老年人和残疾人的医疗照顾计划（Medicare）和服务低收入人群的医疗补助计划（Medicaid）。后来,尼克松、卡特、里根等多位总统都提出了一些医疗改革的设想和措施。

随着这些改革的推进,美国人看病自掏腰包的负担在下降。但是,美国仍是相对高福利的国家,看病"贵"也是不争的事实,在美国经济陷入低谷期的时候,医疗改革的呼声越来越大。克林顿总统上任后任命希拉里（Hillary Clinton）负责全面改革计划的起草,并于1993年10月出台《健康保障法案》（Health Security Act）,主张实行全国统一的医疗保险体制,但最终"功亏一篑"。小布什（George Bush）总统上台后进行了小幅调整。

2007年,次贷危机引起的金融危机使得美国经济下滑趋势明显,医疗保障状况恶化严重。奥巴马（Barack Hussein Obama）当选总统后,迅速起草并最终在两会通过了新医改法案《患者保护和可承担照顾法案》（Protection and Afford Care Act）,旨在通过综合性改革建立起一个接近全民医疗保障的体系,将美国的医保覆盖率扩大到95%。

奥巴马的改革受到了诸多的抵制,比如2012年美国最高法院判决认为联邦政府不能强迫州加入医疗救助扩大计划,2013年联邦政府停摆事件更是让对奥巴马医改的斗争达到高潮。2017年,特朗普上台后签署行政命令,要求联邦政府部门"减轻奥巴马医保的负担"。但其医改方案在2017年3月遭两会推翻,美国医改仍存在变数。

第三节　中国社会卫生策略

一、主要卫生策略

（一）我国的卫生与健康工作方针

卫生与健康工作方针是政府领导卫生与健康工作的基本指导思想。

1. 新中国卫生与健康工作方针的变迁　结合我国国情,在不同时期,形成了具有时代特色的卫生与健康工作方针(表10-1)。

表10-1　我国卫生工作方针的变化简表

提出年份	主　　要　　内　　容
1949~1950	面向工农兵,预防为主,团结中西医
1952	面向工农兵,预防为主,团结中西医,卫生工作与群众运动相结合
1991	预防为主,依靠科技进步,动员全社会参与,中西医并重,为人民健康服务
1997	以农村为重点,预防为主,中西医并重,依靠科技和教育,动员全社会参与,为人民健康服务,为社会主义现代化建设服务
2016	以基层为重点,以改革创新为动力,预防为主,中西医并重,将健康融入所有政策,人民共建共享

2. 新时期我国卫生工作方针的具体内容　2016年8月,习近平在全国卫生与健康大会上提出新时期我国卫生与健康工作新方针:"以基层为重点,以改革创新为动力,预防为主,中西医并重,将健康融入所有政策,人民共建共享。"

"以基层为重点"既涵盖农村又包含城镇基层社区,突破了"以农村为重点"的局限。其依据是我国农村卫生和城市社区卫生工作得到大力改善,但是仍存在许多薄弱环节。因此,卫生和健康工作还必须坚持以基层为重点,不断提升基层卫生与健康工作质量。

"以改革创新为动力"是在贯彻落实创新、协调、绿色、开放、共享五大发展理念新形势下提出的我国卫生和健康工作方针的新内容,也是新时代促进卫生与健康事业发展的必然选择。当前,医改已经进入深水区,只有不断改革、持续创新才能破解当前医疗卫生领域中的诸多难题,满足全国人民多样多层多变的医疗卫生需求。推进健康中国建设,必须以改革创新为动力,提高改革行动能力,推进政策落实。

"预防为主"不仅是我国卫生工作宝贵经验的总结和继承,也是世界卫生健康工作发展的潮流。预防为主就是要"坚持防治结合、联防联控、群防群控,努力为人民群众提供全生命周期的卫生与健康服务"。

"中西医并重"就是"要着力推动中医药振兴发展,坚持中西医并重,推动中医药和西医药相互补充、协调发展,努力实现中医药健康养生文化的创造性转化、创新性发展"。

"将健康融入所有政策"是推进健康中国建设的新举措,就是要从大健康的高度出发,进行综合管理,树立维护健康是政府各部门共同责任的观念,将健康融入经济社会发展的各项政策,推动科学决策,促进形成共同支持的大健康宏观环境,确保健康成果的可持续性。

"人民共建共享"强调卫生与健康涉及社会方方面面,关系千家万户,是一项系统工程,需要社会各部门的积极配合与人民的广泛参与,做到人人参与、人人有责、人人享有。因此,我们必须坚持"大卫生、大健康"理念,在各级党委和政府的统一领导下,充分发动社会各有关部门协作配合,各尽其责,共同做好卫生与健康工作。

（二）中国初级卫生保健策略及其实施

WHO"人人享有初级卫生保健"全球战略提出后,我国政府分别于1988年、1991年对该目标做出庄严承诺,并采取积极行动。1989年,在天津蓟县召开了第一次全国初级卫生保健试点工作会议,讨论了《我国农村实现"2000年人人享有卫生保健"的规划目标》《初级卫生保健管理程序》《初级卫生保健工作评价指标》等,构建了我国实施初级卫生保健的时间安排:试点阶段

（1989~1990 年，力争全国有 10% 的县首先达到规划目标的最低标准）、面普及阶段（1991~1995 年，各省、自治区、直辖市至少有 50% 的县达到最低限标准）、加速发展与全面达标阶段（1996~2000 年，使所有的县都能达到最低限标准）。按照《规划目标》规定的目标，通过试点、普及、评审，我国卫生事业有了很大发展，基本实现了 1990~2000 年 PHC 的阶段性目标：危害人民健康最严重的传染病、寄生虫病得到控制、人民健康状况显著改善，居民饮用水得到很大改善，人群营养状况普遍改善。

2002 年，原卫生部等七部门联合发布《中国农村初级卫生保健发展纲要（2001~2010 年）》，确定了"到 2010 年，孕产妇死亡率、婴儿死亡率以 2000 年为基数分别下降 1/4 和 1/5，平均期望寿命在 2000 年基础上增加 1~2 岁"的总体目标，并制定了明确的任务、政府职责和实施策略、保障措施。

（三）我国的社区卫生服务及其发展

社区卫生服务（community health service，CHS）是实现人人享有初级卫生保健目标的基础环节。大力发展社区卫生服务，构建以社区卫生服务为基础、社区卫生服务机构与医院和预防保健机构分工合理、协作密切的新型城市卫生服务体系，对于坚持预防为主、防治结合的方针，优化城市卫生服务结构，方便群众就医，减轻费用负担，建立和谐医患关系，具有重要意义。1997 年 1 月中共中央、国务院《关于卫生改革与发展的决定》明确提出积极发展社区卫生服务。同年，在济南召开社区卫生服务工作会议，全面拉开社区卫生服务的序幕。1999 年《关于发展城市社区卫生服务的若干意见》明确提出了社区卫生服务的目标、原则。2006 年《国务院关于发展城市社区卫生服务的指导意见》明确了发展社区卫生服务的指导思想、基本原则和工作目标，提出来推进社区卫生服务体系建设的思路与发展社区卫生服务的政策措施。

1. 社区卫生服务的含义　社区卫生服务是社区建设的重要组成部分，是在政府领导、社区参与、上级卫生机构指导下，以基层卫生机构为主体，全科医师为骨干，合理使用社区资源和适宜技术，以人的健康为中心、家庭为单位、社区为范围、需求为导向，以妇女、儿童、老年人、慢性病患者、残疾人、贫困居民等为服务重点，以解决社区主要卫生问题、满足基本卫生服务需求为目的，融预防、医疗、保健、康复、健康教育、计划生育技术服务功能等为一体的，有效、经济、方便、综合、连续的基层卫生服务。

2. 社区卫生服务的总体目标　发展社区卫生服务旨在为居民提供安全、有效、便捷、经济的公共卫生服务和基本医疗服务。具体而言，到 2000 年，基本完成社区卫生服务的试点和扩大试点工作，部分城市应基本建成社区卫生服务体系的框架；到 2005 年，各地基本建成社区卫生服务体系的框架，部分城市建成较为完善的社区卫生服务体系；到 2010 年，全国地级以上城市和有条件的县级市要建立比较完善的城市社区卫生服务体系。

3. 社区卫生服务的基本原则　发展社区卫生服务应遵循五大原则：一是坚持为人民服务的宗旨，把社会效益放在首位；二是坚持社区卫生服务的公益性质；三是坚持政府主导，鼓励社会参与，多渠道发展社区卫生服务；四是坚持实行区域卫生规划，立足于调整现有卫生资源以健全社区卫生服务网络；五是坚持公共卫生和基本医疗并重，中西医并重，防治结合；六是坚持以地方为主，因地制宜，探索创新，积极推进。

4. 社区卫生服务体系　各地在实践过程中，形成了四级网络模式、三级网络模式、资源互补网络模式、家庭病床网络模式、信息网络模式、社区卫生服务集团模式、乡镇一体化模式等多种社区卫生服务模式。但总体而言,其基本服务体系就是社区卫生服务中心(站)与大医院、专科医院通过双向转诊实现对全人群提供合适的服务。

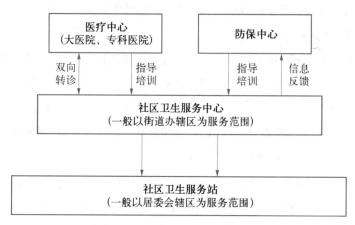

图 10 - 1　我国城市社区卫生服务体系框架

二、医药卫生体制改革

(一) 我国医改的历程

从新中国成立之初到现在,尤其是 20 世纪 70 年代以后,我国的医药卫生体制一直处于改革过程中。纵观改革开放 30 多年来的医改历程,可以将我国的医改大体分为三个阶段。

1. 市场化探索阶段(1978~1996 年)　在 20 世纪 70 年代末,我国医疗卫生资源严重短缺、平均主义和"大锅饭"盛行、医疗卫生领域服务质量受到诟病和改革开放的背景下,探索放权让利、扩大医疗机构自主权借以激发医疗卫生机构的活力、提高服务效率成为改革的新风向。

1979 年元旦,时任卫生部长钱信忠在接受新华社采访时提出"运用经济手段管理卫生事业"。同年 4 月,卫生部等联合发出了《关于加强医院经济管理试点工作的通知》,提出对医院可以实行"五定",并把完成任务的好坏与职工的利益结合起来。

1985 年被称为"医改元年",这一年提出了发展卫生事业的新思路。4 月,国务院批转卫生部《关于卫生工作改革若干政策问题的报告》。随后,我国医疗卫生机构通过"放权让利、扩大自主权和分配制度改革",有效调动了医疗机构和医务人员的积极性,医疗卫生服务供给大幅度增加,缓解了"看病难、住院难、手术难"等突出矛盾。

随后的相关改革将公立卫生机构一步步推向市场。

2. 强调公益性阶段(1997~2005 年)　随着经济社会的发展和改革的不断深入,医疗卫生资源配置不合理问题越来越突出,医疗机构趋利性问题日益严重,居民医疗费用快速上升,"因病致贫、因病返贫"问题日渐显现。基于此,1996 年底新中国第一次全国卫生工作大会,强调坚持把社会效益放在首位,防止片面追求经济利益而忽视社会效益的倾向。在"两江"试点基础上,1998 年出台《关于建立城镇职工基本医疗保险制度的决定》,在全国推进城镇职工基本医疗保险制度。2000 年《关于城镇医药卫生工作体制改革的指导意见》《关于城镇医疗机构分类管理的实施意见》等相继出台,提出推动医疗保障体制改革,实施抓大放小、国进民退的医疗服务体制改革,探索药品生产流通体制改革。2002 年《关于进一步加强农村卫生工作的决定》出台,明确了建立新型农村合作医疗制度等部署。

但是,在长期市场化思路下,医药卫生系统的公平性问题日益凸显出来。2000年,WHO对成员国卫生筹资与分配公平性的评估排序中,中国在191个成员国中排倒数第4位。2005年7月,国务院发展研究中心在媒体发布医改研究报告称"中国医改基本上不成功",其症结是近20年来医疗服务逐渐市场化、商品化。

3. 强化公益性阶段(2006年至今)   2006年,中央成立医改协调小组,由国家发改委、卫生部等组成。在此基础上,卫生部、劳保部等部门分别展开了新医改方案的探索。2009年3月《中共中央国务院关于深化医药卫生体制改革的意见》(以下简称《意见》)出台,正式拉开了新一轮医改的序幕。随后,出台一系列医改相关文件,并逐步将新一轮医改推向"深水区"。

(二)新医改的基本原则与目标

1. 医改的基本原则   《意见》指出,新一轮医改必须"坚持公共医疗卫生的公益性质,坚持预防为主、以基层为重点、中西医并重的方针,实行政事分开、管办分开、医药分开、营利性和非营利性分开,强化政府责任和投入,完善国民健康政策,健全制度体系,加强监督管理,创新体制机制,鼓励社会参与,建设覆盖城乡居民的基本医疗卫生制度,不断提高全民健康水平,促进社会和谐"。同时,新一轮医改必须坚持正确的改革原则:一是坚持以人为本,把维护人民健康权益放在第一位;二是坚持立足国情,建立中国特色医药卫生体制;三是坚持公平与效率统一,政府主导与发挥市场机制作用相结合;四是坚持统筹兼顾,把解决当前突出问题与完善制度体系结合起来。

2. 医改的总体目标   新一轮医改的总体目标是建立健全覆盖城乡居民的基本医疗卫生制度,为群众提供安全、有效、方便、价廉的医疗卫生服务。到2020年:普遍建立比较完善的公共卫生服务体系和医疗服务体系,比较健全的医疗保障体系,比较规范的药品供应保障体系,比较科学的医疗卫生机构管理体制和运行机制,形成多元办医格局,人人享有基本医疗卫生服务,基本适应人民群众多层次的医疗卫生需求,人民群众健康水平进一步提高。

(三)新医改的主要内容

新一轮医改的基本内容可以粗略概括为"四梁八柱"(图10-2)。所谓"四梁"就是建立建设覆盖城乡居民的公共卫生服务体系、医疗服务体系、医疗保障体系、药品供应保障体系,形成四位一体的基本医疗卫生制度。所谓"八柱"就是建立完善的医药卫生管理、运行、投入、价格、监管体制机制和科技与人才、信息、法制体系,保障医药卫生体系有效规范地运转。

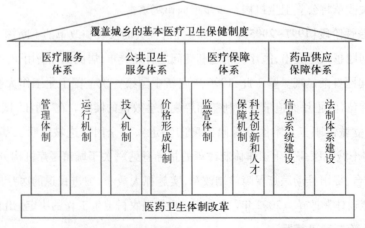

图10-2   我国新一轮医药卫生体制改革的整体框架

1. 四大体系建设 其中,公共卫生服务体系建设,旨在建立健全专业公共卫生服务网络,完善以医疗服务体系的公共卫生服务功能,促进城乡居民逐步享有均等化的基本公共卫生服务;医疗服务体系建设,旨在坚持非营利性医疗机构为主体、营利性医疗机构为补充,公立医疗机构为主导、非公立医疗机构共同发展的办医原则,提升基层医疗卫生服务能力,健全完善医疗卫生服务体系,建设结构合理、覆盖城乡的医疗服务体系,建立科学合理的分级诊疗制度;医疗保障体系建设,旨在建立和完善以基本医疗保障为主体,其他多种形式补充医疗保险和商业健康保险为补充,覆盖城乡居民的多层次医疗保障体系;药品供应保障体系建设,旨在建立以国家基本药物制度为基础的药品供应保障体系,保障人民群众安全用药。

2. 八大体制机制改革 其中,医药卫生管理体制改革,旨在建立完善、协调、统一的医药卫生管理体制;医药卫生机构运行机制改革,旨在建立高效规范的医药卫生机构运行机制;投入机制改革,旨在建立政府主导的多元卫生投入机制;医药价格形成机制改革,旨在建立科学合理的医药价格形成机制;医药卫生监管体制改革,旨在建立严格有效的医药卫生监管体制;医药卫生科技创新和人才保障机制改革,旨在建立可持续发展的医药卫生科技创新机制和人才保障机制;医药卫生信息系统建设,旨在建立实用共享的医药卫生信息系统;医药卫生法律制度建设,旨在建立健全医药卫生法律制度。

本章小结

本章在明确界定社会卫生策略基本概念的基础上,分析了制定社会卫生策略的基本流程,对个体干预、群体干预两类基本策略进行了比较。在此基础上,介绍了人人享有卫生保健、初级卫生保健、卫生可持续发展战略等全球卫生策略,探索了英美发达国家卫生保健制度及其医改的历程与思路;分析了我国的卫生工作方针及初级卫生保健、社区卫生服务的发展;总结了我国医药卫生体制改革的历程,介绍了当前医药卫生体制改革的主要内容。

练习题

1. 单项选择题

(1) 下列选项中,( )不是个体干预策略的优点。

A. 医患双方都有强烈的动机

B. 不会对非高危人群产生太多干扰

C. 普遍可接受性低

D. 成本—效益比、危险—效益比高

(2) 下列关于人人享有卫生保健的描述中,错误的是( )。

A. 人人享有卫生保健就是每个人都需要最大可能标准的健康

B. 人人享有卫生保健就是每个人都应该获得最大可能标准的健康

C. 2000 年人人享有卫生保健就是到 2000 年时医护人员治好全部患者的已患疾病

D. 人人享有卫生保健强调人类健康水平的提高和幸福是社会经济发展的终极目标

(3) 以下关于初级卫生保健的说法,不正确的是( )。

A. 从内容上讲是每个人必不可少的

B. 从利用上讲是每个人都能够得到的

C. 从层次上讲是低级的卫生保健服务

D. 从费用上讲是居民、社区、国家都能负担得起的一种卫生保健服务

(4) 下列说法中,(   )不是英国国家卫生制度的核心精神。

A. 广覆盖   B. 免费服务   C. 市场化   D. 综合性

(5) 2016 年,习近平同志在全国卫生与健康大会上提出,新时期我国卫生与健康工作的基本方针是(   )。

A. 以农村为重点,预防为主,中西医并重,依靠科技和教育,动员全社会参与,为人民健康服务,为社会主义现代化建设服务

B. 预防为主,依靠科技进步,动员全社会参与,中西医并重,为人民健康服务

C. 以基层为重点,以改革创新为动力,预防为主,中西医并重,将健康融入所有政策,人民共建共享

D. 面向工农兵,预防为主,团结中西医,卫生工作与群众运动相结合

2. 名词解释

(1) 社会卫生策略

(2) 人人享有卫生保健

(3) 初级卫生保健

(4) 社区卫生服务

3. 简答题

(1) 简述社会卫生策略的制定程序。

(2) 简述我国的卫生工作方针。

(3) 简述初级卫生保健的基本内容与原则。

思考题

1. 如何理解初级卫生保健与人人享有卫生保健策略的关系?

2. 英、美两国卫生保健体制有何优缺点? 对我国医药卫生体制改革有何启示?

3. 如何理解与评价医院的市场化?

案例分析

根据财政结算数据,2011 年至 2015 年 5 年期间,全国财政五年一共累计支出(含计划生育)46499 亿元,年均增幅达 17.3%,比同期全国财政支出增幅 14.4%高出 2.9 个百分点。医疗卫生支出占财政支出的比重从 2010 年的 6%提高到 2015 年的 6.8%。其中中央财政医疗卫生累计支出 12896 亿元,年均增幅 17.6%,比同期中央财政支出增幅 10.8%高于 6.8 个百分点。医疗卫生支出占中央财政支出的比重从 2010 年的 3.14%提高到 2015 年的 4.23%。

复旦大学公布的一组数据显示,从 1991 年到 2013 年,中国人均医疗费用的年均增长率为 17.49%,明显高于同期人均 GDP 增长率。"如果现有的政策环境不变,预计到 2020 年,我国医疗费用将依然保持 12.08%~18.16%的年均增速,其增速将明显高于社会经济发展速度,且会加重目前存在的社会问题。"

我国卫生总费用占 GDP 比重,1991 年为 4.10%,2013 年达到了 5.57%,已达到了 WHO 推荐

的 5% 左右的适宜标准。而在医疗费用快速增长下,预计 2020 年达到 6.19%。"可能演化成严重的社会负担。"

卫生总费用中个人现金支出比例这一指标从 1991 年的 37.5% 飙升到 2001 年的近 60%,2013 年该指标下降为 33.9%,略超过 30% 的世界公认水平。在不改变现有各类政策的情况下,预计 2020 年,该水平将达到 32.36%。

研究表明,如果假设 1991 年"医疗机构不合理业务收入"(剔除经济增长、物价变动、人口数据和结构变化、健康状况等合理性因素影响外,其他非合理性因素影响带来的医疗费用的变化,反映的是医疗机构医疗行为是否存在浪费)为 0,则预计 2020 年该指标将达到 6909 亿元,即医疗机构"多开药、多做检查的"浪费行为存在,且日益严重。

1991 年"家庭灾难性卫生支出发生率"为 10.73%,预计到 2020 年将为 14.27%。反映医疗保障承担医疗费用风险分担能力的变化仍有限,即在既定保障水平下,随着医疗费用的过快增长,挑战了医保的费用风险分担水平,百姓就医公平性日益恶化。

试分析:

(1) 我国医疗费用过快增长的程度及其原因。

(2) 应对医疗费用过快增长的思路与策略。

推荐网站或资料

1. 国家卫生计生委体制改革司(国务院深化医药卫生体制改革领导小组办公室).http://www.nhfpc.gov.cn/tigs/index.shtml

2. 中国卫生政策研究杂志社.http://journal.healthpolicy.cn/ch/index.aspx

3. 世界卫生组织.http://www.who.int/entity/en/

第十一章　弱势群体社会医学

学习目标

　　掌握　弱势群体的定义、分类及弱势群体问题的应对策略;妇幼健康的社会卫生策略;老年人口及其界定;残疾和残疾人的概念;流动人口概念。

　　熟悉　弱势群体的产生原因;妇幼健康的影响因素;老年人口的生理、心理特点,老龄健康的社会卫生策略;残疾的社会卫生策略;流动人口健康问题及其影响因素,流动人口的社会卫生策略。

　　了解　弱势群体的基本情况;老年人口的健康状况及其影响因素;残疾人健康状况及其影响因素;流动人口的主要特征。

导引案例

　　电影《盲山》,根据现实生活妇女被拐卖案例改编,讲述的是女大学生白雪梅被拐卖至某法盲山区,多年后被解救的故事。

　　22 岁女大学生白雪梅被骗到山村卖给农民黄德贵做妻子,多次试图逃亡未果,走投无路的白雪梅用身体和杂货店老板交易,换来 40 元钱,逃上长途公共汽车,黄德贵和村民围住汽车,白雪梅哭求司机和售票员不要开门。司机面无表情地打开门,黄德贵揪着她的头发,所有的乘客熟视无睹。面对白雪梅的报警,乡镇警察无动于衷,"这是家务事,我咋管得上哩?"在生了一个孩子之后,白雪梅终于传递出消息,让父亲来救她。历经千辛万苦,在父亲和警察的帮助下,白雪梅终于逃离山村。

　　电影反映了妇女被拐卖后的无奈与凄凉,虽然每年被成功解救的被拐妇女不少,但依旧改变不了妇女受迫害的事实。

　　试回答:

　　(1) 为什么妇女儿童容易成为被拐卖的主要对象?

　　(2) 如何防止妇女儿童被拐卖的事件?

第一节　弱势群体的概述

一、弱势群体的含义及特征

(一) 含义

　　弱势群体,也叫社会弱者群体,英文称为 social vulnerable groups,是政治经济学新名词,指在社会经济利益和社会权力分配体系当中处于边缘化地位的底层群体的总称。国际社会定义为"由于某些障碍及缺乏经济、政治和社会机会，而在社会上处于不利地位的社会成员的集合，是指在社会性资源分配上具有经济利益的贫困性、生活质量的低层次性和承受力的脆弱性的特殊社会群体"。

弱势群体的"弱"体现在：一是弱势的经济基础；二是弱势的社会政治地位及各种公民权利；三是弱势的竞争力。可见，弱势群体就是社会各个群体中处于劣势的脆弱的人群。

弱势群体分为两类：生理性弱势人群和社会性弱势人群。生理性弱势群体是指因年龄、性别、生理缺陷而在生活的某些方面有所依赖、在社会竞争中处于弱势和容易被伤害的人群，主要包括妇女、儿童、老年人、残疾人和长期患病者等相对弱小的人群；社会性弱势群体是指因阶层、职业、收入、地域社会原因造成的竞争能力弱，生活困难，容易受到伤害的人群，多为处于社会底层、非主流的人群。包括下岗职工、生活贫困者、农民工。

（二）特征

弱势群体在名义上是一个虚拟群体，是社会中一些生活困难、能力不足或被边缘化、受到社会排斥的散落的人的概称。弱势群体的特征如下。

1. 贫困是弱势群体的首要特征　虽然"弱势群体"不能完全等同于"贫困人口"，但至少是高度重叠的。弱势群体通常都是经济上的无收入或低收入者，经济收入低于社会人均收入水平，甚至徘徊于贫困线边缘。经济上的低收入也造成了弱势群体生活的脆弱性，一旦遭遇疾病或其他灾害，他们很难具有足够的承受能力。

2. 政治上的低影响力　弱势群体处于社会分层体系的底层，地位低，远离社会权力中心，较少参与社会政治活动，对于政治生活的影响力低，难以影响公共政策的制定。这意味着弱势群体仅仅依靠自身的力量很难或者很难迅速摆脱自身的困境，解决自己的问题。

3. 心理上的敏感性强　受自身职业技能所限或者失去年龄优势而缺乏市场竞争力，弱势群体缺乏职业安全感；收入低且不稳定，生活贫困，使得弱势群体对自身处境的满意度低，社会心理压力高于一般社会群体，对生活前途悲观。同时，政治上的低影响力也造成了弱势群体在心理上的高度敏感性和脆弱性，不能很好地融入社会，或者感到被社会所抛弃，具有比较严重的相对剥夺感和较为强烈的受挫情绪，心理上容易产生不满、苦闷、焦虑、急躁情绪，难以自我调适，进而对生活失去信心。

4. 医疗服务需求大　与普通人群相比，弱势群体对医疗卫生服务的需求大。虽然现行的医疗救助方案一定程度上缓解部分弱势群体的就医问题，然而弱势群体的医疗保障体系尚不完善。弱势群体没钱看病，看不起病，仍然是国家需要解决的重点和难点。

随着社会经济的发展和社会不公平的凸显，弱势群体的总体人口特征日益呈现出扩大化、积弱化和复杂化的趋势，如与农民工弱势群体嵌套的就有留守儿童、留守农村妇女、留守老人和流动儿童等弱势群体。

二、弱势群体的基本情况

现代社会中，虽然各国的情况有所不同，但所有国家都存在着一个由孤、老、病、残、幼、贫、困等组成的弱势群体。2002 年 3 月，朱镕基总理在第九届全国人大第五次会议上所作的《政府工作报告》中使用了"弱势群体"，使得"弱势群体"成为一个流行概念，引起了国内外的广泛关注。

为保障社会弱势群体的基本生活,党和政府做出了不懈的努力,建立健全社会保障制度。

在社会救济方面,政府出台了五保制度、低保资金、最低生活保障制度、扶贫开发、精准扶贫等一系列国家社会保障政策,努力地解决弱势群体的贫困问题。已经初步建立起与社会主义市场经济体制相适应的,以"三条保障线"(下岗职工基本生活保障、失业保险和城市居民最低生活保障)和养老保险、医疗保险、工伤保险为主要内容的城镇社会保障体系,各项社会保险制度的覆盖面不断扩大,"两个确保"(确保企业离退休人员基本养老金按时足额发放,确保国有企业下岗职工基本生活费按时足额发放)的工作目标得到进一步巩固,城市低保实现了应保尽保。农村社会保障事业也取得了较大进展,救灾救济制度日益完善,农村五保供养工作力度进一步加大,一些有条件的地区探索建立了农村最低生活保障制度,新型农村合作医疗和农村医疗救助制度正在全国积极推进。

党的十八大以来,随着扶贫开发政策以及精准扶贫工作的开展,贫困人口数量明显减少,2014 年中央财政专项扶贫资金下拨 423 亿元,当年贫困人口减少了 123 万人。2017 年李克强总理在政府工作报告中指出,2016 年全国居民人均可支配收入实际增长 6.3%。农村贫困人口减少 1240 万,易地扶贫搬迁人口超过 240 万。

在医疗保障方面,建立了城乡基本医疗保障制度,城镇职工医保、城镇居民医保、新农合和医疗救助等医疗保障制度,医疗保险覆盖人口接近全民覆盖水平。2013 年第五次国家卫生服务调查分析报告中指出,2008 年至 2013 年 5 年里的报销比提高了近一倍,参保人口由于经济原因导致不能充分利用医疗服务的情况明显减少,减少了弱势群体因病致贫的发生概率。国家在政策、财政、基本卫生服务提供等方面加大了向农村特别是贫困地区的倾斜力度,不同地区和不同人群间的医疗卫生服务利用差距明显缩小,城市低收入人群与普通人群无显著性差异,低收入人群住院率城市与普通人群持平、农村略高于普通人群,弱势群体的健康公平性得到明显的改善。

由于我国经济社会发展总体水平还比较低,地区发展不够平衡,城乡二元结构特征仍比较明显,因此,保障和提高弱势群体生活水平的任务还很艰巨。尤其是随着工业化和城市化进程的不断推进,每年还新增不少失地农民,如果不妥善解决他们的就业和生活出路问题,势必会增加社会性弱势群体的数量。弱势群体已成为影响我国社会稳定和经济持续发展的重要因素之一,成为建设和谐社会的不和谐音。保障弱势群体,是政府的一项基本责任。

三、弱势群体的产生原因

弱势群体是社会特殊群体,其成因有先天的自然因素和后天的社会因素。

(一) 人口构成因素是弱势群体形成的自然成因

自然原因产生的弱势群体主要包括由生理因素导致形成的如年幼、性别、年老、残疾的生理性弱势群体。妇女、儿童、老人、残疾人是社会中的弱者,虽然其中也不乏佼佼者,但整体而言,他们在体力、智力、机会均处于不利地位。例如,老年人群体问题突出表现在生理功能有很大的下降,退休后经济收入减少,市场风险的抵御能力弱,生活质量不高,失落感、孤独感、寂寞感影响着老年人的身心健康。

妇女的社会地位不如男性,一些工作岗位对女性带有歧视性,被淘汰的下岗职工中,女工居多。在传统思想影响下,不少女性缺乏信心,在社会工作和家庭生活中处于弱势地位。

（二）社会阶层的划分是弱势群体形成的社会成因

一般而言，社会分层与社会不平等联系密切：社会不平等引起社会分层，社会分层又带来新的不平等。社会分层，意味着社会中存在着拥有不平等财富和权力的群体，弱势群体是社会分层的重要表现和必然结果。弱势群体是我国政治、经济改革对传统高度整合的社会结构产生极大冲击，是社会转型期间的社会结构发生迅速分化的结果。每一个阶层对财富、权力、知识、技能、荣誉等稀缺要素的占有具有很大的差异性，其中占有社会资源最少的阶层就是弱势群体。

人物档案：马克斯·韦伯

马克斯·韦伯（Max Weber，1864—1920），德国著名社会学家、政治学家、经济学家、哲学家，被视为现代社会学最重要的奠基者，有资产阶级的卡尔·马克思的称号。韦伯以财富（经济）、权利（政治）、声誉（社会）三个维度作为社会阶层分化的标准，构建起"三位一体"的社会分层理论。

（三）社会生产水平是弱势群体形成的经济成因

1. 经济转型和经济全球化所致 20世纪末开始调整产业经济结构，经济增长方式渐渐地由粗放型增长向集约型增长转变，产业结构由劳动密集型向资本密集型、技术密集型产业转变，传统产业开始萎缩。市场经济的基本规则是优胜劣汰，以效率为准则选择市场的竞争主体，那些缺乏竞争力的行业和企业最后被淘汰而成为社会弱势群体，这就是"马太效应"。同时，经济全球化更是加重了这些行业人群的弱化程度。

2. 经济体制转变及其引发社会结构调整带来的冲击 计划经济体制下实行充分就业制度，人人都有工作，人人都有收入来源，失业处于隐性失业状态，使得众多"弱势群体"隐形化。今天，"充分就业制度"被"有限的就业制度"和"必要的失业制度"所替代。企业为适应激烈的市场竞争，削减了大量知识水平较低，生存技能差的冗余人员，使得原本隐形化的弱势群体特征显性化。

3. 二元经济结构是农村弱势群体自力更生、自我发展的障碍 二元经济结构是指以社会化生产为主要特点的城市经济和以小农生产为主要特点的农村经济并存的经济结构，主要表现为：城市经济以现代化的大工业生产为主，而农村经济以典型的小农经济为主；城市的道路、通信、卫生和教育等基础设施发达，农村的基础设施落后；城市的人均消费水平远远高于农村；相对于城市，农村人口众多等。在城乡分割的二元经济结构条件下，农村弱势群体普遍以传统农业为主要收入来源，增加收入难度大。同时，农民的资金短缺，劳动工具简陋，生产技术落后，产品质量低劣，经营管理水平不善等，难以适应激烈的市场竞争。

农民工进城打工，增加了农民的收入，开阔了眼界，提高了农村劳动力的素质。然而，农民工从一开始就是以一种不平等的社会身份进入城市。农民工虽然居住在城市，工作在城市中，但在制度上他们不是城市社会的一员，成为一个社会地位低下的底层弱势群体。

（四）教育不公平是弱势群体形成的深层次原因

农村弱势群体的一个显著特征是文化素质不高，思想观念陈腐，少有积极进取和勤奋工作精神，缺乏市场经济意识和经营头脑。教育的不公平性是导致农村弱势群体知识贫困的一个重要因素。较长时间以来,我国的教育资源分配重点向城市倾斜,农村的办学条件差,教育质量低,加上弱势群体家庭经济的限制,使得农村因贫困辍学、休学现象长期存在。全国第五次人口普查结果显示,在我国农村劳动力中15岁至64岁的年龄段具有小学及以下教育水平的比例为47.62%,人均受教育时间为7.33年;在这个年龄段中农村劳动力具有高中及以上受教育水平的人口比例为8.46%;在这个年龄段农村劳动力中具有大专以上受教育水平的比例不足1个百分点,弱势群体受教育程度普遍低下。

知识贫困对农村弱势群体经济利益上的影响至深,也是弱势群体形成的深层次原因之一。舒尔茨指出:"土地本身并不是使人贫穷的主要因素,而人的能力和素质却是决定贫富的关键。"所以说,教育落后,弱势群体素质和能力的低下,是弱势群体形成的根本原因。

四、弱势群体问题的应对策略

(一)加强弱势群体保护的法制建设

法治国家的法律具有公平、正义的特征。保护弱势群体,正是体现法律的公平、正义和平等原则,是对法律的正义本质的具体实行。当前我国弱势群体的社会问题日益突出,仅仅用人道主义的感化、政府的引导是不能根本解决。作为法治国家,我们完全可以也必须将弱势群体的权利保护纳入法律保护的轨道,通过国家立法、司法的强制手段对国民收入进行再分配,以保证社会保障制度的贯彻落实。

切实保障弱势群体的权利,法律应该与政府的综合调控职责相结合。政府及其职能部门通过运用公共权力创造条件,排除妨碍,重新分配社会资源,给予弱势群体以特别的物质保障和精神、道义保障。尤其是解决好教育、就业、收入分配、社会保障、医疗卫生和社会管理等直接关系人民群众根本利益和显示利益的问题,努力使百姓学有所教、劳有所得、病有所医、老有所养、住有所居。

(二)建立健全多层次的社会保障体系

1. 扩大城镇最低社会保障的范围　最低生活保障是城市贫困人口主要的社会救助制度,它根据当地消费水平确定出最低营养需求标准。切实解决多类型弱势群体的问题,需要构建一个以政府财政为后盾,以现行城市居民最低生活保障制度为基础,包括最低生活保障、公共房屋、疾病医疗救助、贫困家庭的子女免费接受义务教育等内容的综合性社会救助体系。

2. 发挥国家政策导向的作用,建立健全扩大就业再就业的政府主导机制　加强宏观调控,积极扶持兴办、扩办各类民营经济实体,重点扶持能容纳较多弱势人员就业的劳动密集型、工艺传统型、技能简单型、社会长期需求型的企业,努力使弱势群体实现最大程度的就业。同时,积极拓宽救助渠道,大力开展社区就业。

3. 加快农村经济结构调整,改善农民生产经营环境　一是要逐步打破城乡分割的二元经济结构,促进资源要素在城乡之间合理流动,实现城乡联动和协调发展,使农村劳动力享有均等的就业机会;二是大力推进农村小城镇建设,减少农业人口数量;三是大力发展农村中的二、三产业,加快农业劳动力向非农产业转移;四是增加农业投入,大力推进农业产业化,加快对传统农业的改造及向现代农业的转变。

加大对农村弱势群体的扶持力度,改进扶持方法。改农村扶贫为农村扶弱,改生活救助为生产援助,扶贫方式由现金和实物援助为主转变为培育自我发展能力的援助为主,扩大在技术、项目、培训、生产和销售等方面的有效援助。

（三）通过加大教育投入促进弱势群体综合素质的提高

国家要加大对教育的投入，特别是对农村地区教育的投入，促进农村地区教育基础设施的完善和师资力量的壮大，切实保障农村弱势群体的教育权利，努力提高农民的文化水平，从根本上提高弱势群体的应变能力和综合竞争力。

第二节　妇幼社会医学

一、妇幼人群及其特征

（一）含义

妇幼是妇女和儿童的统称。妇女是成年女子的通称，在司法解释中定义 14 岁以上的女性称为妇女，未满 14 岁的男女称为儿童。而在现实生活中，妇女常指有孩子的女性。

（二）特征

1. 妇女的基本特征

（1）生理特征　妇女是人类的母亲。女性一生生理上比男子多了三期：经期、孕期、更年期。女性的生理健康与这三期具有密切联系，从生理来说，女性应更注重保健。（表 11-1）

表 11-1　妇女"三期"的生理特征

生理期	生　理　特　征
月经期	月经是女性性发育成熟后的生理现象之一。一般 14 岁左右开始来潮，除妊娠、哺乳期外，大多在 50 岁左右闭止。月经与神经—内分泌系统功能直接相关，也受心理因素影响，是分析妇女身心健康状况的依据之一
孕期、哺乳期	女性月经按期来潮，有了孕育的能力。妊娠期一般为 280 天左右，孕妇会出现停经、腹部隆起等形态和功能变化。婴儿诞生后，产妇开始哺乳，母乳分泌，受到与营养物质、盐类等直接影响，也与产妇的精神情志密切相关
更年期	女性在绝经前后的一段时期，是女性卵巢功能逐渐衰退至完全消失的过渡时期，一般确定为 40~60 岁。由于生理和心理改变出现一系列症状：烘热汗出、烦躁易怒、心悸失眠或忧郁健忘等，也叫女性更年期综合征

（2）心理特征　女性的弱点是脆弱、胆小，做事不敢冒险。同时，女性因其母性本能，多心地善良，富于同情心、怜悯心和爱心。女性的虚荣心和自尊心较强，不愿意别人说她的短处，对伤害过自己的人往往耿耿于怀。做错了事情，心生后悔，却不愿意公开道歉。现代社会，女性由从属地位变为主权者，丈夫对她言听计从，往往使一些女性产生自我优越感。如果她们对丈夫求全责备，势必影响夫妻感情。因此，现代女性更应注意提高自己的心理素质。

（3）社会特征　现代女性在政治、经济、文化和家庭生活等各方面享有同男子平等的权利。然而，某些方面相对于男性而言，女性往往处于弱势。当前社会中仍存在男女同工不同酬，女性的就业难，失业问题严重，形形色色的"潜规则"充斥社会的方方面面；"男尊女卑"思想回潮、女性过分依赖男性、文化素质偏低导致的家庭暴力时有发生。

2. 儿童的基本特征

（1）生理特征　儿童时期是机体处于不断生长发育的阶段,生理特征表现为个体差异、性别差异和年龄差异大,无论是对健康状况的评价,还是对疾病的临床诊断不宜用单一标准衡量。对疾病造成损伤的恢复能力较强,常常实现自然改善或修复。自身防护能力较弱,易受各种不良因素影响而导致疾病发生和性格行为的偏离,而且一旦造成损伤,往往影响一生,因此,应该特别注意预防保健工作。

（2）心理特征　儿童期是智力发展最快的时期。求知欲旺盛,感知觉的敏锐性有提高,逐渐具有感知目的性和有意性。注意的稳定性在增长,整体不够稳定。儿童的性格可塑性大,在家庭、学校、社会的熏陶下,儿童的自我意识、个性品质及道德观念逐渐形成。儿童的好奇心强,辨别力差,对新鲜事物感兴趣,喜欢模仿,容易沾上不良习气。儿童时期是培养健康心理的黄金时期。

二、妇幼卫生状况及面临的挑战

（一）妇幼卫生服务需求状况

妇女、儿童由于他们的解剖、生理和心理特点,决定了他们属于"高危人群",在生理、生殖、生长、发育等过程中必须加以特殊保护,从而决定了他们卫生服务需求较高。据我国第五次国家卫生服务调查结果显示,女性两周患病率和慢性病患病率(按患病例数算,以下同)均高于同时期的男性,女性按标准年龄构成计算的两周患病率和慢性病患病率的标化率也高于同时期的男性(表11-2)。因此,妇女对卫生服务的需求与利用也高于男性(表11-3)。同样,儿童的卫生服务需要、需求与利用也比较高(表11-4)。

表11-2　不同年份我国居民两周患病率和慢性病患病率/标化率(‰)

| | | 两周患病率/标化率 | | | | | 慢性病患病率/标化率 | | | | |
		1993	1998	2003	2008	2013	1993	1998	2003	2008	2013
男		128.4	136.2	130.4	170.4	224.1	152.3	141.6	133.5	177.3	310.0
		127.5	133.2	118.3	—		152.3	141.6	133.5	—	
女		151.9	164.1	155.8	206.8	259.4	187.6	173.9	169.0	222.5	350.1
		154.4	159.5	137.9	—		187.6	173.9	169.0	—	
合计		140.1	149.8	143.0	188.6	241.1	169.8	157.5	151.1	199.9	331.1
		141.0	146.4	128.2	—		166.5	136.1	124.5	—	

备注：每个群体的数字中上行为两周患病率,下行为标化率。

资料来源：2013 第五次国家卫生服务调查分析报告 http://www.nhfpc.gov.cn/ewebeditor/uploadfile/2016/10/20161026163512679.pdf2013

表11-3　我国居民就诊率(‰)

性　别	1993 年	1998 年	2003 年	2008 年	2011 年
男	154.4	149.5	121.5	131.0	131.2
女	184.9	179.1	146.2	160.0	165.9
合计	169.5	163.9	133.8	145.0	148.4

资料来源：《2013 年中国卫生统计提要》http://www.nhfpc.gov.cn/ewebeditor/uploadfile/2014/04/20140430131845405.pdf

表 11-4 0~4 岁儿童两周患病率和两周就诊率(‰)

指　标	1993 年	1998 年	2003 年	2008 年	2013 年
两周患病率	200.3	201.8	133.0	174.0	106.0
两周就诊率	309.6	307.4	202.4	248.0	146.0

资料来源:2013 第五次国家卫生服务调查分析报告 http://www.nhfpc.gov.cn/ewebeditor/uploadfile/2016/10/20161026163512679.pdf2013

(二)妇幼卫生服务供给状况

党和政府历来重视妇幼卫生工作,确立了"预防为主"的工作方针,突出以"保健为中心"的工作特点,根据不同时期的经济发展水平,制定相应的工作重点。随着信息化时代的到来,国家建立了妇幼卫生监测系统和妇幼保健网络,投入资金增加儿童医院、妇产科医院和妇幼保健院的基础设施和人员配置,从而保证了妇女儿童的健康水平的提高(表 11-5)。

表 11-5 妇幼保健机构及床位、人员数

	1995 年	2000 年	2005 年	2010 年	2011 年	2012 年
儿童医院数	35	36	58	72	79	89
床位(张)	9407	9835	14353	24582	25690	28273
人员(人)	18279	18219	25109	37412	40808	45329
卫生技术人员	13476	13642	19507	30757	33847	37786
医师	4585	4812	6719	10037	10631	11525
护士	6128	6193	8752	15095	16657	19059
妇产医院数	49	44	127	398	442	495
床位(张)	8665	7532	11961	26453	29545	32902
人员(人)	13829	12455	18789	46045	49403	54989
卫生技术人员	10403	9570	14590	34728	37398	41522
医师	3436	3379	5378	11704	12351	13810
护士	4504	4270	6268	15800	17351	19722
妇幼保健机构	3178	3163	3021	3025	3036	3044
床位(张)	51321	71153	94105	134364	145866	161560
人员(人)	134395	168302	187633	245102	261861	285180
卫生技术人员	108484	136843	153153	202365	216149	235741
医师	55859	70176	73288	85932	87069	91335
护士	27544	37753	44949	73195	82131	94065

资料来源:卫生部《2012 中国卫生统计年鉴》http://www.nhfpc.gov.cn/htmlfiles/zwgkzt/ptjnj/year2012/index2012.html

(三)妇幼卫生状况及面临的挑战

婴儿死亡率、5 岁以下儿童死亡率和孕产妇死亡率(以下简称"三率")是衡量一个国家或地区的妇幼状况常用指标。随着我国经济社会和医疗卫生事业的快速发展,特别是新农合等医疗保障制度的建立,以及推进基本公共卫生服务均等化、实施农村妇女住院分娩补助等妇幼重大专项,我国妇女儿童健康指标显著改善。2011 年 7 月国务院《中国妇女发展纲要 2011~2020》和《中国儿童发展纲要 2011~2020》(简称"两纲")提出:2015 年,全国孕产妇死亡率下降到 22/10万,婴儿和 5 岁以下儿童死亡率分别下降到 12‰和 14‰。到 2020 年,全国孕产妇死亡率下降到20/10 万,婴儿和 5 岁以下儿童死亡率分别下降到 10‰和 13‰。全国妇幼卫生监测显示,2014 年

全国孕产妇死亡率下降至 21.7/10 万,较 1990 年的 88.8/10 万下降了 75.6%,全国婴儿死亡率下降至 8.9‰,5 岁以下儿童死亡率下降至 11.7‰,提前一年实现了联合国千年发展目标。为促进全球实现千年发展目标做出了重要贡献,履行了对国际社会的庄严承诺,被 WHO 评为妇幼健康高绩效国家。(表 11-6)

表 11-6   我国妇幼卫生"三率"变化情况(‰)

年份	孕产妇死亡率(1/10 万)	5 岁以下儿童死亡率(‰)	婴儿死亡率(‰)
1996	93.9	45.0	36.0
2000	53.0	25.0	32.2
2005	47.7	22.5	19.0
2008	34.2	18.5	14.9
2009	31.9	17.2	13.8
2010	30.0	16.4	13.1
2011	26.1	15.6	12.1
2012	24.5	13.2	10.3
2014	21.7	11.7	8.9

资料来源:妇幼健康服务司及《2013 年中国卫生统计提要》http://www.nhfpc.gov.cn/mohwsbwstjxxzx/s7967/201404/f3306223b40e4f18a43cb68797942d2d.shtml

尽管我国妇女儿童健康水平得到较大改善,但与发达国家相比仍有较大差距(表11-7)。目前面临的主要问题和挑战:一是东西部地区发展不平衡。西部地区孕产妇死亡率是东部的 2.6 倍,5 岁以下儿童死亡率是东部的 3.1 倍;二是二胎生育需求增加,高龄产妇比例提高,优质医疗保健服务供需矛盾凸显;三是孕产妇和儿童死亡率已进入下降相对缓慢的平台期,由于人口基数大,孕产妇、儿童死亡绝对数大,保持平稳下降态势的难度较大。改善西部地区、农村地区及流动人口中的妇女儿童健康仍是目前妇幼工作的重点和难点。

表 11-7   我国与发达国家的婴儿死亡率和 5 岁以下儿童死亡率比较(‰)

年份	婴儿死亡率				5 岁以下儿童死亡率			
	中国	日本	英国	美国	中国	日本	英国	美国
1998	38	4	6	7	47	4	6	8
2002	31	3	5	7	39	5	7	8
2006	20	3	5	6	24	4	6	8
2008	18	3	5	7	21	4	6	8
2010	16	2	5	7	18	3	5	8
2011	13	2	4	6	15	3	5	8
2013	8.9	—	—	—	11.7	3	4	7

资料来源:《2013 中国卫生统计年鉴》

三、妇幼健康的影响因素

课中案例:

齐某,女,40 岁。6 年前丈夫因病去世,她独自抚养大了独生女儿。为节省开支,省吃俭用,多年来,大病扛,小病忍。最近腰酸背痛的现象越来越严重,去医院就诊,诊断为宫颈癌,病情已经开始恶化。

　　思考:什么原因造成齐女士病情延续? 怎样才能做好妇女健康保健工作?

（一）影响妇女健康的社会因素

1. 社会地位　性别差异以及历史原因和某些传统文化的陋习影响,妇女的社会地位较低,处于被歧视的状态。妇女在社会和家庭参与决策方面受到很多限制,在获取信息、保健以及基本卫生服务等不平等性现象比比皆是,在医疗保健服务方面处于不利境况,性别歧视加剧了女性的健康风险,导致了诸多健康危害。

2. 经济因素　研究表明,提高女性经济收入对健康状况具有显著的促进作用。经济独立的女性,在家庭和社会的地位较高,对其健康具有保护作用,孕产妇的死亡率较低。不同经济发展水平的国家和地区,妇女的健康状况存在明显差别。2016 年 9 月,WHO 报告显示,发展中国家的孕产妇死亡率明显高于发达国家。99% 的孕产妇死亡发生在发展中国家,其中超过半数死亡发生在撒哈拉以南非洲,近三分之一发生在南亚。2015 年,发展中国家的孕产妇死亡率是每 10 万例活产有 239 名孕产妇死亡,而发达国家则为每 10 万例 12 人。

3. 教育和健康观念　女性受教育程度大都小于男性,受教育水平低者在防病治病方面意识和能力较差,接受保健知识能力较弱,身体健康状况容易出现问题;同时,受教育水平高的女性更乐意接受健康的观念而放弃传统观念,对于健康的重视程度高于受教育水平低者。

4. 风俗习惯　良好的风俗习惯有益于健康,不良的风俗习惯危害人群健康,"重男轻女"是影响妇女健康的重要因素。当今世界,尤其在发展中国家,这一现象仍然普遍存在。女性一出生就受到了各方面的歧视,这对她们的身心健康产生了巨大影响。

5. 暴力　1993 年联合国《消灭对妇女的暴力的宣言》定义暴力:对妇女的暴力是指任何性别基础上的导致或可能导致身体、性、心理上的损害或者使妇女遭受痛苦的行为,包括恐吓行为、强迫行为或是任意剥夺自由等,不论是在公众场合还是私人生活中。暴力侵害了妇女的人格尊严和身心健康,甚至威胁生命,尤其是家庭暴力,伴随着对妇女的精神摧残。

6. 地域　我国基层妇幼卫生服务能力不足,农村及偏远地区妇女健康状况较差。2013 年第五次国家卫生服务调查中发现:20 ~ 64 岁城市妇女妇科健康检查率为 40.6%,农村妇女为 35.7%;城市妇女宫颈涂片检查率为 26.7%,农村妇女为 21.9%;城市妇女乳腺检查率为 30.4%,农村妇女为 22.5%;农村妇女检查率均低于城市妇女。其他与妊娠有关的疾病如贫血、产后出血、产褥感染及产伤等,农村偏远地区发病率均较高。

（二）影响儿童健康的社会因素

1. 社会经济状况　儿童的健康状况与其国家的社会经济发展、社会治安稳定发展明显相关。WHO 报告显示:2011 年,全球有 690 万 5 岁以下儿童死亡,发展中国家占有 90% 以上。低收入国家的儿童在 5 岁前死亡的可能性是高收入国家儿童的数倍甚至数十倍。2012 年,《柳叶刀》发布的数据显示全球新生儿死亡率最高的 10 个国家中有 9 个在非洲。

　　流行病学研究发现,社会经济地位较低的家庭,儿童健康状况比社会经济地位较高的个体差。童年期,社会经济地位低与许多疾病联系在一起,如缺铁、铅中毒、蛀牙、发育缓慢等。与非贫困儿童相比,贫困儿童在出生时体重不足的可能性是前者的 1.7 倍,铅中毒的可能性是前者的

3.5 倍,儿童死亡率是前者的 1.7 倍。

2. 家庭因素　家庭是社会的重要组成部分。经济、文化、生活环境等因素通过家庭间接或者直接影响儿童身心健康。父母受教育、职业、性格和育儿方式,家庭经济状况,生活方式以及饮食习惯等都会潜移默化地影响儿童的身心健康。

随着我国经济的不断发展,农村人口大规模的流动,农村留守儿童越来越多。研究显示,留守儿童的心理健康状况与非留守儿童相比,差异明显。其在学习焦虑、对人焦虑、冲动倾向、过敏倾向以及恐怖倾向等各方面均容易出现问题。

知识链接:留守儿童

留守儿童(the "left-behind" children),是指父母双方或一方外出到城市打工,而自己留在农村生活的不满 16 岁农村户籍未成年人。他们一般与自己的父亲或母亲中的一人,或者与上辈亲人,甚至父母亲的其他亲戚、朋友一起生活。留守儿童问题是伴随工业化、城镇化进程和劳动力转移产生,并将长时期存在的社会问题。解决好这个问题,关系到未来人口素质和劳动力的培育,关系到农村经济和社会的协调发展,也关系到社会稳定和可持续发展。

---

3. 营养　营养是儿童生长发育必不可少的物质基础。进食过少、偏食、挑食,造成营养缺乏或者营养素的摄入不均衡造成儿童免疫力低下,影响儿童的骨骼发育和智力发育。WHO(2011)统计数据显示,全球约 1.65 亿儿童因缺乏食物、食物中的维生素和矿物质不足、缺乏照顾、疾病等因素造成生长迟缓。同时,过多饮食会造成儿童肥胖而引发各种疾病。儿童的营养饮食不平衡、膳食结构不合理也是引发疾病影响儿童健康的重要因素。

4. 环境因素　根据 WHO 估计,每年超过 300 万 5 岁以下儿童死于与环境污染相关的疾病。环境因素是导致儿童死亡的最重要的影响因素。空气污染、不安全饮水、紫外线辐射以及退化的生态系统严重影响着儿童的健康成长,这种影响在发展中国家尤为明显。

课中案例:儿童性侵害

儿童遭受性侵害,是一个沉重又不能回避的话题。"女童保护"公益组织发布了《2016 年性侵儿童案件统计及儿童防性侵教育调查报告》显示,2016 年全国曝光性侵儿童案件 433 起,平均每天 1.21 起,同比增长近三成;在 2016 年公开报道的 433 起案件中,受害者为农村(乡镇及以下)儿童的有 329 起,占比 75.98%,高于城镇发生率;熟人作案近七成,超六成性侵者为多次性侵;我国儿童防性侵教育现状形势仍旧严峻。

资料来源:http://country.cnr.cn/gundong/20170324/t20170324_523675542.shtml

思考:儿童性侵事件告诉了我们什么?如何防范这类事件的发生?

四、妇幼健康的卫生策略

妇女和儿童是两个不同的特殊弱势人群,他们的健康和卫生状况是不可分割的。20 世纪 90 年代以来,妇女儿童问题已成为国际社会特别关注的重要议题和优先领域,"母亲安全""儿童优先"正在成为全球性的道德观念和维护人类健康与发展的行动准则。妇幼健康及其卫生工作是关系到促进民族健康、增强民族素质的基础工作。

知识链接：妇幼卫生

　　妇幼卫生是通过社会、家庭和个人的共同努力来保障和促进妇女和儿童健康的科学与艺术。它以妇女儿童这一特殊群体为对象，以儿童各年龄阶段生长发育特点和女性生命全程生殖生理特征为理论基础，针对影响妇女儿童健康的生理、心理、社会和环境因素，综合运用预防医学、临床医学、行为科学、心理学、社会学、管理学等多学科的知识和方法，通过卫生系统和全社会的协调参与，落实保健策略和干预措施，实现妇女儿童生存和健康权利。

（一）妇女健康的卫生策略

　　保护和增进妇女的健康，可以采取如下社会卫生保健措施：提高妇女的地位和权力；坚持妇女保健机构的公益性质；加强妇女人才培养和队伍建设；建立健全妇女卫生信息系统；明确妇女保健卫生服务体系的功能定位。特别是，作为医药卫生体制改革的重要内容，国家启动了重大妇幼卫生项目，保障妇女健康。包括以下项目。

　　1. 免费增补叶酸项目　为加强出生缺陷干预，降低神经管缺陷发生率，提高出生人口素质，我国开始实施妇女增补叶酸预防神经管缺陷项目，对所有准备怀孕和怀孕3个月内的妇女均可免费增补叶酸预防神经管缺陷。

　　2. 农村孕产妇住院分娩补助项目　为全面加强农村孕产妇住院分娩工作，引导孕产妇到有资质的助产技术服务机构分娩，进一步提高孕产妇住院分娩率，使孕产妇享有安全、有效、规范、便捷的医疗保健服务，有效控制和降低孕产妇死亡率和婴儿死亡率，切实保障母婴安全，实施孕产妇住院分娩补助项目，对农村孕产妇住院分娩进行补助。

　　3. 宫颈癌和乳腺癌检查项目　为提高妇女宫颈癌和乳腺癌的早诊早治率，降低妇女死亡率，大力推行妇女宫颈癌和乳腺癌（以下简称"两癌"）免费检查项目。

　　4. 预防艾滋病母婴传播项目　通过为孕产妇免费提供艾滋病筛查、咨询指导和相应的干预服务，降低艾滋病母婴传播率，减少儿童的艾滋病新发感染。

（二）儿童健康的卫生策略

　　加强儿童医疗卫生服务改革与发展，是健康中国建设和卫生计生事业发展的重要内容，对于保障和改善民生、提高全民健康素质具有重要意义。为推动儿童医疗卫生改革与发展，保障儿童健康发展，"十三五"期间，国家相继出台了《反家庭暴力法》《关于加强农村留守儿童关爱保护工作的意见》《关于加强困境儿童保障工作的意见》《关于加强儿童医疗卫生服务改革与发展的意见》等法律法规和政策文件，实施了一系列重大举措，以缓解我国儿童医疗卫生服务资源短缺问题，促进儿童医疗卫生事业持续健康发展。

　　儿童健康的卫生策略主要有：一是继续完善儿童医疗卫生服务体系，深入实施健康儿童计划，重点是地市级儿童医院、综合医院儿科和省、市、县妇幼保健机构的建设，逐步建成国家、省、市、县四级儿童医疗卫生服务体系。二是加强儿科医务人员人才培养和队伍建设，增加儿科医务人员，扩大儿科学专业招生和儿科专业住院医师规范化培训规模，逐步解决儿科资源短缺问题。

三是合理调整儿科医疗服务价格,调整后的医疗费用按规定纳入医保支付范围,避免增加患者就医负担。四是做好儿童用药供应保障。建立儿童用药审批专门通道,健全短缺药品供应保障预警机制。五是防治结合,加强儿童急危重症救治能力和中医诊疗服务能力,采取多种措施有效应对高峰期医疗需求。

第三节　老年人口社会医学

人类社会进入 21 世纪,随着社会经济的发展、生活水平的提升,人口的期望寿命有了大幅度的提高,世界各国的老年人口不论是绝对数还是相对数均在不断增加,人口的老龄化及其相关问题愈加受到各国的重视。据国家统计局官网公布,2016 年我国 65 周岁及以上人口占总人口的10.8%,比 2010 年的 8.9% 高出了 1.9 个百分点。人口老龄化持续加快,造成与之相关的慢性病及其负担增重、保健、护理、临终关怀等一系列社会问题。

一、老年人口及其特点

老年人口社会医学就是从社会学的角度研究老年人口的医学与健康问题。我国《老年人权益保障法》第二条规定:"老年人是指 60 周岁以上的公民",即我国界定老年人的年龄为 60 岁及以上人口,而国际上将 65 岁以上年龄的人确定为老年人。老年人是国家和社会的宝贵财富。《老年人权益保障法》第四十九条明确指出:"各级人民政府和有关部门应当将老年医疗卫生服务纳入城乡医疗卫生服务规划,将老年人健康管理和常见病预防等纳入国家基本公共卫生服务项目。鼓励为老年人提供保健、护理、临终关怀等服务。"尊重、关爱老人是中华民族的光荣传统和美德,关注老年人群体的身心健康、提供完善和高质量的卫生服务,是全社会义不容辞的责任和义务。

（一）老年人的生理特点

衰老是生物学的一种普遍规律。人体衰老是一个随年龄增长而逐渐演变的过程。研究表明,从 40 岁开始,人体的机体、形态和功能逐渐出现衰老的改变。通常认为,45～65 岁为初老期,65 岁以上为老年期。老年人生理变化主要有以下表现:① 机体组成代谢降低,细胞数量和细胞内液减少,脏器萎缩。② 器官功能减退,尤其是消化、吸收、代谢及循环功能。

（二）老年人的心理特点

人一旦进入老年期,除了生理上发生上述变化以外,其社会角色也跟着发生变化,容易产生一些不良的心理变化。主要有以下特点。

1. 智力和记忆力衰退,注意力不集中　缺乏创造性思维等。

2. 情绪不稳定,自控能力差,易激怒　经常出现消极言行、抑郁、焦虑等心理。

3. 趋向保守,固执己见　不愿意接受新事物,新思想。

4. 既爱安静,又惧孤独　既愿意在安静、清闲的环境中生活,又喜欢享受儿孙绕膝之乐。

5. 希望健康长寿　都希望自己有一个健康的身体,一旦生了病则希望尽快痊愈,不留后遗症,不给后辈增加负担,尽可能达到延年益寿。

因此,老年人容易出现失落心理、怀旧心理、淡泊心理、自卑心理和童稚心理等。

二、老年人口健康状况及其特征

根据 2013 年第五次国家卫生服务调查分析报告显示,老年人口在卫生服务需要、需求及利用方面与其他群体存在着明显的差异,其健康状况表现为以下特征。

（一）卫生服务需要增加

1. 失能情况　老年人视力有中度以上问题的占 25.2%,是最严重的失能状况;其次是听力（23.8%）。同城市地区相比,农村地区的老年人在听力和视力方面的失能情况更为严重;城市地区,西部老年人口失能状况最严重,东部最轻;农村地区,中部和西部老年人口失能状况较东部更为严重（表 11-8）。

表 11-8　中国老年人口失能状况（%）

失　能	合计	城　市				农　村			
		小计	东部	中部	西部	小计	东部	中部	西部
行走									
长期卧床	3.3	3.4	2.8	3.9	3.5	3.2	2.9	3.6	3.0
没人帮不能走	2.0	1.9	1.5	2.0	2.3	2.1	1.9	2.3	2.1
不能独自出门	6.8	6.4	6.5	5.5	7.3	7.3	6.1	6.9	9.0
听力									
很难听清楚	5.6	4.9	4.3	5.5	5.2	6.4	6.0	6.5	6.8
需提高声音	18.2	16.1	14.0	14.7	20.1	20.5	18.1	21.7	21.9
说话									
有困难	10.7	11.2	8.9	12.2	13.1	10.1	8.8	11.4	10.3
视力									
中度困难	21.5	18.4	15.2	17.8	23.2	24.9	23.7	25.6	25.5
极度困难	3.7	3.4	2.8	3.3	4.3	4.0	3.5	4.2	4.4

资料来源：2013 年第五次国家卫生服务调查分析报告

2. 生活照顾　11.6% 的老年人近 30 天生活起居需要照顾,主要是由子女或孙子女（50.7%）和配偶（46.0%）提供照顾;城市地区依靠配偶照顾的比重较大,农村地区依靠子女或孙子女照顾的比重较大（表 11-9）。

表 11-9　中国老年人口生活照顾情况（%）

生　活　照　顾	合计	城　市				农　村			
		小计	东部	中部	西部	小计	东部	中部	西部
近 30 天生活起居需要照顾（%）	11.6	11.9	11.6	11.7	12.6	11.2	9.9	11.6	12.5
需要照顾时,主要由谁提供（%）									
配偶	46.0	49.0	49.5	52.2	44.8	42.6	44.2	47.4	35.4
子女或孙子女	50.7	47.4	46.8	45.0	50.7	54.4	53.4	48.9	61.8
亲戚/朋友/邻居	1.1	0.8	0.9	0.6	1.1	1.4	1.4	1.4	1.4
保姆	0.5	0.8	0.9	0.7	0.8	0.1	0.1	0.2	0.1
社区	0.2	0.2	0.2	0.1	0.4	0.2	0.2	0.2	0.2
其他	0.6	0.7	0.6	0.4	1.0	0.5	0.3	0.8	0.3
没人帮助	0.9	1.1	1.1	0.9	1.2	0.8	0.4	0.9	0.8

资料来源：2013 年第五次国家卫生服务调查分析报告

3. 两周患病率和慢性病患病率 随着身体生理状况的衰老、一些不良心理的产生,以及社会角色的变化直接影响老年人的身心健康,导致老年人对卫生服务需要的增加,据第五次全国卫生服务调查资料显示,老年人两周患病率和慢性病患病率在各年龄组人群中是最高的(表11-10),说明老年人有较高的卫生需要。

表 11-10 中国居民年龄别两周患病率和慢性病患病率(%)

年龄组(岁)	2008 年		2013 年	
	两周患病率(%)	慢性病患病率(%)	两周患病率(%)	慢性病患病率(%)
0~4	17.4	—	10.6	—
5~14	7.7		5.3	—
15~24	5.0	2.0	3.7	1.6
25~34	7.0	5.1	5.7	4.2
35~44	13.6	12.2	12.4	13.5
45~54	22.7	26.0	24.3	29.5
55~64	32.3	42.0	42.0	52.6
65≥	46.6	64.5	62.2	78.4

资料来源:国家卫生与计划生育委员会《2014年中国卫生统计年鉴》

(二)卫生服务利用相对不足

由于老年人口社会经济能力较弱、活动受限及心理等多方面的原因,造成老年人口卫生服务利用相对不足(表11-11)。

表 11-11 中国居民年龄别卫生服务利用情况(%)

年龄组(岁)	2008 年				2013 年			
	两周就诊率(%)	两周新发病例未就诊比例(%)	住院率(%)	应住院未住院比例(%)	两周就诊率(%)	两周新发病例未就诊比例(%)	住院率(%)	应住院未住院比例(%)
0~4	24.8	19.7	8.1	6.9	14.6	14.4	8.6	6.6
5~14	9.0	27.8	2.1	10.1	6.2	21.8	2.2	11.0
15~24	4.6	38.4	4.6	8.7	3.4	31.9	5.0	7.5
25~34	6.1	40.0	6.9	9.9	4.8	36.0	7.3	7.5
35~44	11.4	39.6	4.7	27.4	8.5	31.4	5.5	19.3
45~54	16.0	41.8	6.2	34.4	13.7	29.3	7.3	23.1
55~64	21.6	41.1	9.3	32.6	19.7	28.4	12.4	19.7
≥65	30.3	35.8	15.3	28.0	26.4	27.6	19.9	17.7

资料来源:2013年第五次国家卫生服务调查分析报告

(三)患病模式发生改变

慢性病成为影响老年人口健康的主要疾病。老年人口前5位的慢性病依次为高血压、糖尿病、脑血管病、缺血性心脏病和慢性阻塞性肺病,这5种疾病的患病人次占总患病人次的69.7%。城市地区老年人口高血压、糖尿病的患病率明显高于农村地区,农村地区老年人口的慢性阻塞性肺病和类风湿关节炎的患病率高于城市地区(表11-12)。

表 11 – 12　中国老年人口慢性病患病率及构成

顺位	合　计			城　市			农　村		
	疾病名称	患病率(‰)	构成(%)	疾病名称	患病率(‰)	构成(%)	疾病名称	患病率(‰)	构成(%)
1	高血压	331	46.5	高血压	380.4	47.2	高血压	276.8	45.4
2	糖尿病	79.3	11.1	糖尿病	110.8	13.8	糖尿病	44.5	7.3
3	脑血管病	33.4	4.7	缺血性心脏病	34.2	4.3	脑血管病	33.3	5.5
4	缺血性心脏病	27.8	3.9	脑血管病	33.5	4.2	慢阻性肺部疾病	28	4.6
5	慢阻性肺部疾病	24.5	3.4	慢阻性肺部疾病	21.3	2.6	类风湿关节炎	23.4	3.8

资料来源：2013 年第五次国家卫生服务调查分析报告

知识链接：阿尔茨海默病

　　阿尔茨海默病(Alzheimer's disease，AD)是一种起病隐匿的进行性发展的神经系统退行性疾病，也是慢性病的一种。临床上以记忆障碍、失语、失用、失认、视空间技能损害、执行功能障碍以及人格和行为改变等全面性痴呆表现为特征，病因迄今未明。65 岁以前发病者，称早老性痴呆；65 岁以后发病者称老年性痴呆。

　　2013 年第五次全国卫生服务调查结果显示：与 2008 年比较，65 岁及以上年龄组的慢性病患病率由 64.5% 提高到 78.4%；前 10 种疾病依次为高血压病、胃肠炎、糖尿病、类风湿关节炎、脑血管病、椎间盘疾病、慢性阻塞性肺病、缺血性心脏病、胆结石及胆囊炎、消化性溃疡。老年人口的死因由原先的以呼吸系统疾病和传染病为主转变为以心脏病、脑血管病、恶性肿瘤和呼吸系统疾病为四大主要疾病。与此同时，老年人在疾病的表现、诊断、治疗及预后方面均有与一般人不同的特点：多病共存，发病缓慢，临床表现不典型，发病诱因不典型，易发生并发症或脏器功能衰竭，药物治疗易导致不良反应等。

三、老年人口健康的影响因素

　　老年人口由于生理、心理和社会角色的变化，影响其健康的主要因素如下。

　　（一）生物因素

　　年龄、性别和遗传等生物因素对老年人口健康状况具有重要影响。随着年龄的增长，各种生理功能减退，机体代谢降低、器官老化，如反应迟钝，活动减少，高血压、心脏病等各种慢性病、老年病随机而来。

　　（二）环境因素

　　环境因素包括自然环境和社会环境，是影响老年人口健康状况又一因素。由于退休、社会地位的变化、随子女生活等原因改变了原来的生活环境，可能会造成机体、心理的不适应，常常会出现失落、孤独、烦躁等消极心理而对健康产生负面影响。

　　（三）行为生活方式因素

　　行为生活方式对人群健康的影响具有关键性的作用，对老年人口而言更是如此。良好的行为如合理的膳食、适量的运动、充足的睡眠等对老年人的健康是有益的；而吸烟、酗酒、高盐高脂饮食、长时静坐等对他们的健康是有害的。

（四）卫生服务因素

卫生服务范围、内容与质量，以及医疗卫生条件直接关系到人群的一系列健康问题。这里面包括医疗资源总量和分布状况、医疗保障覆盖面太小、医疗费用支付能力等根本性原因。例如农村老年人很少或没有养老保险，可利用的医疗条件有限，因而其健康状况普遍比城市差。

四、老龄健康的社会卫生策略

我国政府高度重视老年人口健康问题，积极发展老龄事业，制定和颁布了《老年人权益保障法》《中国老龄事业发展纲要》等政策法规；《"十三五"国家老龄事业发展和养老体系建设规划》〔国发 2017 年 13 号〕提出"建立健全医疗卫生机构与养老机构合作机制"，2016 年公布的《健康中国 2030 规划纲要》中提出了"促进健康老龄化"，这一系列的方针、政策和策略的制定，为老龄健康事业的可持续发展提供了制度和政策保障。

知识链接：健康老龄化

健康老龄化，就是要在社会老龄化的情况下，通过全社会的共同努力，改善老龄群体的生活和生命质量，实现健康老龄化社会，使老年人健康幸福地度过晚年生活。

（一）加强社会养老服务体系建设

《"十三五"国家老龄事业发展和养老体系建设规划》〔国发 2017 年 13 号〕明确指出：建立健全以"居家为基础、社区为依托、机构为补充、医养相结合"的养老服务体系，提高养老服务供给能力，改善服务质量，优化结构，为老年人口提供更加方便可及、多层次、多样化的养老服务。

（二）创新制度建设

1. 健全和完善社会保险制度　完善社会统筹与个人账户相结合的基本养老保险制度，构建包括职业年金、企业年金，以及个人储蓄性养老保险和商业保险的多层次养老保险体系。健全医疗保险制度，加快推进基本医疗保险全国联网和异地就医结算，实现跨省异地安置退休人员住院费用直接结算；巩固完善城乡居民大病保险；鼓励发展补充医疗保险和商业健康保险、老年人意外伤害保险。探索建立长期护理保险制度，鼓励商业保险公司开发适销对路的长期护理保险产品和服务，满足老年人多样化、多层次长期护理保障需求。

2. 强化社会福利制度　着力保障特殊困难老年人的养老服务需求，确保人人能够享有基本养老服务；在全国范围内基本建成针对经济困难的高龄、失能老年人的补贴制度；对经济困难的老年人，地方各级人民政府逐步给予养老服务补贴；完善农村计划生育家庭奖励扶助和特别扶助制度。

3. 进一步完善社会救助制度　确保所有符合条件的老年人按规定纳入最低生活保障、特困人员救助供养等社会救助制度保障范围；完善医疗救助制度、临时救助制度，对流浪乞讨、遭受遗弃等生活无着老年人给予救助。

4. 大力发展公益慈善事业　鼓励面向老年人开展募捐捐赠、志愿服务、慈善信托、安全知识教育、急救技能培训、突发事故防范等形式多样的公益慈善活动。实现政府救助与社会帮扶有机结合。

（三）健全健康支持体系

1. 推进医养结合　建立健全医疗卫生机构与养老机构合作机制,为老年人提供治疗期住院、康复期护理、稳定期生活照料以及临终关怀一体化服务;养老机构按规定开办康复医院、护理院、临终关怀机构和医务室、护理站等;有相关专业特长的医师及专业人员在养老机构开展疾病预防、营养、中医养生等非诊疗性健康服务。

知识链接:临终关怀

　　临终关怀是指由社会各层次(护士、医生、社会工作者、志愿者以及政府和慈善团体人士等)组成的团队向临终患者及其家属提供的包括生理、心理和社会等方面的一种全面的支持和照料。

---

2. 加强老年人健康促进和疾病预防　开展老年人健康教育,促进健康老龄化理念和医疗保健知识宣传普及进社区、进家庭,增强老年人的自我保健意识和能力;加强对老年人健康生活方式和健身活动指导;指导老年人合理用药,减少不合理用药危害;开展面向老年人的健康管理服务项目。

3. 加强老年体育健身　结合贯彻落实全民健身计划,依托公园、广场、绿地等城市公共设施以及乡镇(街道)综合文化站建设体育健身场地,配备适合老年人的设施和器材,普及老年人健身体育活动。

（四）推进老年宜居环境建设

1. 推动设施无障碍建设和改造　严格执行无障碍环境建设相关法律法规,完善涉老工程建设标准规范体系,加强老年人自主安全地通行道路、出入相关建筑物、搭乘公共交通工具等密切相关的公共设施的无障碍设计与改造,为老年人方便出行创造良好的基础条件。

2. 营造安全绿色便利生活环境　加强养老服务设施节能宜居改造,将各类养老机构和城乡社区养老服务设施纳入绿色建筑行动重点扶持范围;推动老年人共建共享绿色社区、传统村落、美丽宜居村庄和生态文明建设成果;推进街道、社区"老年人生活圈"配套设施建设,为老年人提供一站式便捷服务。

3. 弘扬敬老养老助老的社会风尚　把敬老养老助老纳入社会公德、职业道德、家庭美德、个人品德建设,纳入文明城市、文明村镇、文明单位、文明校园、文明家庭考评。利用春节、清明节、中秋节、重阳节等传统节日,开展创意新、影响大、形式多的宣传教育活动,推动敬老养老助老教育进学校、进家庭、进机关、进社区;营造"尊老、敬老、爱老、助老"的良好社会风尚,让老年人在和谐的社会环境中安度晚年。

（五）大力推进"中医养生保健"

中医是中华民族的瑰宝,为炎黄子孙的生息繁衍做出了巨大贡献。其"天人合一"的整体观,"辨证论治"的哲学观、"阴阳五行"学说,"治未病"的预防医学思想等理论体系,对现代人类疾病的防治仍具有重大的指导作用。其"简、便、廉、验"的特点与养生保健理论和方法,在颐养生命、增强体质、预防疾病、延年益寿等方面,对保障和维护老年群体的身心健康能够发挥独特而积极的重要作用。"'十三五'国家老龄事业发展和养老体系建设规划"指出:"推广老年病防治适宜技术,开展面向老年人的中医药健康管理服务项目";"大力开发中医药与养老服务相结合的系列服务产品,鼓励社会力量举办以中医药健康养老为主的护理院、疗养院,建设一批中医药特色医养结合示范基地"。中医养生保健在老龄健康事业中将发挥出前所未有的作用。

第四节　残疾人社会医学

课中案例:张海迪的励志人生

　　张海迪,5 岁因患脊髓血管瘤导致终身截瘫。从那时起,张海迪开始了她独特的人生。她无法上学,便在家中自学完成中学课程。15 岁时,给孩子当起了老师。她还自学针灸医术,当过无线电修理工等。她虽然没有机会走进校园学习,但她却发奋学习,学完了小学、中学的全部课程,自学了大学英语、日语和德语以及世界语,并攻读了大学和硕士研究生的课程。1983 年开始从事文学创作,先后翻译了数十万字的英语小说,编著了《生命的追问》《轮椅上的梦》等书籍,并获得两个美誉,其一是"八十年代新雷锋",其二是"当代保尔"。张海迪怀着"活着就要做个对社会有益的人"的信念,以保尔为榜样,勇于把自己的光和热献给人民。她以自己的言行,回答了亿万青年非常关心的人生观、价值观问题。邓小平亲笔题词:"学习张海迪,做有理想、有道德、有文化、守纪律的共产主义新人!"张海迪现为全国政协委员,中国残联主席。更值得一提的是,张海迪早在 2010 年就报名学车,已成为国内首批拿到驾照的双下肢残疾人。

　　资料来源:新华网文

一、残疾人及其特点

(一)残疾人的概念

　　残疾(disability)是指因为各种原因造成的身心功能障碍,导致不同程度地丧失正常生活、工作和学习能力的一种状态。WHO 根据残疾程度的由轻到重,将残疾分为缺损、残疾和残障。

　　2015 年 4 月第十一届全国人大常委会审议通过了修订后的《中华人民共和国残疾人保障法》。第二条规定:残疾人是指在心理、生理、人体结构上,某种组织、功能丧失或者不正常,全部或者部分丧失以正常方式从事某种活动能力的人。残疾人包括视力残疾、听力残疾、言语残疾、肢体残疾、智力残疾、精神残疾、多重残疾和其他残疾的人。

　　残疾人社会医学就是从社会学的角度研究残疾人的医学与健康问题。在社会弱势群体里,残疾人相对于正常人,由于心理、躯体等的不完善,更需要全社会的扶持与帮助。

(二)残疾人群特点

1. 残疾人生理特点　残疾人与正常人的最大区别,就在于机体存在着某种缺陷,而这种缺陷使得残疾人丧失了正常人应该具有的生理特征。例如智障残疾人存在着智力底下,聋哑人的因听力障碍而导致继发性语言障碍,各种原因造成的失明使盲人残疾人丧失了观赏美好景色的权利等,由于生理缺陷而导致机体相关功能的缺失,是残疾人最突出的生理特点。

2. 残疾人心理特点　残疾人不仅具有上述生理缺陷的突出特点,同时也伴随有以下一系列的心理特征：① 自卑和孤独心理。由于学习、生活或就业等方面的困难或者遭到厌弃、歧视、活动受限、交流障碍、缺乏朋友等而普遍存在自卑和孤独心理。② 敏感多疑自尊心强。注意力特别集中，非常在意自身的缺陷和别人的评价，当有人在某些场合有意无意出现一些不恰当的言行时，就会引起残疾人的反感和排斥心理，他们的自尊心一旦遭到伤害，就会心生怒气、甚至产生偏激行为。③ 深刻的抱怨心理和挫败感。遇到不顺心时就抱怨父母、领导、命运，自认为多余、社会难容自己；经常出现抑郁和焦虑情绪，很多人不能正视现实，有强烈的挫败感。④ 对同类的同情心和渴望被关注。残疾人对自己的同类有特别深厚的同情心，但与不是同类的人却很少交流；在身残自卑中产生自怜，希望获得别人的关注、同情和帮助。⑤ 不同残疾人具有不同的性格特征。盲人性格内向，内心世界丰富，情感体验深沉而含蓄；聋哑人性格外向，情感反应热烈，性格豪爽耿直；肢体残疾者往往表现为倔强和自我克制，"忍让"当头。

二、残疾人健康状况

新中国成立以来，我国曾于 1987 年和 2006 年先后进行了两次全国残疾人抽样调查，两次调查的结果比较见表 11–13 所示。从表中可以看出，残疾人占总人口的比重从 1987 年的 4.90% 提高到 2006 年的 6.34%，上升了 1.44 个百分点，残疾人总数增加了 3132 万；以肢体残疾、多重残疾增加的最为明显，精神残疾、视力残疾次之；而智力残疾有大幅度降低，下降了 0.52 个百分点，下降幅度高达 55.32%；按照 2006 年第二次残疾人抽样调查结果推算，截至 2016 年底，我国目前大约有残疾人 8700 万。与国际社会特别是发达国家相比较，我国的残疾标准仍较严格，残疾人比例也较低。目前，国际社会公认的全球残疾人比例约为全球总人口的 10%。

表 11–13　1987 年、2006 年残疾人调查结果对比（%）

残 疾 类 别	1987		2006	
	残疾人数（万）	占总人口比重（%）	残疾人数（万）	占总人口比重（%）
视力残疾	754	0.71	1233	0.94
听力、语言残疾	1771	1.68	2131	1.63
肢体残疾	755	0.72	2412	1.84
智力残疾	1017	0.97	554	0.42
精神残疾	194	0.18	614	0.47
多重残疾	673	0.64	1352	1.04
总计	5164	4.90%	8296	6.34%

资料来源：第二次全国残疾人抽样调查主要数据手册[M].北京：华夏出版社，2007：1–3

残疾人问题既是一个广泛的全球性问题，也是一个国家的社会性问题。残疾严重影响了患者的身心健康，不仅给本人带来了较大的痛苦，而且也增加了家庭和社会的各种负担。研究表明，残疾在慢性病的构成中占有较高的比例，特别在医学高度发展的今天，医疗技术水平的提高，使得众多的残疾人存活时间延长，因此，老年残疾人所占比例显著增加。其次，营养不良、胃肠感染、呼吸系统感染是失明儿童、智力发育迟缓儿童及行动不便儿童死亡的主要原因，残疾儿童发病率、死亡率也普遍偏高。据对吉林省残疾人健康状况的调查显示，两周患病率为 24.82%，慢性病患病率为 33.13%，均高于其他人群；而两周就诊率仅为 23.29%，两周未就诊率高达 76.71%；一年内住院率仅为 31.60%，应住院而未住院率高达 68.40%。据 2016 年对上海市的一项研究显示：

眼底动脉硬化、脂肪肝、咽炎、妇科疾病、屈光不正、痔疮、白内障等为残疾人最易患的疾病,也显著高于普通人群。可见,残疾人的卫生服务需要明显高于普通人。此外,残疾人作为一个特殊的群体,有着独特的心理表现,如孤独、自卑、敏感、自尊心强、情绪反应强烈且不稳定等。调查表明,有1/3左右的残疾人对自身的心理健康状况认识不够乐观。这种心理和认知特点往往影响残疾人对卫生服务的需求和利用。

三、残疾人口健康的影响因素

无论在发达国家还是发展中国家,残疾的发生都要受到社会发展水平、自然环境条件、人口遗传素质等多种因素的影响。主要包括以下方面。

(一)人口学因素

残疾人的性别、年龄、婚姻状况、受教育程度等都影响着他们的健康状况。与男性相比,女性残疾人因其生理、体力等更处于劣势;随着年龄的增大,残疾人的健康状况更差;未婚者健康差于已婚者;教育程度越高,其健康水平也越高。

(二)社会经济因素

个人收入对残疾人口的健康具有正向影响。收入越高,人们的生活、居住条件越好,越注重自己的健康,饮食营养可以得到充分的保障,就可以在保健方面有更多的投入。

(三)社会保障因素

我国《残疾人保障法》明确指出:"维护残疾人的合法权益,发展残疾人事业,保障残疾人平等地充分参与社会生活,共享社会物质文化成果。残疾人在政治、经济、文化、社会和家庭生活等方面享有同其他公民平等的权利。国家采取辅助方法和扶持措施,对残疾人给予特别扶助,减轻或者消除残疾影响和外界障碍,保障残疾人权利的实现。"从而为残疾人享有合法权利、扶助,减轻或者消除残疾影响和外界障碍提供了法律和制度保障。

(四)环境因素

包括自然环境和社会环境,是影响残疾人口健康的又一因素。由于不同的生活环境、所处的社会地位等,可能会对残疾人的健康产生影响。良好的自然环境和居住条件,可以提高残疾人的生活质量;众多的朋友、健全的家庭、和睦的邻居、和谐的社区,都可以提供良好的社会支持,提高残疾人口的健康水平;同时,要多给他们一些学习和就业机会,让他们能够融入我们的社会,和普通人一样生活。

(五)心理行为因素

残疾人群体在身躯残疾的同时,伴随有很多的心理特征,作为残疾人要有健康的心理状态,树立与残疾做斗争的思想,勇敢地面对现实生活,身残志不残;同时要形成良好的行为生活方式,如合理的膳食、适量的运动、充足的睡眠等对健康都是有益的;而吸烟、酗酒、高盐高脂饮食、长时静坐等对他们的健康是有害的。

知识链接:世界残疾报告

WHO/世界银行联合撰写的首份《世界残疾报告》审查了关于世界各地残疾人状况的证据。报告首先介绍了残疾情况和残疾衡量方法,然后专章阐述了健康、康复、协助和支持、创造有利环境、教育以及就业等专题。

四、残疾人口健康的社会卫生策略

《残疾人保障法》和《残疾预防和残疾人康复条例》明确要求,国家及其相关部门应采取预防、保健、康复等措施,减轻或者消除残疾影响和外界障碍,促进残疾人群健康,保障残疾人权利的实现。

（一）残疾问题的主要政策方针

WHO 提出,要在卫生部门内外,通过采取减少缺损发生的各种措施来预防残疾。根据初级卫生保健原则,提供以基层医疗卫生机构为基础的康复服务,为残疾人提供最基本的医疗保健。

我国政府十分重视残疾人康复保健事业,从 2001 年第十个五年计划纲要提出"发展康复医疗"之后,2002 年 8 月国务院在《关于进一步加强残疾人康复工作的意见》中提出：到 2015 年,实现残疾人"人人享有康复服务"的目标;《健康中国 2030 规划纲要》又强调指出："制定实施国家残疾预防行动计划,增强全社会残疾预防意识,开展全人群、全生命周期残疾预防,有效控制残疾的发生和发展。"以上政策方针均阐明了预防和康复是解决残疾问题的关键所在。

（二）残疾的预防和康复服务

残疾的预防与康复涉及面广、专业性强,既要动员社会各方面的积极参与,又要充分发挥医疗卫生机构、残联系统部门的主体作用,才能使残疾的预防和康复服务落到实处。

1. 社区预防与康复 李令岭/刘垚等的相关研究表明,70% 左右的残疾人可以在具备基本康复服务条件的基层医疗卫生机构得到满意的预防与治疗,20% 左右可以在市、县级医院获得治疗,只有 10% 左右的残疾患者需要到省级康复中心救治。经过多年的发展,我国已经建立了比较完善的基层卫生保健网络,在对残疾人的医疗活动中,应充分利用遍布城乡的基层社区卫生服务机构的医疗设施和专业技术人员,为残疾人提供优质、高效、适宜、可及和方便的预防和康复服务。

2. 家庭保健 家庭是通过生物学关系、情感关系或法律关系联系在一起的一个群体。是社会最基本的单位,是人们的主要生活场所。家庭在预防疾病、增进健康方面起着重要作用,对残疾人来说尤其是这样。残疾人的家庭保健包括以下几方面：首先,应对残疾人和他们的家属根据其自身残疾特点,有针对性地进行健康教育和相关专业知识的培训;其次,根据训练内容,在家属的监护和帮助下,残疾人进行以自我保健为主的功能锻炼;再次,根据需要安排专业人员到残疾人家里进行检查与治疗,帮助他们进行各种锻炼与功能训练,提高生活自理能力。

3. 中医预防与康复 2016 年 12 月全国人大常务委员通过的《中华人民共和国中医药法》指出：中医药是反映中华民族对生命、健康和疾病的认识,具有悠久历史传统和独特理论及技术方法的医药学体系。中医是中华民族的瑰宝,具有数千年的历史,为中华民族的繁衍生息、防病治病发挥了巨大作用。在长期发展过程中,中医积累了丰富的预防、保健、康复的方法和经验,对残疾的预防和康复必将发挥积极的作用。中医"治未病"理论,帮助人们牢固树立预防保健的思想;使用中药、针灸、推拿、按摩、拔罐、气功、食疗等多种治疗手段和适宜技术,使人体阴阳调和、气血通畅而达到康复的目的;其简、便、廉、验的独特优势便于推广和应用,更容易被广大残疾人所接受。因此,应大力提倡和推广中医预防与康复的理论与技术。

通过采取以上措施,大力促进残疾人躯体、器官功能恢复的同时,也应该积极进行心理疏导和康复,以进一步恢复残疾人的社会功能。残疾问题不仅是卫生保健问题,必须把残疾人的问题放在社会环境中,促进其与环境的互动和联系,促使残疾人更好地康复,参与社会生活,增进社会功能,提高生活质量。

第五节　流动人口社会医学

一、流动人口及其主要特征

(一) 流动人口概念

"流动人口"通常是指未依法改变法定住址而在非户籍所在地滞留的人员。这一概念主要用于中国,指人们在原户口所在地以外的地方从事务工、经商、社会服务以及公务、旅游、探亲、访友等,从流动目的和原因来看,可以分为公务型、文化型、社会型、经济型、盲流型和中转型等类型。不同类型的流动人口有其自身特点,对推进城市化、实现工业化和发展市场经济影响最大的是长期性的经济型流动人口。这类流动人口的主体是农村剩余劳动力,其流动的显著特点是以谋生和就业为目的,是流动人口的主体人群,需要社会特别地予以关注。

流动人口社会医学就是从社会学的角度研究流动人口的医学与健康问题。改革开放近40以来,经济型流动人口为我国持续高速度的经济社会发展做出了重大贡献。近年来,国家对流动人口也给予了高度的关注,先后制定出台了《全民健康素养促进行动规划(2014~2020年)》《流动人口健康教育和促进行动计划(2016~2020年)》《健康中国2030》等都特别强调指出:"保障流动人口公平享有国家基本公共卫生和计划生育服务","精准、有效开展流动人口健康教育服务,促进流动人口健康素养和健康水平提升";"紧密结合深化医药卫生体制改革,以在流动人口中广泛开展健康教育与促进活动为抓手,以协调制定维护和促进流动人口健康的配套政策为支撑,不断完善基层健康教育服务模式,提高流动人口基本公共卫生计生服务利用水平,重点保障农民工和流动妇女儿童的健康权益,提升流动人口健康素养和健康水平,促进流动人口及其家庭全面发展。"

(二) 流动人口的主要特征

我国的人口流动虽然有很长的历史,但大规模的人口流动是随着改革开放后出现的。20世纪80年代以来,随着社会主义市场经济的发展,人口流动日益频繁。根据第五次、第六次全国人口普查结果和国家卫生计生委流动人口司《中国流动人口发展报告2016》资料结果分析,我国流动人口主要有以下特征。

1. 流动人口规模大　据1995年、2005年全国1%人口抽样资料,2000年第五次全国人口普查、2010年第六次全国人口普查结果和国家卫生计生委流动人口司《中国流动人口发展报告2016》资料显示,我国流动人口的总规模不断增大(图11-1、图11-2)。2015年,我国流动人口规模达2.47亿人,占总人口的18%,相当于每6个人中有一个是流动人口。未来一二十年,我国仍处于城镇化快速发展阶段,按照《国家新型城镇化规划》的进程,2020年我国仍有2亿以上的流动人口。"十三五"时期,人口继续向沿江、沿海、沿主要交通线地区聚集,超大城市和特大城市人口继续增长,中部和西部地区省内流动农民工比重明显增加。流动人口的大量流入,为该地

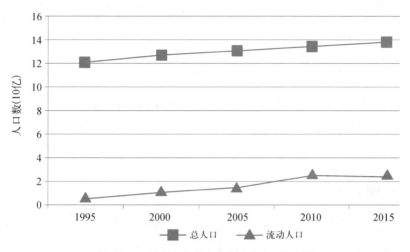

图 11-1 不同年份总人口与流动人口的比较

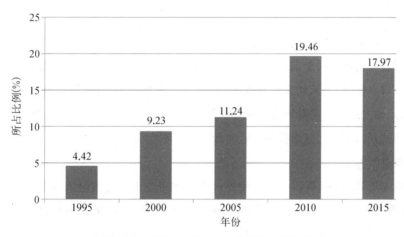

图 11-2 不同年份流动人口占总人口的比例

区提供了充足的生产要素资源,有力地推动了该地区的经济发展。

2. 以中青年为主体 流动人口以中青年为主体,20~29岁占流动人口总数的27.7%,30~39岁占流动人口总数的21.3%,40~49岁占流动人口总数的16.0%,三者合计占总数的60.5%。流动人口中男性占52.5%,女性占47.5%,男性均多于女性。

3. 以初中及以上文化程度为主 流动人口中受教育程度总体以初中及以上文化程度为主占86.8%,有10.4%接受过大专及以上教育。这也一定程度反映出城市地区产业结构调整对就业需要的变化。

4. 省(市)内流动规模持续增高 在沿海发达地区各省(市)内外流动人口规模从2000年34.6%,上升2010年44.1%。这一变化表明,县市内部由于地缘相邻、人文相近,流动成本相对较低,生活习性更易于接受,社保跨区域调整更易操作,因此,流动规模亦随之上升。而中西部地区流出人口以跨省流动为主。

5. 举家流动趋势 流动人口家庭平均规模为2.3人,67.4%为夫妻、子女一起居住。流动人口子女中,70.2%随同父母流动,29.8%留守农村,低龄儿童随父母流动比例较高。

6. 流动人口的分布格局将从"极化"转为"多元化" 某研究认为,从目前集聚态势看,流动人口迁移区域仍主要为东部沿海发达地区,但是随着一些省(市)发展阶段的提升,以及环境承载力的影响,城市基础设施和公共服务已接近饱和状态,某种程度上将限制人口的进一步流入,一些特大城市已经开始制定一些流入"门槛",原有的"极化"趋势将不断弱化,流动人口分布可能将从过去几个省(市)集聚转向迁往东部沿海更广泛的区域。

7. 收入低,基本生活条件较差 据某研究显示,劳动年龄流动人口月平均收入仅为当地城市劳动力的 70%~80%,以家庭租房及工棚居住为主,低矮潮湿、冬冷夏热,水、电、暖、煤气等基础设施陈旧或不完善,没有或很少有厨房、卫生间,导致流动人口罹患各种感染性和传染性疾病的危险性增高。

二、流动人口健康问题

某研究显示,流动人口两周患病列前 5 位的是:普通感冒、急慢性胃肠炎、上呼吸道感染、其他运动系统疾病、牙病及其他口腔疾患。可见,流动人口的疾病仍是以感染性和传染性疾病为主,这与流动人口的流动性、生活条件差、卫生服务可及性差等有关。

（一）妇幼健康问题

根据国家统计局的统计数据显示,流动人口卫生保健服务的利用低于常住人口,孕产妇死亡率和围产儿死亡率均明显高于常住人口;儿童计划免疫率低,麻疹、新生儿破伤风等的发病人群主要是流动人口。据《中国流动人口发展报告》近年来的统计数据和北京、上海、广州等地区调查结果显示,流动人口中儿童看护人保健知识缺乏,在免费接种比例、产前检查、妇女定期体检、妇女和儿童的两周就诊率等健康指标上普遍低于全国平均水平。

（二）传染性疾病

新中国成立近 70 年来,我国很多急慢性传染病和寄生虫病曾被消灭或已经得到有效控制。但近年来,随着对外开放程度的加大、国际交流的日益频繁、城市化的不断加快,在城乡诸如性病、结核病、疟疾等又死灰复燃或快速发展。流动人口是传染病暴发流行的高危群体,其自身所具有的流动性特征,使该人群既是传染病的主要传播者,也是传染病的重要受害者。流动人口的疾病谱仍以传染性和感染性疾病为主,集中表现为急性呼吸道疾病、肠道传染病、性病、结核病和寄生虫病。

1. 性传播疾病和艾滋病 据一项对厦门、东莞和番禺等城市的调查数据显示,艾滋病新发感染者中外来流动人口占 75% 以上,其他性病的感染者中,流动人口也普遍高于普通人群。其主要原因为:① 流动人口正值青壮年性活跃期,大部分人处于独身或夫妻两地分居,陌生的环境以及来自精神、物质、生理上的需求,再加上婚恋观念、性观念变化,容易造成高危性行为。② 流动人口的整体文化素质偏低,得到防治性病、艾滋病的信息较少,使其向妇女群体蔓延的概率增大。此外,娱乐服务行业的青年女性流动人口也是感染性传播疾病和艾滋病的高危人群。

2. 结核病 流动人口结核病患病率较高,据福建省流动人口结核病调查显示,项目地区2012 年流动人口活动性肺结核患者登记率为 77.84/10 万,明显高于当地人口的 38.89/10 万。北京市朝阳区流动人口活动性肺结核患者登记率为 27.4/10 万,明显高于当地人口的 7.9/10 万。流动人口卡介苗接种率较低,机体对结核病缺乏特异性免疫力。外来人口一般经济状况低下,居住条件简陋,预防保健条件较差。一旦感染,发病的机会增加,特别是有传染源后容易引发流行。流动人口结核病患者治疗不规则,导致耐药结核病疫情较为严重。"'十三五'全国结核病防治规划"指出,我国结核病防治工作还面临着诸多问题与挑战,目前我国仍是全球 30 个结核病高负担国家之一,每年新发结核病患者约90万例,位居全球第3位。结核病发病人数仍然较多,中西部地区、农村地区结核病防治形势严峻,必须引起我们的重视。

3. 疟疾 近年来伴随着流动人口的大量涌入,许多疟疾流行程度较低或已达到基本消灭疟疾的地区,如福建、山东、广西和浙江等省(自治区)因流动人口大幅度增加而导致疟疾回升,局部地区出现暴发流行。同时,随着对外开放的不断深入,国际交流日益频繁,疟疾流行的国际化特点日益突出。据对广西疟疾流行状况的一项研究显示,最近几年疟疾患者多数从非洲、东南亚等境外疟疾流行地区感染后带回国内。因此,在当前国际化的大背景下,对疟疾的防治策略中,流动人口由于其自身特点无疑是需要特别关注的重点人群;与此同时,在地域分布上,既要考虑传统疟疾流行地区,又要重视对越南、泰国、马来西亚等东南亚和非洲等境外疟疾流行地区流动人口的监测,以控制其对我国可能造成的危害。

（三）心理健康

大量的调查表明,流动人口中存在焦虑、抑郁、人际关系敏感、躯体化和恐惧等不良精神和心理状态的比例远远高于普通人群,据2016年一项对京津冀地区出生在20世纪80年代期间,平均年龄在30岁左右的新生代流动人口心理健康调查显示,曾经发生或存在焦虑症状的女性为18.0%,年龄在15~20岁的人群为26.7%,小学及以下文化程度的人群为50%。其他调查显示,流动人口中自卑、心理失衡、挫折感、孤独感、压抑、精神紧张等负向心理普遍存在;与经济、生活、情感等精神压力有关的流动人口自杀事件也时有发生。

（四）职业危害

流动人口职业危害是指在生产劳动过程及其环境中产生或存在的,对流动人口职业人群的健康、安全和作业能力造成或可能造成不良影响的一切要素或条件的总称。2015年西安市流动人口职业健康监护现状调查发现:67.9%的流动人口自报暴露于职业危害因素中,37.6%的流动人口接触2种以上职业危害因素,以粉尘和噪声最为严重。由于流动人口的社会学特征、职业特点以及用人单位等方面的原因,往往对职业健康防护的认识不足,不重视或得不到必要的、有效的职业防护,加上工作环境中长时间接触职业危害因素,势必为职业病发生造成隐患,农民工已成为职业病高危人群,暴露于职业危害因素的可能性会远远增大。由此可见,职业危害是影响流动人口健康的重要因素之一,应引起全社会的高度重视。

知识链接：职业危害

职业危害是指在生产劳动过程及其环境中产生或存在的,对职业人群的健康、安全和作业能力造成或可能造成不良影响的一切要素或条件的总称。

三、流动人口健康的影响因素

流动人口健康影响因素主要集中在以下几方面。

（一）人口学因素

包括年龄、性别、婚姻状况、受教育程度等方面。流动人群中有相当多妇女和儿童,因其生理、心理特点他们的健康状况相对更差一些;未婚者健康差于已婚者;教育水平显著影响个人健康,人们的教育程度越高,越能认识到身体的重要性,其健康水平越高。

（二）社会经济因素

个人收入对流动人口的健康具有正向影响。收入越高,人们的生活条件越好,越注重自己的健康,饮食营养可以得到充分的保障,就可以在保健方面有更多的投入。

（三）社会保障因素

根据我国当前医疗保险覆盖的现状和保障水平看,由于流动人口群体的特殊性,部分人群在单位没有参加医疗保险,或者由于报销困难,在老家也没有参加新型农村合作医疗,最终这个群体的大部分人并没有真正享受到医疗保障。

（四）行为因素

长期大量的吸烟、饮酒对健康的损害是显而易见的;熬夜、暴饮暴食、劳累、缺乏体育锻炼、不洁性行为等都会对健康产生负面影响。

（五）心理因素

流动人口因远离家乡、环境陌生、生活条件差、经济压力大等原因,往往会产生抑郁、焦虑、沮丧等不良心理,长期处于心理不佳的状态下,也容易引发心身疾病,影响健康和生活。

四、流动人口健康的社会卫生策略

（一）均等享有基本公共卫生计生服务

各级卫生计生行政部门要推动有利于流动人口均等享有基本公共卫生计生服务的政策出台,在制订、修订疾病预防控制、健康教育、医疗、药品、基层卫生、妇幼卫生、计划生育等相关政策时,要将流动人口考虑在内;并提高服务可及性和有效性,使流动人口能够方便获得基本公共卫生服务、计划生育服务等相关服务。

（二）努力提高流动人口健康素养

要利用多种途径向流动人口宣传普及《中国公民健康素养——基本知识与技能（2015 版）》和《流动人口健康教育核心信息》等,大力普及基本健康知识和理念,倡导健康生活方式和行为,传播基本健康技能,从基本医疗、传染病防治、妇幼健康、慢性病防治、心理健康等方面提高流动人口健康素养。

课中案例：新沂市开展"关怀关爱流动人口"主题宣传服务活动

　　春节后迎来务工人员集中外出大潮,新沂市新安镇借此时机,联合多家单位在火车站门前开展"关怀关爱流动人口"主题宣传服务活动。活动提供政策法规、优生优育、帮扶就业、义务诊疗、法律咨询等服务,同时还为外出务工流动人口准备了新年挂历、外出务工人员注意事项宣传册、水杯、雨伞、必备药品等,让他们感受到家乡的真情和温暖。

　　　　材料来源：徐州市文明办,2013－02－21

（三）大力开展健康教育

要积极开展针对不同年龄、性别、职业特点的健康教育活动。

1. 新生代流动人口（农民工）健康教育　以新生代流动人口（农民工）集中的工地、企业、市场为重点场所,通过多种方式以及新媒体手段,开展职业安全、职业伤害预防、传染病防治、心理健康、健康生活方式、控烟、安全性行为等内容的健康教育活动。

2. 流动妇女健康教育 在女性流动人口集中的企业、市场等场所,通过专题讲座、发放健康传播材料、同伴教育等形式,以预防非意愿妊娠、计划生育、优生优育(孕前服用叶酸、孕前优生健康检查)、建立母子健康手册、定期产前检查、新生儿疾病筛查、产后访视、儿童保健和预防接种等为主题,开展健康教育,宣传服务政策,做好跨地区服务的衔接和协调,提高流动人口妇幼保健和儿童预防接种服务的利用水平。向流动妇女发放健康支持工具,指导流动妇女向家庭成员传播健康知识和技能,提升流动人口家庭整体健康素养水平。

3. 流动学龄儿童健康教育 与当地教育部门和学校配合,在流动人口子女集中的学校开展健康教育课、个人卫生技能评比、健康知识竞赛等活动,传播预防常见病和意外伤害、讲究个人卫生、口腔保健、坚持运动等健康知识,培养流动学龄儿童的个人卫生习惯,提高流动学龄儿童健康意识和自我保健能力,提高他们的健康水平。

(四)建设健康促进场所和健康家庭

在以流动人口(农民工)为主体的工矿企业、流动儿童占一定比例的学校以及流动人口家庭中,开展流动人口健康促进示范企业、示范学校和健康家庭建设活动,调动全社会的积极性,营造关爱流动人口健康的社会氛围。

本章小结

本章介绍了弱势群体的概念、特征,阐述了弱势群体的成因及应对策略;分析了当前妇幼卫生状况及面临的挑战,重点阐述了妇幼健康的影响因素及其妇幼健康的卫生策略;分析了老年人口的生理、心理特点,明确了老年人口的健康状况及其影响因素及促进老龄健康所采取的社会卫生策略;介绍了残疾和残疾人的概念,明确了残疾人口的健康状况及其影响因素,以及应对残疾问题的社会卫生策略;阐述了流动人口的概念及其主要特征,明确了流动人口的健康状况及其影响因素,梳理出了流动人口的社会卫生策略。

练习题

1. 单项选择题

(1)弱势群体一般可分为(   )和社会性弱势群体两类。

A. 妇女儿童群体   B. 农民工群体

C. 生理性弱势群体   D. 失业者群体

(2)妇女从怀孕到产褥期这一段特殊生理过程中所采取的保健措施,属于(   )阶段的妇女社会保健措施。

A. 青春期保健   B. 孕产期保健

C. 围产期保健   D. 更年保健期

(3)下列选项中,老年人不良心理不包括(   )。

A. 情绪不稳定   B. 易激怒

C. 趋向保守   D. 愿意接受新事物

(4)2013年,第五次全国卫生服务调查显示,老年人口排第一位的慢性病为(   )。

A. 慢性阻塞性肺病   B. 高血压

C. 糖尿病   D. 脑血管病

（5）下列老年人口健康的影响因素中不包括（   ）。

A. 环境因素   B. 生物因素

C. 经济收入因素   D. 行为生活方式因素

（6）在《健康中国 2030 规划纲要》中有关残疾问题的主要策略方针不包括（   ）。

A. 制定实施国家残疾预防行动计划

B. 增强全社会残疾预防意识

C. 开展全人群、全生命周期残疾预防

D. 以上都不对

（7）关于流动人口，下面（   ）说法是错误的。

A. 是指未依法改变法定住址而在非户籍所在地滞留的人员

B. "流动人口"这一说法全世界都普遍使用

C. 以打工为主的"流动人口"对推进城市化、实现工业化和发展市场经济影响不大

D. "流动人口"的显著特点是以谋生和就业为目的

2. 名词解释

（1）弱势群体

（2）妇幼卫生

（3）老年人口社会医学

（4）老年人

（5）残疾

（6）流动人口

3. 简答题

（1）弱势群体的特征有哪些表现？

（2）影响妇女健康的社会因素有哪些？

（3）老年人口的特点有哪些？

（4）老龄健康的社会卫生策略有哪些？

（5）残疾的预防和康复服务主要有哪些内容？

（6）流动人口的主要健康问题是什么？

思考题

1. 根据弱势群体特点，谈谈如何改善弱势群体卫生服务状况？

2. 如何使老年人度过一个幸福的晚年？

3. 残疾的预防主要采取哪些措施？

4. 全社会都关爱"流动人口"有何意义？

案例分析

1911 年 2 月 6 日，美国前总统里根生于美国伊利诺伊州坦皮科城。1928 年考入尤雷卡学院，1932 年毕业获经济学和社会学学士学位。曾先后担任广播员，电影、电视演员和军人。里根

总统曾在 50 部影片中担任角色,1949 年当选为电影业委员会主席,1980 年竞选总统获胜,并于 1984 年成功连任,1989 年 1 月去职。他是 20 世纪 80 年代世界舞台上的风云人物;当他离开白宫时,支持率之高创下美国历届总统之最。然而,自 90 年代开始,里根总统出现进行性记忆丢失和认知能力下降,逐渐发展到生活不能自理、精神行为异常。2003 年,他已卧床不起,不能行走和说话,也很少醒来,近乎植物人。

试分析: 如何减少类似里根之类的现象?

推荐网站或资料

1. 社会医学精品课程(哈尔滨医科大学).http://www.jingpinke.com/details？uuid=8a83399b−19cc280d−0119−cc280de2−0081&courseID=C070069

2. 社会医学精品课程(华中科技大学).http://course.jingpinke.com/detailsuuid=8a833999−20a7dbd5−0120−a7dbd55a−03e1&objectId=oid：8a833999−20a7dbd5−0120−a7dbd55a−03e0&courseID=S0700676

3. 中国残疾人联合会.http://www.cdpf.org.cn/

第十二章　社会病防治

导引案例

　　李明是某校高三的学生。父母对他期望很高，希望他考上一所好的大学，平时几乎不给他娱乐的时间。面对父母的期望与要求，李明深感压力。

　　李明读小学时品学兼优，不仅学习成绩名列前茅，而且还是班干部。进入初中后开始对网络游戏着迷，学习成绩开始下降，中考差了几分未进区重点高中，李明非常失落。进入高中后，李明的学习成绩一直不好，同学看不起他，老师不看好他，李明深感自卑，常感到无以名状的恼怒，时常与同学或老师争吵，甚至与父母有身体方面的碰撞。李明曾试图改变学习状况，但信心不足，很快就放弃了。临近高考，李明感觉自己毫无希望，前途渺茫，经常吃不好饭，睡不着觉，近期体检发现血压异常。由于烦恼，李明就用更多的时间玩网络游戏，零用钱不够，就管家长要，家长不给就偷偷拿家里过日子的钱玩游戏。由于长时间玩游戏，李明视力下降，总是感觉乏力。父母知道李明沉迷于游戏不可自拔，不仅影响身体还影响学业以后非常着急，母亲近期没有原因地失明，父亲也没有心思好好工作。

　　请您思考：

　　（1）李明为什么会沉溺于网络游戏？

　　（2）他的网瘾对他自己与家庭造成怎样的影响？

　　（3）李明沉溺于网络游戏的社会原因有哪些？

第一节　社会病概述

一、社会病的含义

（一）社会病的概念

社会病（sociopath）是指由社会原因造成的，与社会发展和进步方向相违背的、危害人类健康的疾病或社会病理现象,这些现象与人群健康有着密切的关系。社会病与个人生活方式、行为习惯密切相关,在社会因素的作用下,影响范围扩展到整个社会的公共卫生问题。

与一般疾病不同,社会病往往影响人们的社会功能,包括家庭、社会关系,造成不良的社会影响。例如吸毒,吸毒者为了满足个人的毒瘾,会倾其家庭所有去买毒品而不顾家庭生活、孩子的教育开支,花光家里的钱,甚至负债累累。有不少瘾君子向朋友借钱买毒品不偿还,甚至用欺诈或贩卖毒品的手段得来的钱购买毒品,构成犯罪,危害社会。社会病患者不仅具有危害社会的行为,还直接影响人类健康,例如毒品传播与贩卖不仅是犯罪,还可能传播艾滋病,对人类健康造成重大伤害,甚至导致死亡。

（二）社会病与社会问题

"社会问题"(social problem)是指由于某种失调引起的,给人类精神生活或物质生活带来不良影响的社会生活事件。社会问题分为三类:① 由社会基本要素间关系失调引起的社会问题,如人口问题、生态问题、环境污染问题、贫穷问题、民族和种族问题、社会文化冲突问题等。② 由社会关系失调导致的社会问题,如婚姻家庭问题、老年人问题、独生子女问题、残疾人问题、青少年犯罪问题等。③ 由制度和体制失调带来的社会问题,如物价问题、教育问题、劳动就业问题、社会保障问题等。

社会病往往由社会问题引起,但社会问题不等于社会病,只有那些影响人类健康的社会问题才是社会病。例如,人口剧增、物价上涨等都属于社会问题,但不影响人类的健康,因此不是导致社会病的原因。吸毒、雾霾等社会问题会影响人类健康,因此也是引起社会病的直接原因。

（三）社会病与越轨行为

越轨行为(deviant behavior)是指违背群体行为规范的行为,如违法违纪行为、犯罪行为等。所有的越轨行为都可能成为社会问题,而多数社会问题都可能与越轨行为有关。例如,婚外情是一个社会问题,由已婚男女的越轨行为引起。越轨行为对社会具有明显的消极作用,表现为导致遵从者与越轨者之间的紧张和冲突,从而扰乱社会秩序;弱化人们遵从社会规范的动机;破坏人们之间的信任;浪费了大量的社会资源。

社会病主要是社会现象,不是个人的行为问题。但是,从社会角度看,如果越轨行为产生根源在于社会,而其影响又扩展到整个社会,就可能变成社会病。

二、社会病的特点

根据社会病的定义,可以推断出社会病具有以下特点。

1. 公共性　社会病是群体现象,是一些人共同具有相同的健康状况、情绪状态与行为,且在一定范围内造成较为严重的影响。这一特点将社会病与个人烦恼区别开来。每个人都会有烦恼,这些烦恼产生于个体的社会认知,也可能与个人有限的社会联系相关,但个人烦恼不会导致对社会发展和社会稳定的负面影响。例如,在一个社区中,个别人酗酒,且没有严重影响其他社会成员的生活时,可以将其归为个人的问题,但是,如果这个社区中相当比例的成年人经常酗酒,引起家庭暴力、邻里冲突或斗殴;或由于醉驾造成交通事故,伤害无辜,就属于社会病的范围了。这里,酗酒以及随之产生的冲突或者暴力是社区成年人的共同行为,这种行为不但会影响社区的秩序,还会引发社区居民对人身与环境安全的焦虑。

2. 危害性 社会病可以表现为破坏社会稳定,阻碍社会经济的发展,也可表现为对社会生活质量的直接影响。例如,自杀作为一种社会病,个体不仅可能结束自己的生命,还会使家人感到焦虑、内疚和痛苦,对社会产生不良的消极影响。

3. 原因的社会性 无论是健康问题、情绪问题,还是行为问题,由个人原因引起的属于个人问题,由社会原因引起的才可以称为社会病。例如,由于一般性感冒引起的咳嗽,属于一般的呼吸系统疾病,而由于粉尘污染或雾霾引起的咳嗽就属于社会病范围。一个学生由于找工作引起的焦虑属于个人的情绪问题,而由于某种自然灾害造成的恐慌就是社会病。

4. 治理的综合性 社会病需要社会共同努力,综合治理,包括改变不合适的社会公共政策,确立健康的社会文化等。例如,新中国成立初期,我国采取一系列有力的社会措施,较好地解决了卖淫、吸毒等问题。

5. 干预的公共卫生属性 社会病涉及社会与健康,社会病直接或间接地影响人类健康,需要从医学特别是公共卫生的角度进行干预。社会医学对社会病研究的主要目的在于揭示社会病产生的根源,为降低社会病的产生和发展提供依据和政策建议。

三、社会病的防治

(一) 社会诊断

社会诊断是对个人、家庭或群体的社会情况(因素)进行调查研究,找出问题进行分析的过程。即通过了解目标人群的生活质量、健康问题、卫生服务问题、社会政策、经济环境、文化环境和资源情况,评估他们的健康问题和需求。

(二) 社会处方

社会处方与临床处方不同,它是从增进健康的高度,制订的群体的社会性防治措施。临床工作是为了保持生命,减少伤残,恢复健康;预防工作是为了消除危害健康因素,使人们免予患病;增进健康的社会处方是为了那些基本健康的,探索采取社会性与自我保健的措施,帮助人们养成良好的生活方式和行为,以保持和促进人们身心健康与精神幸福。为了增进健康,防治社会病,可供参考的社会处方如下。

1. 健康的生活方式 培养良好的生活习惯,停止吸烟。人类生命与健康的主要威胁来自不良生活方式与行为因素所致的疾病。吸烟可显著增加口腔癌的发病风险,口腔癌的发病风险随着吸烟年份或每天吸烟量的增加显著增加。

2. 合理营养 饮食既是人们生活的基本需要,亦是造成多种疾病和致残的重要因素。目前业已查明,饮食与饮食习惯对健康有重要影响,提倡少吃胆固醇脂肪高的饮食,减少盐或糖的摄入,将会促进人类身体健康。

3. 保护环境,防止环境污染 不良环境是导致社会病的因素之一。防治性病社会病,需要全社会增强环境保护意识,创造良好的生活、学习、工作和娱乐的环境。环境包括减少粉尘、水污染、噪声;也包括创造健康的文化氛围,抵制黄、赌、毒的泛滥,减少社会问题,预防社会病的发生与发展。

4. 适当运动 健身不仅能强健体魄,还能促进心理健康。倡导全民健身运动,增强国民体质是社会的责任,也是促进公民健康的方式之一。

课中案例：北京市全民健身平台

　　该健身平台包括健身地图、全民健身资讯、全民健身设施、全民健身组织、活动预告、科学健身指导、社会体育指导员、锻炼标准、政策法规、京津冀联动等模块。打开健身地图模块,你就可以找到你所在地区的专项活动场地、社区体育健身俱乐部、健身步道、骑行绿道、体质测定站点、体育社团、全民健身活动站点和健身场馆。通过健身指导,你可以检测自己的体能,得到具体的建议。

　　资料来源：http://www.bjqmjs.com/

---

　　5. 健康的情绪　　情绪对健康的影响已经无数次被医学、心理学等的研究所证明。良好的情绪可以使个体积极、精力充沛地投入工作;不良情绪影响身心健康与社会适应能力。一项研究表明,由于伤医事件频发,42.7%的实习医生感到愤怒,51.2%感到非常愤怒,11.4%的实习医生睡眠状况不佳,19.9%的实习医生出现抑郁症状,25.3%的人认为伤医事件影响了自己的工作效率。

第二节　伤　害

一、概述

（一）伤害的定义

　　伤害(injury)是指由于物理、化学、社会原因对个体造成的身体或精神的损害。例如,由于运动、热量、化学、电或放射线的能量交换,在机体组织无法耐受的水平上,所造成的组织损伤或由于窒息而引起的缺氧,又如,由于精神攻击或暴力造成的精神失常等都属于伤害的范畴。

（二）伤害的分类

　　伤害包括故意伤害(intentional injury)和意外伤害(unintentional injury)。故意伤害是指有意识地加害于自己或他人,并常伴有暴力行为、他杀、自杀等。意外伤害是指由意料之外的突发事件造成的人体损伤,意外伤害除了可以造成人体损伤,也可以造成精神创伤。

　　1. 故意伤害分类　　故意自我伤害,加害,意图不确定的事件,依法处置和作战行动,医疗和手术的并发症,外因后遗症导致的疾病和死亡,以及疾病和死亡原因有关的补充因素等。例如,割腕、自杀属于故意自我伤害;虐俘属于故意伤害他人。

　　2. 意外伤害　　意外伤害有两种常用的分类方法。

　　（1）根据伤害发生的地点分为机动车伤害、发生在工作场所的伤害、发生在家庭的伤害及发生在公共场所的伤害。

　　（2）根据伤害的性质,采用国际疾病分类系统（ICD－10）和中国疾病分类法分类：① ICD－10损伤与中毒外部原因分类：运输事故,跌倒,暴露于无生命机械性力量中,暴露于有生命机械性力量下,意外淹溺和沉没,其他对呼吸的意外威胁,暴露于电流、辐射和极度环境气温及气压下,暴露于烟、火及火焰下,接触热和烫的物质,接触有毒的动物和植物,暴露于自然力量下,有毒物质的意外中毒或暴露于该物质下,操劳过度,旅行和疲劳,暴露于其他和未特指的因素下。② 中国疾病分类损害与中毒外部原因分类:机动车辆交通事故,机动车意外运输事故,意外中毒,意外跌倒,火灾,由自然和环境因素所致的意外事故,溺水,意外的机械性窒息,砸死,由机械切割和穿刺工具所致的意外事故,触电,其他意外事故和有害效应,自杀等。

二、流行特征

研究表明,儿童与老年人的伤害发生率高于一般人群。儿童伤害是伤害的主要宿主之一,且男性多于女性,不同年龄段儿童的伤害原因存在差异。6~11 岁自残/自杀病例的首位伤害原因是跌倒/坠落,其次为道路交通伤害、钝器伤和动物伤,中毒仅占 2.13%;中毒是 12~17 岁自残/自杀病例的首位伤害原因,占所有病例的近 50%。第二、第三位伤害原因是刀/锐器伤和跌倒/坠落。钝器伤是儿童暴力/攻击病例的首位伤害原因(66.20%),且其在所有暴力/攻击伤害病例中的占比随年龄增大而升高。60~69 岁组的老年患者伤害发生人数最多。老年伤害原因中意外跌落位居第一位,其次为交通事故。意外跌落随着老年人年龄的增大,发生比例逐渐上升,意外跌落在 80 岁以上老年人中发生比例最高,达 77.6%;交通事故在 60~69 岁组中发生比例最高,为 26/54。老年伤害原因主要以意外跌落为主,占 52.46%,其次为交通事故、高空坠落,所占比例分别为 22.70%。累计构成达 83.04%。

研究表明,伤害与文化水平密切相关。有研究表明低文化水平的人,更容易受到伤害,最高为初中 46.4%,最低为大专及大学以上 5.0% 和 3.2%。

伤害还具有性别差异,一项有机磷中毒的研究表明,农村患者比例高于城市患者,低学历(高中以下学历)患者高于高中以上学历患者。

儿童伤害中非故意伤害和自残/自杀病例的首位伤害发生地点是家中,其次是公共居住场所。暴力/攻击病例的伤害发生地点的第一位是学校与公共场所,其次是公共居住场所。

三、社会根源

伤害的产生根源非常复杂,为个体与环境交互作用的结果。

(一) 个体因素

1. 人口学特征　个体的人口学特征在伤害中扮演着重要角色。伤害与年龄相关,在本节伤害的流行特征中我们看到儿童更容易跌落与溺水,老人更容易跌落。伤害与性别相关,女性有机磷中毒的人数高于男性。

2. 文化教育水平的影响　伤害与人群的文化教育水平有密切的关系。受教育程度低的人通常较为贫困,社会地位低,不能形成有效的心理应对方式,不能承受生活带来的种种打击,社会资本和社会支持的相对匮乏更加重了这种困难时的内心压力。

3. 个性的影响　无论是故意伤害还是意外伤害都与个体的个性有关。抑郁症患者多伴有抑郁人格倾向,与自残与自杀等行为密切相关。意外伤害与个性也有一定的关联,心智不健全、粗心、鲁莽等个性或具有冲动型人格特征的人,更容易忽视危险,有冒险的倾向,特别是双向情感障碍的人更倾向于冒险、飙车、赌博、吸毒行为,因此更容易受到伤害。

（二）环境因素

1. 自然环境　　自然环境对伤害具有一定的影响。例如,在道路狭窄、交通拥挤的环境下,老人与儿童更容易跌倒或者遭遇交通事故。烟、酒精、毒品、农药的易得性对烟、酒精、毒品成瘾,农药中毒具有较为密切的关系。

2. 居住环境变化　　生态环境的变化,如全球气温变暖,空气污染(雾霾)等使得一些疾病流行,不仅影响人们的身体健康,还给人们带来了精神的压力,由于空气质量不好,户外活动受到一定的影响,对未来生存环境的担心也会使人们心理负担加重,引发各种心理问题与健康问题。由于雾霾对视觉与情绪的影响,更容易引发情绪问题和交通事故。

3. 社会环境

（1）文化因素　　在各种文化思潮相互激荡和各类文化产品抢占市场的复杂局势中,也充斥着只讲个人、金钱、享乐的文化垃圾,而道德、节制和责任的传统被削弱(认为是消极、落后,腐朽的文化),这种文化冲突必将诱发一些偷盗、抢劫事件,造成伤害事件。

（2）社会变迁的影响　　当今社会为高科技、高速度、高集中的三高社会,生活节奏加快,工作紧张,复杂多变的人际关系给人们心理带来了前所未有的压力,导致与此相关的疾病发生率迅速提高。生活中的重大挫折,如丧偶、丧子女、失业、失恋、婚变、精神刺激等可引起情绪紊乱,导致行为偏差甚至造成躯体及精神疾病。

4. 社会心理因素　　群体对个体的行为与心理具有较大的影响,例如群体的极化作用、参照性群体的作用等。

（1）极化作用　　群体对个体的行为具有极化作用。群体极化(group polarization)是指对于问题的讨论可以加大或强化群体成员的平均倾向。例如,一个人在海边行走比一群人在海边行走可能对危险的警惕性更高,一群人中,少数人的预警提示容易被其他人看作是大惊小怪,研究表明群体决策比个人决策具有更大的风险性,2016年2月1日,印度西部马哈拉施特拉邦一处海滨当天发生集体溺水事故,20多名大学生被海浪卷走,就是很好的例子。目前,自媒体的方便使用,加大了群体的极化作用。例如,人们在朋友圈里发布或转发一些新闻、视频和言论,互相点赞的朋友就会形成一个更加密切的圈子对同一事件持更加一致的态度,除了点赞,还会相互转发。一些自发组成的社会群体组织穿越或探险,并在微信群或者网站宣传中强调风景的优美或者探险的快乐,得到大量的点赞或者转帖,使相同目的的人集结起来,由互联网产生的极化也越来越多,有些人认为多数人愿意去一定有道理,可能不太危险,从而造成了错误的判断。例如,2010年2月26日凌晨3时许,沿着崎岖的冰雪山路,北大山鹰社21名学生被困小五台山西台2300米处超过36小时后才被成功援救,这就是一个群体极化导致危险决策的实例。

（2）参照性群体的作用　　参照性群体,即与个体同质的群体,群体的言论往往影响到个体的态度。例如,张国荣自杀后的一个月内,有不少人进行模仿,港台地区的自杀人数有所上升。例如,在某城市一所中学发生的女生群殴事件中,一名女中学生被多名同学殴打,近10名女生在场,却没有一人上前劝阻,参与殴打的女生事后称自己也不明白为什么打那个同学,只是看到别人打她,并说她该打就动手打她了,且事后对自己的行为悔恨不已。

四、防治策略

根据健康社会决定因素的行动框架,可以从以下方面开展防治。

（一）政府监管

1. 行政管理部门各司其职　负责设施完善的部门,应该积极完善设施、提升能力,对可能发生伤害的场所与设施监督、检查、检修与管理。在山林、自然水域、高速公路、人行横道等容易发生伤害的地方设立警示牌,安装摄像头、派专人巡视、提醒与监管。预防火灾、落水、交通事故的发生。

2. 建立应急预案　在发现伤害事件发生后能够迅速调派援救车辆,有专门人员救援,迅速将受害者送往附近医院救治,减少伤害程度或避免死亡事件的发生。

（二）社会措施

1. 社会舆论监督整治　要充分利用电视、报纸、网站等新闻媒体,对区域性、严重影响公共安全、久拖不改的重大火灾隐患进行曝光,并组织媒体跟踪报道隐患整改进程,形成强大的舆论监督压力。充分发挥举报投诉热线的作用,鼓励群众举报火灾、溺水、交通隐患,对群众举报重大伤害隐患核查属实的,给予奖励,充分调动群众参与的积极性。

2. 进行急救培训　通过各种途径、多种方法,加强对乡村医生、游泳救生员甚至是儿童家长的急救技术培训,同时应加快建立农村急救体系,使儿童能获得有效、及时的急救帮助。

3. 开展安全教育　对于容易受到火灾、落水、交通伤害的宿主进行消防教育,特别是对少年儿童、儿童家长与老年人的教育。宣教内容包括提高对火灾、溺水、跌落、交通事故的安全意识、伤害发生时的逃生、求助等方法等。对于儿童,要通过家庭、幼儿园或学校进行教育;对于老年人,社区要定时、反复地教育和提醒。

（三）社会医学措施

加强从社会医学视角的研究,注重伤害相关的数据收集、评价与测量,从社会医学角度开展理论与实证研究。

第三节　成　瘾

一、概述

（一）成瘾的概念

成瘾是指个体对某种物质或者行为的长期使用,产生生理或心理上的依赖,停止后出现戒断症状的现象。成瘾可以是对物质的依赖,如酒精、药物或毒品;也可以是对某种行为的依赖,如上网、购物或收藏等。常见的成瘾包括酒精成瘾、药物成瘾与网络成瘾。

（二）成瘾的病理性特点

1. 症状显著　成瘾者较一般人群具有更多的使用同一种物质或者从事同一种活动,体现在使用的数量、频率和时间上。例如,一般人只是在节日或者聚会上饮酒,酒精成瘾者比一般人饮酒的量大,几乎每天饮酒,而且长此以往。一般人只是在需要检索信息、使用邮件等时使用网络,在网络上逗留的时间较短,网络成瘾者每天上网,上网的时间在几个或 10 个小时以上。

2. 耐受性增强　成瘾者使用物质或者从事某种活动的时间越来越长,使用的频率和数量越来越高。

3. 情绪改变　成瘾者对物质的使用或者从事的活动具有更多的期待,物质使用时产生欣快、舒服、解除疲倦的感觉。戒断以后产生胸闷、心悸、焦虑、易激惹、抑郁及震颤等戒断症状。

4. 退缩症状　成瘾者往往会有较多的退缩行为,例如,社会交往减少、学习成绩或工作绩效下降等。

5. 激烈的心理冲突　成瘾的核心特征是患者明确知道自己的行为有害但却无法自控。

6. 反复发作　由于成瘾者知道自己的行为有害,试图摆脱,但在短时间的摆脱后又会重新回到原来的物质依赖或从事以前的活动。

二、流行特征

成瘾者呈年轻态势:成瘾者往往年纪轻、性别以男性为主、文化程度偏低等特点。网络依恋者呈年轻趋势,在校学生、白领等脑力劳动者、农民工等体力劳动者、离退休及其他人员4类人群中,在校学生组和白领等脑力劳动者组中玩家比例最高(分别占36.9%和32.4%)。调查研究显示,阿片类物资滥用者年龄较轻,<40岁占97.2%,其中<20岁占27.7%(未成年人约占全部滥用人数的16.9%),21~30岁占53.7%,31~40岁占15.8%。

成瘾者的性别以男性为主:男性占74.6%,女性占25.4%。

成瘾者多为无业者:职业以无业/待业者为主,占67.2%,其次为小业主,占10.2%,另外,干部/职工、工人、服务员、农民等也占有一定比例;文化程度普遍较低,以初中及以下文化程度为主,占77.9%,最高学历为本科,占0.6%。

药物成瘾组均具有学历低流行特征,而网络成瘾组的人群以中学生、大学生为主。

成瘾者与生长的环境密切相关。成瘾者父母文化水平较非成瘾组家庭文化水平更低;家庭亲密度更低,父母与子女之间的情感表达更少,父母对子女或控制过高,或放任自流;家庭环境的矛盾性和控制性与青少年网络成瘾各维度呈显著正相关,即家庭的矛盾性越强,控制力越大,青少年网络成瘾的可能性就会越大。

三、社会根源

成瘾的社会根源可以从个人、家庭、社会几方面进行分析。

(一) 个人因素

成瘾个体往往具有人格缺陷,例如懦弱,他们的朋友较少,缺少责任心和人际交往策略。恐惧、抑郁、强烈的感官需求、逆反心理和性欲望以及充满紧张的生活经历等因素也是导致成瘾的原因。成瘾者往往过早出现并且持续存在的越轨行为、学业的失败、对毒品消费的认可和过早介入毒品等;躯体性的早熟也被作为危险因素之一,由于发生越轨行为时会介入新的关系圈子,被接纳的感觉有助于自我价值感的提高,于是问题行为就会得以继续。多项研究证明了在学习成绩、择业失败与吸毒之间存在关系,过早地结束学业与过早地介入酒精、大麻和其他非法毒品相关;学习能力下降、对学习失去信心也导致过早地接触酒精和毒品。失恋、丧偶、工作不愉快、家庭纠纷等生活事件也可能成为成瘾的原因。

(二) 家庭因素

父母及其他家庭成员通过不同的方式影响着个体的人格发展与行为方式。父母是孩子的楷模,孩子以父母的行为举止作为社会的道德规范。研究表明,重要关系亲属的吸毒可以影响到青少年吸毒。家庭破裂、父母离异、不明的家庭角色分配等、代沟问题和家庭气氛不和谐和缺乏来自父母的支持均可以促使青少年过早地介入毒品。一项纵向研究表明,家庭问题对其酗酒起着举足轻重的作用。

(三) 环境因素

学校的危险因素,学校是家庭外另一重要的社会场所。在这里,学生们学习与其年龄相称的行为规范,相应的法规,以及了解恰当与不恰当的行为界限。在学校里,学生们通过成绩得到认可或受到排斥,故其个性极大地受到成绩的影响。学生的社会自我价值观的高低受其学校内的接纳与否的影响,学业失败是导致学生的自我价值观和竞争能力下降的决定性因素,一旦在学校里学生的成绩与家长的期望值相差甚远以致学生认为自己让父母失望时,他们可能采取其他途径来稳定情绪,使自我价值感不会降到太低,有时他们会做出一些违法的事情。

(四) 社会因素

文化因素、法律环境、社会对毒品的规范,毒品获得的难易、经济状况和邻里环境等都对成瘾行为起着举足轻重的作用。研究表明,朋友圈子影响着毒品的消费,包括:① 朋友的资助和接纳。② 对违法行为的赞同和支持。③ 对吸毒的容许态度等。开始饮酒的主要原因有:① 随同亲人、同事一起喝酒。② 由于体力劳累而借酒解乏。

总之,成瘾的原因不能用单一的模式来解释,与生物学因素、心理特点和社会环境有较为密切的关系。

四、防治策略

根据健康社会决定因素的行动框架,建议从以下方面开展防治。

(一) 政府相关部门

1. 加强管理　行政管理部门严格执行政府出台的相关法律法规,根据相关规定,对成瘾者进行教育、疏导与管理。

2. 销售渠道管理　加强对相关销售部门的把控,严格控制烟、酒、药物的流通渠道,以减少大众,特别是青少年获得烟、酒、成瘾性药物的可能性。对于市场流通成瘾性物质,烟和酒可以适当地提高酒税收和酒的价格,控制或废除推销烟或酒精饮品的广告。

3. 场所管理　加强对使用成瘾性物质的场所的管理,包括酒吧、迪厅、网吧,禁止将烟或酒推销给青少年,控制网吧的营业时间,以减少青少年在网吧过夜。

(二) 社会

1. 加强对成瘾相关知识的教育　由于青少年是成瘾的易感人群,因此教育应该从青少年开始。

2. 普及适当饮酒常识　提倡饮酒要适量,大力宣传"吸烟有害""不劝酒";宣传酒精对儿童、孕妇、患有疾病者的危害。

3. 加强宣传　学校、公共场所、商店、医院应该张贴关于烟、酒精、药物、网络依赖危害的相关宣传。媒体在青少年节目栏目也要做相应的宣传。

4. 心理干预　以个体或家庭为单位进行心理干预,从认知、态度与行为三方面进行矫治和心理支持。

（三）社会医学层面

1. 流行特征监控 加强从社会医学视角的研究,注重成瘾相关的数据收集、评价与测量,从社会医学角度开展理论与实证研究。

2. 公共卫生的作用 在医疗卫生部门(如精神病医院、综合医院相关科室及自愿戒毒机构等)开设"药物使用障碍治疗"门诊和病房,以满足这类暴露前期使用和滥用各类精神活性物质患者的治疗需求。

第四节 性传播疾病

一、概述

（一）性传播疾病的概念

性传播疾病(sexually transmitted diseases, STD)是一组主要由性接触或类似性行为接触为主要传播途径的一组疾病。曾被称为性病(venereal disease, VD),指通过性交传染的、具有明显生殖器损害症状的全身性疾病,包括梅毒、淋病、软下疳、性病性淋巴肉芽肿、腹股沟肉芽肿,亦称经典性病。1975 年 WHO 确定改称"性传播疾病",把性病的范围扩展到各种通过性接触、类似性行为及间接接触传播的疾病。

现代性传播疾病与经典性病的概念有明显的区别:① 性病种类增加,由原来 5 种性病扩展到 20 多种,如尖锐湿疣、生殖器疱疹、白色念珠菌病、滴虫病、疥疮、阴虱、非淋菌性尿道炎、阿米巴病、肝炎和艾滋病等。② 感染范围扩大,不局限于生殖器部位。③ 传播方式改变,口—生殖器和肛门—生殖器也为常见途径。我国目前重点防治的性传播疾病是梅毒、淋病、软下疳、性病性淋巴肉芽肿、生殖道沙眼衣原体感染、尖锐湿疣、生殖器疱疹、艾滋病。

（二）性传播疾病的传播途径

通常,STD 的传播途径主要有以下 4 种方式。

1. 直接性接触传染 据统计,占 90% 以上的 STD 是通过性交而直接传染的,同性或异性性交是 STD 的主要传播方式,其他性行为如口交、指淫、接吻、触摸等,也可发生感染。

2. 胎盘产道感染 孕妇患有梅毒时可通过胎盘感染胎儿;妊娠妇女患淋病,由于羊膜腔内感染可引起胎儿感染。分娩时新生儿通过产道可发生淋菌性或衣原体性眼炎、衣原体性肺炎。

3. 医源性传播 医务人员防护不严格而使自身感染;医疗器械消毒不严格,病原体未被杀死,再使用时可感染他人;梅毒、艾滋病、淋病均可发生病原体血症,如受血者输入了被污染的血液,可以发生传递性感染;供体处于感染"窗口期",未能检出的器官移植、人工授精。

4. 间接接触传染 人与人之间的非性关系的接触传播,相对来说还是比较少见的,但某些性传播疾病,如淋病、滴虫病和真菌感染等,偶尔在特定情况下可以通过毛巾、浴盆、衣服等用品传播。

二、流行特征

STD 在全世界很多国家已构成严重的公共卫生问题。据 WHO 估计,全球每年新发可治愈的

STD 达 3.33 亿,每天约有 100 万人受到感染。目前,占据前 4 位的分别是梅毒、淋病、衣原体病、毛滴虫病,WHO 估计每年新发病例分别为 0.12 亿、0.62 亿、0.89 亿和 1.7 亿。

艾滋病的发病急剧增加,迄今已造成 3500 多万例死亡,已给许多国家的社会经济发展带来消极的影响。据 WHO 估计,截至 2015 年底,全球 HIV 携带者达 3700 万人,当年有 110 万人死于艾滋病病毒相关原因。撒哈拉以南非洲是影响最重地区,2015 年有 2560 万(2310~2850 万)名艾滋病病毒携带者,其中新发 HIV 感染几乎占全球总数的三分之二。年轻人尤其易受到 HIV 感染的威胁,7.1% 艾滋病病毒感染者为年轻人,在亚洲太平洋地区,每小时有 13 个 15~24 岁的年轻人感染艾滋病病毒。

在中国,HIV 流行仍在不断变化。每年新发现病例中,经性途径传播(包括异性性传播和男男性行为传播)的 HIV 感染者所占比例从 2006 年的 33.1% 上升到 2015 年的 94%。男男性行为人群中 HIV 感染率从 2001 年的 1.4% 上升至 2011 年的 6.3%,2015 年达到 8%。男男性行为人群和年轻人中 HIV 流行率的增加令人担忧,应作为重点人群进行防范。

知识链接:我国中医药治疗艾滋病患者总数已超 3 万

以"未病先防、既病防变"的治疗理念驱散病魔,以免疫重建促肌体康复……在第 29 个世界艾滋病日来临之际,记者从国家中医药管理局获悉,截至今年 7 月,我国中医药防治艾滋病试点省份已扩至 19 个,中医药累计治疗艾滋病病毒感染者和艾滋病患者总数已超 3 万,"十二五"期间累计接受中医药治疗的人数增加 70%。目前,我国辨证应用中医药对艾滋病病毒感染者进行干预,使治疗视点前移,可以延缓感染者进入艾滋病期,降低艾滋病期的发病率。目前,中医药防治艾滋病试点地区包括河南、云南、广西、安徽、北京等。据悉,我国将从明年起制定并颁布艾滋病(成人)中医诊疗方案和针对艾滋病相关 12 个常见病症的临床治疗方案。

资料来源:新华每日电讯 2016 年 12 月 02 日

(http://news.xinhuanet.com/mrdx/2016-12/02/c_135874842.html)

三、社会根源

社会医学认为,决定 STD 传播和流行的主要因素是社会因素,包括以下四方面。

1. 性禁锢　现代社会中的性禁锢观念最初起源于原始社会中的种种禁忌,这些禁忌有的是合理的,如禁止近亲之间的性行为和在月经期间性交;而另一些是不合理的,如基于月经血是不干净的,禁忌处于月经期间的妇女与人交谈甚至与他人见面,这就是人类对性的禁锢的开始。性禁锢不仅导致性无知,导致对人性的摧残,而且会阻碍人们获取必要的、正确的性知识和 STD 防治知识,导致对性功能障碍和 STD 的严重社会歧视,这种社会歧视使得很多人得了 STD 以后,羞于去医院就医,结果又传播给别人。

2. 性放纵　性放纵是与性禁锢相反的文化观念与行为取向。性放纵者在观念上主张完全的性自由,在行为上表现为随意地进行性行为。自中世纪性禁锢过去以后,许多西方人的性观念逐渐开放,20 世纪 30 年代和 60 年代兴起了两次大规模的"性解放"运动,很多人在"性解放"的旗帜下,要求打破现代家庭婚姻制度,实行群婚、试婚、未婚同居、夫妻互换、卖淫嫖娼、同性恋等淫乱行为。性放纵是 STD 如梅毒、淋病、生殖器疱疹、艾滋病等严重危害健康的疾病流行的主要根源。

3. 人口流动　从国际上看,经济的全球化和交通事业的发展,导致了全球范围内的大规模人口流动;从国内看,我国目前正处于社会转型时期,商业、服务业、旅游业快速发展,使人口流动的规模每年在大幅度扩大。流动人口通常是性行为相对活跃的人群,在 STD 的传播中具有重要的影响。主要由血液和性行为传播的艾滋病能够在较短的时间内遍及世界的每一个角落,与大规模的人口流动密切相关。

4. 医疗条件　在很多发展中国家,因为医疗条件的限制,STD 患者不能得到及时的治疗。在一些农村地区,由于乡村医务人员技术水平的限制,不能正确诊断和治疗 STD;而到具有诊断治疗技术的大医院路途遥远,费用昂贵。与此同时,各地都有不少打着治疗 STD 招牌的游医,对 STD 进行误诊误治。

四、防治策略

防治性传播疾病,主要应从以下方面入手。

1. 倡导安全的性观念和安全的性行为　健康的性观念应以下四点为基本条件:① 对性的欲望既不过于压制,也不过分地追求满足。② 对性行为造成的社会后果要有充分的心理准备,在不能担负其社会责任时,对性行为要采取谨慎克制的态度。③ 个体的性行为要符合法律和社会道德规范。④ 健康的性行为必须以正确的性卫生知识为基础,要防止疾病的产生与传播,保持对性伴的忠诚、使用安全套对预防 STD 具有极为重要的意义。

2. 加强健康教育,广泛宣传 STD 防治知识　让人们了解各种常见的 STD 的传播途径、临床表现及防治方法,推介正规的治疗机构为患者提供服务。通过宣传,消除社会公众对 STD 的错误认知,改变对 STD 患者的歧视,使患者能够正视自己的疾病,及时有效地接受治疗;对于 STD 感染的高危人群,要采用多种方式宣传普及防治知识,预防传播。

3. 加强对 STD 的监测　监测的内容至少包括以下几个方面:① 根据流行病学研究资料,针对高危人群进行重点监测。② 针对重点疾病如梅毒、淋病、艾滋病进行重点监测。③ 对 STD 的治疗情况进行监测。

4. 对 STD 高危人群进行有针对性的预防工作　STD 的高危人群包括商业性工作者、同性恋者、吸毒者、特殊服务行业人员、流动人口等,与主流社会存在一定的社会和心理距离,各种常规传播媒介难以介入到他们中间去。因此要采取特殊的措施,向他们介绍 STD 的预防知识,使他们能自觉接受监测,主动使用预防 STD 的安全措施,拒绝不安全的性行为。

第五节　精神障碍

一、概述

精神障碍(mental disorder),即精神疾病(mental illness),是指在各种生物学、心理学以及社会环境因素影响下大脑功能失调导致认知、情感、意志和行为等精神活动出现不同程度的障碍为临床表现的疾病。

根据其临床表现主要分为轻型精神疾病与重型精神疾病。常见的轻型精神疾病有强迫症、抑郁症等，主要是表现在感情障碍如焦虑、忧郁等，思维障碍如强迫观念等，但患者思维的认知、逻辑推理能力及其自知力都基本完好。常见的重型精神疾病有精神分裂症、躁狂症等，如精神分裂症的初期患者也可出现焦虑、强迫观念等表现，但此类患者的认知、逻辑推理能力将会变得很差，自知力也几乎全部丧失。这种轻重之分是相对的，一些重型精神疾病的早期常呈现轻型表现。

二、流行特征

WHO(2009)数据显示，全球约有 4.5 亿精神健康障碍患者，其中四分之三生活在中低收入国家。而在大多数国家中，只有不到 2% 的卫生保健资金用于精神卫生，且每年有三分之一的精神分裂者、半数以上的抑郁症患者和四分之三的滥用酒精导致精神障碍者无法获得简单、可负担得起的治疗或护理。此外，全世界每 40 秒就有一人死于自杀。精神健康障碍已成为严重而又耗资巨大的全球性卫生问题，影响着不同年龄、不同文化、不同社会经济地位的人群。

国家卫生计生委公布的数据显示，截至 2016 年底，我国在册严重精神障碍患者达到 540 万例，其中精神分裂症患者数约占在册患者总数的 3/4。以抑郁障碍为主的心境障碍和焦虑障碍患病率总体呈上升趋势，其中抑郁障碍患病率 3.59%，焦虑障碍是 4.98%，高于我国 20 世纪八九十年代部分调查的结果。按照 DALY 计算，精神疾病在我国疾病总负担中排名首位，约占疾病总负担的 20%，超过了心脑血管疾病、呼吸系统疾病及恶性肿瘤等疾患。据 WHO 推算，到 2020 年中国精神疾病负担将上升至疾病总负担的 1/4。

三、社会根源

(一)社会文化因素

1. 文化信念的影响 所有社会都对正常与异常、健康与疾病有一套广泛的社会规范，它是由人们所共同拥有的文化信念所决定的。在不同的文化背景中，这些社会规范并不统一，即使在同一文化背景中，在不同场合、对不同人群也不尽一致。因此，对同一行为表现，不同的文化可能做出完全相反的判断。例如，附体、着魔、替神讲话、与神灵通话、听到祖先讲话的声音等，在现代世俗社会，会被看成妄想、幻觉之类的症状，成为诊断精神疾病的重要依据，但在笃信宗教的人群中或在某些传统社会中，这些是完全可以接受的，是正常的表现。在普遍相信鬼神或魔法附体可招致灾难的地方，如果不相信神灵或巫师的法力，便成了明显的异常，是对正常价值观的一种怪异的拒绝。

2. 社会发展的影响 精神疾病的界定是一个随社会发展而逐渐增加的过程，总的趋势是被定义的精神疾病种类越来越多，分类越来越细。这个过程反映了精神病学知识的扩展和深入，但也与社会经济的发展和人们生活水平的提高有密切的联系。一般来说，在经济收入低、社会发展落后的人群中，一些轻微的情绪和躯体障碍算不上是"疾病"现象，而在生活较为富裕、社会发展水平较高的社会中，则会被认为是需要治疗的疾病表现。典型的例子是，老年期大脑退行性变化所导致的人格改变和认知能力的下降，曾长期被认为是生命周期的正常表现，而现在则更倾向于被认为属于精神不正常范畴。

3. 医学化的影响　在精神病学领域,医学化最初是把一些社会和行为问题作为精神卫生问题来研究,例如 20 世纪初,美国许多犯罪行为被重新定义为精神疾病,在一定程度上改变了社会对越轨行为的看法。近年来对犯罪行为的生物医学研究发现,一些犯罪者,特别是攻击型犯罪者的脑内的某些生物学改变,进一步将这些犯罪行为纳入精神卫生的范围。

（二）社会结构因素

大量研究表明,在不同的社会结构群体(如不同的社会阶层、种族、婚姻状况、文化程度等)中,精神疾病的分布有很大的差异。处于社会劣势的群体精神疾病患病率较高,而处于社会优势的群体则较低,尽管在个别精神疾病的分布方面存在相反的表现。

（三）社会动荡因素

在社会学中,由于政治、经济和军事因素所造成的社会结构、组织和价值观的急剧改变与社会发展同属社会变迁的范畴。社会经济萧条或经济状况激烈震荡、政治动荡、战争、种族迫害、重大自然灾害(如严重的地震、洪水、飓风、大规模的水灾)等社会动荡对精神健康具有不良影响。社会动荡对精神健康损害的机制主要有三方面。

1. 原有社会、经济、文化和心理基础的破坏　例如原有价值观念、信仰系统和行为准则的破坏,新的系统短时又难以建立起来,使人们产生一种价值失落感和精神沮丧;原有生活基础遭受破坏,失业导致经济安全感的缺乏;犯罪行为增加导致社会安全感的缺乏;原有社会支持系统遭到破坏,个人应对精神应激的能力下降;原有卫生保健系统遭到破坏,精神障碍患者不能得到及时有效的治疗。

2. 精神应激的增加　如遭遇动乱造成的财产、亲人和人际关系的损失、角色定位困难、人身自由失去保障、痛苦场面等强烈刺激都会导致应激水平的升高。

3. 被动移民和难民增加　一般来说,较大规模的社会动乱总是伴随着被动移民和难民的流动,这些移民和难民在新的生活环境中,必须面对经济困难、价值观念冲突、语言不通等导致的社会隔离、不安全感和适应性焦虑。

（四）文化源性应激的影响

心理社会应激作为精神障碍的病因已得到公认,人类学研究表明,某些文化信仰、价值观和惯例可能增加对个体的刺激数量,由此导致的应激可以看作是文化源性的,主要有以下几方面。

1. 有些信仰可以直接引起应激　例如因相信超自然力导致的鬼神附体、灵魂出窍,或相信遭到了现实中具有某些特征的人的"诅咒"或被"施以魔法",或相信因为违反某些禁忌而遭到惩罚,都可以导致焦虑、惊恐和抑郁情绪,在有些情况下甚至可以造成短期内死亡,如伏都死(Voodoo death)和恐缩症(Koro)等。

2. 特殊的文化期望可能导致人们遭受更多的压力　例如,现代社会中人们希望男性有一种所谓的"男子气概",包括男性在事业、社会声望、经济等方面取得更大的成就,在困难和挫折面前更坚强。在中国社会中,对子女学业和事业成就的希望,常常使青少年遭受巨大压力。

3. 某些文化标签带来应激　现代社会通过制度化的形式给人们贴上各种各样的标签,如各种"先进""标兵""英雄""罪犯"等,这些标签大多数情况下会给当事人带来压力。标签的滥用会造成归属感的危机,因而造成巨大的压力。在医学实践中,像癌症、心脏病、HIV 感染之类的问题在没有给予诊断标签之前,可以保持良好的精神状态,也没有明显的心理社会功能损害的表现。但一旦诊断被证实,其精神状态可能会立即遭到破坏。疾病的标签不仅意味着减轻社会责任,而且很可能带来社会歧视和其他的工作压力。例如,个体一旦被贴上精神障碍的标签,其他人对他履行责任和完成工作任务的能力就会持怀疑甚至否定态度,即使他的疾病已经治愈也是如此。

(五)对精神病患者歧视的因素

对精神病患者的歧视主要有以下表现。

1. 不尊重精神病患者的人格,剥夺精神病患者的基本权利   在许多社会中,对精神病患者进行围观、调笑、谩骂是常见现象,他们甚至会被赶出家门,成为无家可归者。精神病患者的社会功能在疾病发作期会不可避免地下降,即使治愈以后,社会功能也难以恢复到正常水平。对追求个人价值和发展的人来说,精神病患者不仅不能为社会做出贡献,而且会给社会和家庭带来沉重的经济负担和心理压力。这些人只看到了精神病患者的病态对社会的影响,看不到他们应享受的基本权利,缺乏对精神病患者的基本同情。

2. 将病态行为裁定为非道德的行为而加以歧视和谴责   在现代精神卫生运动开展以前,精神病患者常常被当作犯人关押和惩罚。即使在今天,还有很多人认为精神障碍是思想问题和道德问题,酒瘾者、药物滥用者普遍被认为是不负责任、道德品质低下的人。

3. 对精神病患者进行社会隔离   尽管近几十年来,西方国家大力倡导社区精神卫生运动,但住院治疗仍是主要的治疗手段,而精神病房常常对外严格隔离。部分精神病患者在疾病的影响下,丧失理智,丧失对自身行为正确与否的判断和控制能力,可能出现攻击行为,但并非所有的精神病患者都有这样的行为。对同一个患者,也只是在病程的某一个阶段会出现这样的反应。由于缺乏对精神障碍的认识,大多数人害怕与精神病患者接触,尽量避免与他们交往。

社会歧视是导致精神障碍慢性化的一个重要原因。首先,社会歧视使他们感到自己是社会的异类,是社会的负担和包袱,比别人低人一等,因而形成巨大的心理压力。其次,社会歧视使精神病患者不能有效地、及时地利用卫生服务资源和其他社会资源。在很多社会中,即使在精神障碍治愈后,仍然存在对精神病患者的刻板印象,继续将他们当作社会和家庭的负担,拒绝接受他们的正常居民角色,不合理地否认他们的工作能力和社会功能。

四、防治策略

防治精神障碍,主要应做好以下几方面的工作。

1. 依法建设精神障碍的预防和控制体系   《中华人民共和国精神卫生法》经第十一届全国人大常委会审议通过,自 2013 年 5 月 1 日起已正式实施。该法合理分配各方责任,建立了政府、家庭和社会共同承担、负担适度的符合我国国情的精神卫生工作机制,对精神卫生工作的管理机制、心理健康促进和精神障碍预防、精神障碍的诊断和治疗、精神障碍的康复、精神卫生工作的保障措施、维护精神障碍患者的合法权益,做出了明确规定。

2. 加强精神障碍的宣传教育和咨询服务工作   ① 要积极、深入并有计划地向群众宣传精神障碍的有关知识,提高人们早期识别精神障碍的能力,尽早发现精神异常者。② 提供正确的心理咨询服务,提高人们对精神健康的自我保健,减少与各种应激因素有关的心理障碍的发生。③ 对具有易患精神障碍的高危人群,包括具有特殊心理素质者和从事高心理压力职业者,应采取特殊的心理干预措施,提供心理宣泄的途径,预防和减少精神障碍的出现。④ 加强遗传咨询,防止近亲结婚,减少精神障碍发生率。

3. 做好精神障碍患者的治疗工作　① 对确认或可疑的精神障碍者,指导患者及家属及时就诊,明确诊断,积极治疗,争取使疾病达到完全缓解。同时,积极进行随访与巩固治疗,减少复燃和复发。② 在综合医院内设立精神科和心理咨询科,做好会诊—联络和咨询及培训工作,帮助非精神科医师早期发现、早期治疗精神障碍患者。③ 采取有效措施,预防精神障碍患者的危险性行为,如暴力、自杀、意外伤害、走失等。

知识链接：精神障碍的中医情志疗法

中医运用五行学说,根据喜怒忧思悲恐惊的不同特点,而将其具体归纳为某一脏的生理功能,即五脏生五志。当发生突发、强烈或持久的情志失调情况时,便也首先损伤有关的脏腑,也就是喜(惊)伤心、怒伤肝、思伤脾、悲(忧)伤肺、恐伤肾。中医还巧妙地运用五行的生克制化关系,提出了以一种情志去纠正相应所胜的情志,达到调节由这种不良情志所引起的疾病的独特治疗方法,也就是以情胜情疗法,有些人亦称为情志相胜、五志相胜、情志移遣疗法等。

资料来源：新华每日电讯 2016 年 12 月 02 日

(http://news.xinhuanet.com/mrdx/2016 - 12/02/c_135874842.html)

---

4. 大力促进精神障碍患者的社区康复　① 建立各种工娱治疗站、作业站、娱乐站,对患者进行多种形式的心理治疗和康复训练,使患者最大限度地恢复心理和社会功能。② 协助调整出院患者的生活环境,动员家庭成员支持和参与患者的康复活动,指导家庭成员为患者制订生活计划,努力解决患者的心理健康问题。③ 妥善解决精神障碍患者以及精神残疾者恢复工作或重新就业,对支持其心理状态与投身于社会大环境接受锻炼具有重要意义。

第六节　青少年妊娠

一、概述

青少年妊娠(adolescent pregnancy)也称青春期妊娠,一般指法定结婚年龄以前发生的所有妊娠现象,包括有意怀孕和意外怀孕。近几十年来青少年妊娠在发达国家或发展中国家都相当普遍,发生率呈不断上升的趋势,已成为世界范围内重要的公共卫生问题和社会问题,已愈来愈引起各国政府及教育、卫生等部门的普遍关注。1994 年开罗国际人口与发展大会强调关注青少年妊娠问题,并将为青少年提供必要的性与生殖健康信息和服务、保障他们获得生殖健康教育和保健权利,帮助他们确立规避风险的行为模式和健康生活方式,列为大会《行动纲领》优先考虑的目标之一,指出要"大幅度降低青少年妊娠"。

二、流行特征

青少年妊娠依然是造成孕产妇和儿童死亡率的主要原因,也是造成健康欠佳和贫穷这一循环的主要原因。据 WHO 估计,全世界每年约有 1400 万青春期少女生育(其中多数是非意愿性妊娠)、每年有 55 万次少女流产、440 万少女堕胎。妊娠和分娩期间的并发症是全球 15~19 岁少女死亡的第二大原因。每年有约 300 万 15~19 岁的少女进行不安全堕胎。未成年母亲所生婴儿死亡的风险远远高于 20~24 岁母亲所生的婴儿。自 1990 年以来,未成年少女中的出生率出现了不平均但显著的下降,但全世界仍有约 11% 的分娩是在 15~19 岁的少女中。其中绝大多数(95%)发生在低收入和中等收入国家。《2014 年世界卫生统计》显示,15~19 岁少女的全球平均出生率为每千名少女 49 例。国家出生率为每千名少女 1 例到 299 例不等,出生率最高的在撒哈拉以南非洲。

中国目前约有 2 亿名 15~24 岁的青少年,每年有 2000 万青少年进入性成熟期,青少年性成熟的年龄比 20 世纪 70 年代提前了 4~5 岁。随着性成熟的提早,性观念的改变,以及社会意识、经济状况、文化背景、宗教传统等社会环境的改变,青少年妊娠率有上升的趋势。有研究表明,在全部人工流产妇女中,未婚者占 30% 以上。

三、社会根源

课中案例:青少年妊娠

相关调查显示,我国未婚青少年中,约 60% 对婚前性行为持比较宽容的态度,22.4% 曾有性行为,其中超过半数在首次性行为时未使用任何避孕方法。在有婚前性行为的女性青少年中,超过 20% 的人曾非意愿妊娠,其中 91% 以流产为结局。在未婚青少年生殖健康服务需求方面,约有 60% 的咨询需要与超过 50% 的治疗需求未能实现,主要原因是青少年认为"不好意思"或自己觉得"问题不严重"。此外,仅有 4.4% 的未婚青少年具有正确的生殖健康知识,仅有 14.4% 的未婚青少年具有正确的艾滋病预防知识。

1. 社会习俗   在东亚、拉丁美洲、非洲、地中海的一些国家与地区,早婚盛行,它既符合道德规范,又是合法的。由于初次发生性行为的年龄提前,使越来越多的青少年面临妊娠的危险。印度有些农村少女未来初潮就已结婚,印尼爪哇的少女在初潮来临前未订婚,则被认为是件不符合社会习俗的事。在有早婚习俗的国家里,15~19 岁少女结婚的比例达 10%~50%,生育率高达 100%~260%。

2. 性观念   世界大多数国家把青少年固守贞操视为一种美德。20 世纪开始,由于社会的进步,性禁忌的观念已被打破,传统的社会文化观念发生了巨大变化,人们在对待性的问题上,不再感到是一种犯罪行为。性观念越来越开放,社会环境中不健康因素,如婚外情、一夜情、色情服务等现象的存在对青少年危害较大;恋爱、婚姻观念的巨大改变,未婚同居率、婚前性行为逐年升高,是导致未婚青少年妊娠的直接原因。青少年独立、自主、自由思想蔓延,传统观念日趋淡漠,尤其是西方国家,性解放思潮泛滥,色情文化以及性消费服务等影响,青少年性行为发生率与少女妊娠率急剧上升。美国的少女妊娠有 80% 为未婚妊娠。英国 1/5 的少女在 20 岁以前经历过 1 次妊娠,其中大部分是在校学生。

3. 性健康教育的误区   对青少年进行性健康教育已成为众多社会工作者和教育工作者的共识。在我国及世界上其他一些国家和地区仍然存在的性禁锢观念同样对青少年的性行为和青少年妊娠产生重大的影响。由于传统性禁锢观念的影响,学校和父母总觉得不应该或者不能够把性知识教给青少年。到目前为止,我国仍有不少中学不开展性知识教育,即使有,也是遮遮掩掩。一些少女不知道如何避孕,性教育在许多国家都很缺乏。她们可能感到太难以或羞于寻求避孕服务;避孕药可能过于昂贵或者没有广泛或以合法渠道提供。即便在避孕药广泛提供的情况下,性活跃的青春期少女使用它们的概率也比成年人低。少女可能无法拒绝非自愿的性行为或抵制强迫的性行为,这些通常都是无保护的性行为。

4. 法律与政策的影响　计划生育是我国的基本国策,和其他许多国家一样,计划生育法案主要针对已婚者,对未婚青少年不予重视,导致她们得不到计划生育知识与服务,少数国家还禁止为未婚青少年提供避孕药具及服务。而泰国、中国香港则规定不管年龄大小,婚姻状况与否,任何人都有权使用避孕措施而不受他人干涉。瑞典法律规定,在为青少年提供避孕药具及服务时生育及有关部门必须为他们保密。这些都对预防青少年妊娠起了一定作用。

5. 社会心理因素　青少年正处于性发育成熟阶段,若不进行适宜的、及时的性健康教育,包括性道德观、性法制观念的教育,有些青少年在遇到挫折或某些心理创伤时,往往会出现一些极端的想法,表现为缺乏理想、绝望、空虚、孤独、寂寞、自尊心丧失等容易发生过早性行为。由于缺乏节育方面的保健服务指导,婚前有性经历的青少年中约有 1/3 ~ 2/3 的人未采取切实有效的避孕措施,导致妊娠。有的少女过早地开始性生活是受色情文化的影响,出于好奇心或取悦男子,以获得稳定的恋爱关系,有些则以妊娠作为手段,以达到结婚的目的。

6. 家庭因素　家庭作为青少年成长的重要环境,其父母的职业、文化程度、家庭经济水平、与子女同住与否以及与子女的交流等对青少年性知识、性观念及性行为均存在不同程度的影响。父母、兄弟、姐妹的不良性行为会对青少年造成不良影响。未婚先孕的少女,他们的母亲未婚先孕的比例高达 58%,远高于对照组。妊娠少女的母亲或姐妹有 2/3 在 17 岁前曾有过妊娠史。父母离婚、不和睦、分居、文化低、经济收入低的家庭少女妊娠率高;核心家庭、子女早期开始独立生活,在青春期发生性行为的比例高于一般家庭。

7. 生物学因素　现代社会竞争激烈,男女青少年为了自己的前途、事业,不得不将结婚年龄一再推迟,特别是城市男女,一般结婚年龄已延至 25 ~ 30 岁。我国婚姻法规定结婚年龄由原来男 20 岁、女 18 岁,推迟到男 22 岁,女 20 岁。一个多世纪以来,少女的月经初潮平均年龄由 16.5 岁提前至 13.1 岁,男子首次遗精平均年龄也由 17 岁提前至 14 岁。从性生理角度讲,性能力最活跃的时间相对延长,而结婚时间推迟,这样,青少年妊娠危险会进一步上升。

四、防治策略

1. 建立全程健康教育模式　新的生殖健康概念给社会医学工作者、计划生育工作者提出了严峻的挑战,生殖健康的流行病学、社会医学、医学人口学、社会学、生物伦理、法律等方面的科学研究工作有待进一步开拓与发展。在生殖健康领域,主要的研究任务是探讨社会心理、文化因素对生殖行为的影响、健康的性行为和避孕方式,性行为与性传播疾病,以及避孕、非意愿性妊娠和流产等各因素间的相互关系与影响等。生殖健康必须实行全程生殖健康教育,纠正过去只对已婚者进行计划生育健康教育的做法。在中小学,进行生理、心理卫生教育,有针对性地开展性健康教育。在高中、大学应系统进行生殖健康教育,特别是有关生育和节育的教育。

2. 提高社会文化和服务水平　WHO 强调从立法和资源分配方面提高女性的地位和增加受教育的机会,包括颁布有关法律;规定开始性行为的年龄和结婚年龄;对未婚青少年的性教育,提供避孕工具;能享受安全的人工流产服务;制止丈夫性暴行以及 HIV 检测;提高女性的文化教育水平;提高女性的经济来源;缩小男女就业与薪金方面的差别等。而国家和社区计划生育服务质量对提高生殖健康水平至关重要,包括计划生育服务网络与方法的选择、信息与知识的传递、服务技术水平、医患关系、随访追踪以及适当的咨询服务等。

3. 提高避孕药具的可接受性　要预防青少年妊娠,关键是在青少年中普及生殖健康、生育节育知识,计划生育服务应扩展到未婚的青少年,研究和提高避孕药具的可接受性。实践证明,避孕套如能持续正确使用,其避孕效果和预防性传播疾病和艾滋病的作用是肯定的。因此,应在青少年中特别加强性健康教育,将避孕套的作用、使用知识进行全面宣教;增加避孕套的供给途径;加强新型避孕套的研制;提高避孕套的续用率,减少妊娠机会。

本章小结

本章介绍了社会的概念、特点、社会病的防治原则,目的是让读者对社会病的本质有一个较为全面的了解。社会病是指由社会原因造成的,与社会发展和进步方向相违背的、危害人类健康的疾病或社会病理现象,与人类健康密切相关。越轨、社会问题与社会病的关系是本章重点与难点,越轨行为是社会问题的诱因;影响健康的社会问题是导致社会病的原因。伤害与成瘾属于社会病的范畴,社会病的防治需要从社会层面入手。决定性传播疾病传播和流行的主要因素是社会因素,采用合理的方法进行教育和控制至关重要;精神障碍的产生、发展、转归与社会因素关系密切,应结合其产生的社会根源进行防控;青少年妊娠发生率呈不断上升的趋势,也是造成孕产妇和儿童死亡率的主要原因,应研究其社会根源,采取相应的防治方法,大幅度降低青少年妊娠的发生。

练习题

1. 选择题

(1) 社会病是指(　　)。

A. 给人类精神生活或物质生活带来不良影响的社会生活事件

B. 由于物理、化学、社会原因对个体造成的身体或精神的损害

C. 违背群体行为规范的行为

D. 由社会原因造成的,危害人类健康的疾病或社会病理现象

(2) 伤害是指(　　)。

A. 危害人类健康的疾病或社会病理现象

B. 违背群体行为规范的行为

C. 由于物理、化学、社会原因对个体造成的身体或精神的损害

D. 不良影响的社会生活事件

(3) 成瘾是指(　　)。

A. 指个体反复做一件事情,想停止又难以摆脱的现象

B. 指个体对某种物质或者行为的长期使用,产生生理或心理上的依赖的现象

C. 挥之不去的对未来担心的念头

D. 克服困难去做一件对健康有利的事情

2. 简答题

（1）请举例说明社会病与社会问题的差异与联系。

（2）越轨行为与社会问题的关系是什么？

（3）社会病的特点有哪些？

（4）请指出社会病的防治原则。

（5）伤害的社会根源有哪些？

（6）简述成瘾的社会根源。

（7）简述精神障碍产生的社会根源。

（8）简述青少年妊娠的社会防治策略。

3. 名词解释

（1）社会病

（2）越轨行为

（3）伤害

（4）成瘾

（5）性传播疾病

（6）精神障碍

（7）青少年妊娠

思考题

1. 社会病是可以避免的吗？

2. 作为大学生应如何避免社会病在校园内的流行？

3. 如果你是个志愿者，你会为防治社会病做些什么？

4. 为什么性传播疾病出现逐年增加的趋势？其预防和控制措施有哪些？

案例分析

2013 年夏天，李先生在某网站发帖召集网友自愿报名进行户外探险活动。次日上午，包括刘某在内的 12 名成员分别乘车到达探险地。在探险期间因露营地区接连下了几场大雨，导致山洪暴发，刘某连同住宿的帐篷被山洪冲走失踪，11 名成员通过自救或互救脱离危险，随即拨打报警电话，搜救队在离事发地点大约 3 公里的江水下游处找到遇难者刘某的遗体，公安局认定刘某失踪是一起意外死亡事故。事后，刘某的父母向另外 11 人主张包括死亡赔偿金、丧葬费、交通费、误工费等在内共计 30 余万元的赔偿金。

（资料来源：http://news.163.com/13/0924/08/99H9LL8J00014AED.html）

试分析：

（1）刘某的死亡属于哪一类伤害？

（2）导致伤害的原因是什么？

（3）作为大学生，你认为应该如何避免这样的伤害？

推荐网站或资料

1. 社会医学杂志. http://gwsy. chinajournal. net. cn/WKD/WebPublication/index. aspx？ mid = gwsy

2. 社会心理学书籍.http://www.psychspace.com/space/category - 87

3. 中华医学会社会医学分会.http://xwyx.jnmc.edu.cn/

附　录

第五次卫生服务调查：家庭健康询问调查表 2013（节选）

家庭地址：＿＿＿＿＿＿＿县（市/区）＿＿＿＿＿＿＿乡镇（街道）＿＿＿＿＿＿村（居委会）

＿＿＿＿＿＿＿＿＿＿＿＿＿＿＿＿＿＿＿＿＿＿＿（详细地址）

户主姓名：＿＿＿＿＿＿　　　　联系电话：＿＿＿＿＿＿

县（市/区）行政区划代码 □□□□□□

乡镇（街道）代码 □□□

村（居委会）代码 □□□

住户代码 □□

调查开始时间：2013 年＿＿月＿＿日＿＿时＿＿分

调查完成时间：2013 年＿＿月＿＿日＿＿时＿＿分

调查员（签名）：＿＿＿＿＿

核实日期：2013 年＿＿月＿＿日

调查指导员（签名）：＿＿＿＿＿

调查员入户致辞

尊敬的居民：

您好！我们是第五次国家卫生服务调查的调查员。本次调查由国家卫生管理部门统一组织，调查内容经过了国家统计局的批准。国家卫生服务调查的主要目的是要了解居民健康状况和医疗卫生服务利用情况，为国家制定卫生政策，改善居民健康水平提供信息。所有调查内容仅用于统计分析，我们将按照《中华人民共和国统计法》相关条款要求，对您及家人的信息予以保密。希望您能如实回答下面的问题，非常感谢您的支持与配合！

"统计调查中获得的能够识别或者推断单个统计调查对象身份的资料，任何单位和个人不得对外提供、泄露，不得用于统计以外的目的。"

《中华人民共和国统计法》（第三章第二十五条）

表1　家庭一般情况调查表

本表由被调查户中最熟悉家庭情况的人回答

序号	问　题　及　选　项	回答
1	您家户籍人口数?(户口本上的人口)	
2	户籍人口中,近6个月内有几人在家里居住?	
3	近6个月内住在您家里,但户口不在您家的人数?(包括亲友、保姆等)	
4	(农村地区询问)户籍人口中,近6个月内有几人在县外务工?(包括随行人员,如配偶、孩子和父母等)	
5	离您家最近的医疗机构有多少公里: (1)不足1公里 (2)1~ (3)2~ (4)3~ (5)4~ (6)5公里及以上	
6	从您家到最近医疗机构需要多少分钟?(以步行或搭乘交通工具等容易获得的最快方式)	
7	对于一般性疾病,您家里人通常去哪类医疗机构就医: (1)诊所/村卫生室 (2)社区卫生服务站 (3)卫生院 (4)社区卫生服务中心 (5)综合医院 (6)中医医院 (7)其他	
8	与5年前相比,您家人在看病方便程度方面有什么变化: (1)大幅改善 (2)略有改善 (3)没有变化 (4)略有恶化 (5)大幅恶化	
9	与5年前相比,您家人在看病花费方面有什么变化: (1)大幅下降 (2)略有下降 (3)没有变化 (4)略有增加 (5)大幅增加	
10	您认为医生和患者最类似于下列哪种关系: (1)父母与子女 (2)师生 (3)朋友 (4)工作伙伴 (5)战友 (6)上下级 (7)买卖服务 (8)其他	
11	您家烹饪最常使用的燃料是: (1)电 (2)煤气/天然气/液化石油气 (3)沼气 (4)煤油 (5)煤炭 (6)柴草 (7)其他	
12	您家饮用水类型: (1)自来水 (2)手压机井水 (3)受保护的水井 (4)雨水收集 (5)受保护的泉水 (6)未受保护的井水 (7)未受保护的泉水 (8)卡车或手推车送水 (9)地表水 (10)其他	
13	您家厕所类型: (1)完整下水道水冲式 (2)粪尿分集式 (3)三联沼气 (4)双瓮漏斗式 (5)三格化粪池 (6)双坑交替式 (7)通风改良式 (8)阁楼式 (9)深坑防冻式 (10)有盖板的坑式厕所 (11)无盖板的坑式厕所 (12)粪桶 (13)无设施或灌木丛或田间 (14)其他	
14	您家住房类型是: (1)楼房 (2)砖瓦平房 (3)土坯平房 (4)其他	
15	您家生活住房建筑面积约多少平方米?	
16	您家前一年总收入约为多少元?(城镇居民家庭为可支配收入,农村居民家庭为纯收入)	
17	您家前一年生活消费性支出共为多少元?	
18	其中:食品支出多少元?	
19	衣着及日用品支出多少元?	
20	交通、通信支出多少元?	
21	住房、水电及燃料支出多少元?	
22	教育支出多少元?	
23	文化及娱乐支出多少元?	
24	药品、医疗服务及用品支出多少元?	
25	其他支出多少元?	
26	您家是否被列为本地的贫困户? (1)是 (2)否	
27	您家是否被列为本地的低保户? (1)是 (2)否	
28	若是贫困户或低保户,您认为导致经济困难的最主要原因是什么: (1)劳动力人口少 (2)自然条件差或灾害 (3)因疾病损伤影响劳动能力 (4)因治疗疾病 (5)失业或无业 (6)人为因素 (7)其他	

参考文献

［1］ UNAIDS. AIDS by the numbers 2015［R］. Geneva：2015.

［2］ Chan C W, Witherspoon J M. Health Risk Appraisal Modifies Cigarette Smoking Behavior among College Students［J］. Journal of General Internal Medicine，1988，3（6）：555－559.

［3］ 阿图·葛文德.最好的告别：关于衰老与死亡，你必须知道的常识［M］.杭州：浙江人民出版社，2015.

［4］ 鲍勇.社会医学教程［M］.上海：上海科学技术出版社，2008.

［5］ 陈吉学.新时期我国社会弱势群体问题研究［D］.南京大学，2013.

［6］ 陈若卉，杨蒙，李超.医学模式的人文回归与医学生人文素质教育研究［J］.中国卫生产业，2016，13（15）：136－138.

［7］ 陈晓峰.健康管理在中国——健康管理的历史、现状和挑战［C］.中国康复医学会疗养康复专业委员会 2008 年学术会议，2008.

［8］ 陈育德，张拓红.卫生服务研究——理论与实践［M］.北京：北京大学医学出版社，2013.

［9］ 杜文东.心理学基础［M］.北京：人民卫生出版社，2010.

［10］ 杜治政.生物—心理—社会医学模式的实践与医学整合［J］.医学与哲学（人文社会医学版），2009，30（17）：1－5.

［11］ 方积乾.生存质量测定方法及应用［M］.北京：北京医科大学出版社，2000.

［12］ 高也陶.医学与宗教［J］.医学与哲学，2000，21（7）：12－15.

［13］ 高永明，武玉梅，杨景元，等.内蒙古青年学生艾滋病疫情状况分析［J］.中国医科大学学报，2016，（10）：932－935.

［14］ 龚幼龙，严非.社会医学［M］.第三版.上海：复旦大学出版社，2009.

［15］ 顾杏元，龚幼龙.社会医学［M］.上海：复旦大学出版社，1990.

［16］ 郭继志，江润生.社会医学（案例版）［M］.北京：科学出版社，2009.

［17］ 郭继志，汪洋.社会医学［M］.青岛：中国海洋大学出版社，2004.

［18］ 郭岩，谢铮.用一代人的时间弥合差距［J］.北京大学学报（医学版），2009，（41）：125－128.

［19］ 国家卫生和计划生育委员会.2015 年世界艾滋病日主题宣传暨"美好青春我做主"红丝带健康大使青春校园行活动在京举行［OL］.2015.

［20］ 国家卫生和计划生育委员会.中国卫生和计划生育统计年鉴 2016［M］.北京：中国协和医科大学出版社，2016.

［21］ 国家卫生计生委统计信息中心.2013 第五次国家卫生服务调查分析报告［M］.北京：中国协和医科大学出版社，2015.

［22］ 郝模.卫生政策学［M］.北京：人民卫生出版社，2013.

［23］黑发欣,王璐,秦倩倩,等.中国 50 岁以上人群艾滋病疫情特点及流行因素分析［J］.中华流行病学杂志,2011,32(5)：526－527.

［24］胡继春,张子龙,杜光.医学社会学［M］.第 2 版.武汉：华中科技大学出版社,2015.

［25］胡竹菁,胡笑羽.社会心理学［M］.北京：中国人民大学出版社,2014.

［26］黄瑞玲.浅议美国反文化运动［J］.思想理论教育导刊,2006(3)：63－67.

［27］姜润生,初炜.社会医学［M］.第 2 版.北京：科学出版社,2010.

［28］蒋润生,初炜.社会医学(案例版)［M］.北京：科学出版社,2006.

［29］李桂英,孙燕鸣,贺淑芳.2010－2013 年北京监测哨点不同性别青年学生感染艾滋病相关危险行为特征分析［J］.疾病监测,2014,(11)：893－896.

［30］李鲁.社会医学［M］.第四版.北京：人民卫生出版社,2012.

［31］李宁秀.社会医学［M］.成都：四川大学出版社,2003.

［32］李大维.低社会经济地位对儿童发展的影响研究综述［J］.学前教育研究,2009(3)：12－15.

［33］梁庆香.健康风险评价国内外研究进展［J］.中外健康文摘,2011,8(3)：144－148.

［34］刘飞轮.当代中国弱势群体成因分析及对策［D］.价值工程,2012,31(17)：305－306.

［35］刘艳飞,王振.美国健康管理服务业发展模式及启示［J］.亚太经济,2016(3)：75－81.

［36］卢祖勋,姜润生.社会医学［M］.北京：人民卫生出版社,2013.

［37］卢祖洵.社会医学［M］.第 2 版.北京：科学出版社,2009.

［38］鹿茸,施雅莹,段振华.2010－2014 年成都市 50 岁及以上男性艾滋病疫情分析［J］.预防医学情报杂志,2016,32(11)：1137－1139.

［39］孟琴,沈智勇,周信娟,等.2010－2014 年广西青年学生艾滋病流行特征［J］.中国艾滋病性病,2016(6)：458－459,467.

［40］潘秋予,王敏,崔小希,等.医学模式的现状和未来发展模式探索［J］.西昌学院学报(自然科学版),2015(1)：80－83.

［41］潘晓平,金曦,丁辉,等.北京、广东两地妇女乳腺癌危险度评价模型的初步研究［J］.中国妇幼保健,2009,24(11)：1469－1471.

［42］任岩东.健康 1.2.6 医学新模式［M］.北京：科学普及出版社,2011.

［43］苏澎,董自西,张怡冰,等.健康危险因素评价发展与应用分析［J］.中国社会医学杂志,2013,30(2)：76－78.

［44］覃碧云,陈曦,赵俊仕,等.湖南省 2010 年青年学生艾滋病哨点监测结果分析［J］.实用预防医学,2012(2)：290－293.

［45］陶芳彪,马骁,杨克敌.公共卫生学概论(案例版)［M］.北京：科学出版社,2012.

［46］王明旭.行为医学［M］.北京：人民卫生出版社,2011.

［47］王志中,王洪奇.医学社会学基础［M］.北京：军事医学科学出版社,2013.

［48］威廉·科克汉姆.医学社会学［M］.第 9 版.北京：北京大学出版社,2005.

［49］卫生部统计信息中心.2008 中国卫生服务调查研究［M］.北京：中国协和医科大学出版社,2009.

［50］田菩提.现阶段我国社会弱势群体的成因、现状及对策［J］.南京航空航天大学学报(社科版),2002,4(3)：10－13.

［51］西格里斯,秦传安(译).疾病的文化史[M].北京:北京高等教育出版社,2010.

［52］肖永康,彪巍,计国平,等.安徽省青年学生艾滋病知识行为调查及血清学检测分析[J].中华疾病控制杂志,2013,(3):230－234.

［53］许静,刘培龙,郭岩.全球卫生治理机制及中国参与的建议[J].中国卫生政策研究,2013,6(11):1－7.

［54］严慈庆,艾鼎敦.美国健康风险评估的发展与应用[J].中华健康管理学杂志,2009,3(4):238－241.

［55］杨桂玲,王莉,吴明,等.辽宁省2010－2013年青年学生艾滋病知识行为调查及HIV感染情况分析[J].中国预防医学杂志,2014(5):184－187.

［56］杨炼.从参政权的视角看社会弱势群体的利益表达[J].黑龙江社会科学,2009,25(1):157－160.

［57］姚志洪.医学模式和健康服务[J].自然杂志,2015,37(5):362－368.

［58］张大庆.医学史[M].北京:北京大学医学出版社,2013.

［59］张亮.社会医学[M].北京:人民卫生出版社,2013.

［60］张拓红.社会医学[M].第二版.北京:北京大学医学出版社,2010.

［61］张伟.生物—环境—人文医学模式[J].医学与社会,2015,36(19):92－94.

［62］张艳丽,吴先迪,褚昀赟,等.我国健康管理模式发展现状[J].公共卫生与预防医学,2014,25(1):78－80.

［63］周春丽.浅谈当代中国社会主流文化与亚文化[J].教育教学论坛,2014(20):163－164.

［64］周光峰.医学模式与医疗秩序[J].医学与哲学(B),2015(12):19－20.

［65］邹宇华,王柳行.中国科学院教材建设专家委员会规划教材:社会医学(案例版)[M].第2版.北京:科学出版社,2016.